助力两化深度融合
工业与互联网融合创新系列

M HEALTH AND SMART HEALTHCARE
M移动健康和智慧医疗

互联网＋下的健康医疗产业革命

A Game Change in Healthcare Service Delivery in the Internet+ Era

许利群 著

人民邮电出版社
北京

图书在版编目（C I P）数据

移动健康和智慧医疗 ：互联网+下的健康医疗产业革命 / 许利群著. -- 北京 ：人民邮电出版社，2016.9（2022.2重印）
（工业与互联网融合创新系列）
ISBN 978-7-115-42311-5

Ⅰ. ①移… Ⅱ. ①许… Ⅲ. ①移动通信－应用－医疗卫生服务－研究 Ⅳ. ①R197

中国版本图书馆CIP数据核字（2016）第136957号

内 容 提 要

近年来，“互联网+”的概念和实践已成为我国政府推动国家经济发展的战略之一。本书聚焦“互联网+健康医疗”，首先深刻剖析这种跨界融合的创新产业形态——移动健康和智慧医疗，如何促进传统医疗保健模式从以治病为中心向以为患者提供全方位健康医护服务的方向转变，同时推动专业医护服务机构的能力、效益和水平的提升等；接下来，重点从技术与应用相结合的角度，对提供上述服务模式的关键问题、系统框架、主要组成，以及技术实现进行详细讨论；最后指出产业规模发展的机遇和需要扫除的障碍。

本书作者对该新兴领域发展具有深刻洞察和国际化视野，多年来带领团队在端到端系统设计、产品研发并与医疗机构深度合作的解决方案方面积累了丰富的实践经验；本书力图完整地对移动健康和智慧医疗的意义、概念、系统设计、关键技术、典型应用及产业发展等，进行全面诠释，分享独到的思考与见解，对互联网技术、健康医疗行业的从业人士，以及高等院校相关专业的学生均有极大帮助

◆ 著　　　　许利群
责任编辑　牛晓敏
责任印制　彭志环
◆ 人民邮电出版社出版发行　　北京市丰台区成寿寺路 11 号
邮编　100164　　电子邮件　315@ptpress.com.cn
网址　http://www.ptpress.com.cn
北京七彩京通数码快印有限公司印刷
◆ 开本：787×1092　1/16
印张：26　　　　2016 年 9 月第 1 版
字数：354 千字　　　　2022 年 2 月北京第 12 次印刷

定价：79.00 元

读者服务热线：（010）81055493　印装质量热线：（010）81055316
反盗版热线：（010）81055315

序一

我和许利群博士相识于20世纪90年代初的英国，当时他在英国苏塞克斯大学从事图像处理与计算机视觉方面的博士后研究，此后20年他一直在英国的大学和跨国公司从事信息和通信技术领域的研发和战略规划工作，积累了丰富的理论和实践经验。2010年他入选国家千人计划回国工作，加盟中国移动通信集团公司研究院。他敏锐地认识到移动健康和智慧医疗对我国的重大战略和现实意义，自那时起他便一如既往地建立并带领中国移动通信集团研究院的团队，全心全意地投身到这个事业中。

《移动健康和智慧医疗——互联网+下的健康医疗产业革命》一书反映了过去5年多时间，许利群博士及其研发团队在这个新兴领域持之以恒的辛勤工作之感悟。他们积极参与跨健康医疗生命科学与ICT行业前沿的相关国际组织和行业协会的活动，与医疗卫生专业机构和国内外研究院所开展跨学科密切合作，坚持以国家医改和患者及医护人员的痛点问题为导向，将现代技术最新进展与患者医护路径服务的主要环节及临床医学相结合，向着提供个性化随时随地的健康医护服务模式方向不断努力，持续创新。许利群博士有着广阔的国际化视野，对欧美尤其是英国二战后建立起来的国民医疗保健体系（NHS）及其分级诊疗的健康医护服务模式，对于该体系随着时间的推移和人口结构及社会、经济的变化而逐渐暴露的问题，以及持续的改革和变迁，有着深刻的亲身体会和见解。这些经历对本书的写作及进行国内外医疗体制和服务提供方式的比较性研究非常有益。

本书分三篇共 11 章，结构合理，内容丰富，思路清晰，环环相扣。第一篇“健康医疗迎来跨界融合新机遇”，说明了新的历史发展阶段我国医疗行业面临的种种困难和矛盾，指出了提供健康医护服务的形式和游戏规则需要改变，并给出了新的服务模式的定义和内涵，而跨行业融合形成的新生态系统给医疗行业带来了一个难得的发展机遇。第二篇“互联网 + 下的健康医疗服务实现”，提出了实现这种新服务形态的总体系统设计和技术实施框架，对包括可穿戴及微小型化健康医疗设备、移动健康医疗 APP、医疗云以及大数据处理、分析和挖掘的架构和工具等，分别进行了详细讨论，并给出患者健康医护路径上各种实际应用案例和技术发展的趋势分析。第三篇“推动健康医疗产业的可持续发展”，对移动健康医疗生态系统各利益相关方的优势和布局进行了详细分析，并给出代表性的例子，指出保证互联网 + 下的这一新兴产业健康、有序、规模化发展必须注意扫清的各种障碍。

这本书既有理论又有实践，适用于移动健康和智慧医疗相关领域的从业者及有兴趣人士，包括系统设计和开发人员、健康医疗解决方案研究人员、专业医护人员、医疗机构管理者、政府政策和监管人员等阅读，也可作为高等院校移动医疗、计算机应用、生物医学工程、医疗信息学等相关专业的参考资料。

谭铁牛

中国科学院院士、英国皇家工程院外籍院士

2016 年 6 月

序二

中国经济已从过去几十年的重规模、轻质量的资源扩张、高速发展型转向创新驱动、稳定增长、注重产业的质量和价值提升，并把发展重点放到提高人民的福祉、控制并减小区域之间、城乡之间人民群众的物质和文化生活水平的差距上来。其中包括缩小因人口结构变化、社会老龄化、慢性病高发、卫生资源分配不均等造成的人民健康水平的差异。该差异反映出人们享受健康及医疗服务的需求尚不能得到满足。

在这种新形势下，我国原有的医疗体制、管理方法和服务形态存在的各种矛盾变得更加突出。医疗体制改革的成功标志在于是否能使患者做到以下几点。

看得起病 (Affordable)：通过加大国家社保基金的支持力度、覆盖范围和深度，鼓励多种形式的商业保险；同时提高医疗机构的管理效率，降低运营成本，减少患者支出。

看得好病 (Easily Accessible)：通过资源重新分配，组成初级诊所、综合性医院和专科医院三级医护相结合的医疗体系，同时开展各种形式的远程医疗 / 网络虚拟照护等。

获得全路径医护服务 (Patient Healthcare Pathways)：实施以预防为主的贯穿患者医护路径的诊前、诊中、诊后的医疗一体化服务。

除生命科学和临床医学的新突破外，全面科技进步以及医护服务模式创新是保证上述改革成功的关键因素。许利群博士选择以本书的主题“移动健康和智慧医疗——互联网 + 下的健康医疗产业革命”来阐明这样一个道理。

许博士在信息和通信技术领域从业30多年，有深厚的理论知识和丰富的实践经验。1990—2010年的20年间，他在英国的大学和跨国公司研究院从事计算机科学和应用方向的研发，曾发起和领导多个欧盟框架计划、英国国家重点发展及跨国公司战略合作项目，拥有几十项国际发明专利。期间，他目睹了欧美国家尤其是英国，在国民医疗保健体系(NHS)服务上面临的越来越多的问题和挑战(战后婴儿潮导致的一代养老难题，医疗资金严重短缺，医护成本大幅上升等)，以及政府引入的各种应对政策和措施。他敏锐地意识到，健康医疗是中国经济持续发展、人民安居乐业最重要的保障之一。

许博士深知，医疗服务体制改革是当务之急，科技创新和信息革命是推动传统医疗行业转型发展的巨大动力。因此，他于2010年回国后，开始了在移动健康和智慧医疗方向的研发工作。在中国移动通信集团公司领导的大力支持下，许博士在中国移动通信集团研究院着手建立专业团队，围绕为用户提供健康医护服务路径中主要环节的解决方案，从发展战略、用户需求、系统设计、核心技术、软件实现、产品原型、落地应用和服务提供模式等层面系统化地进行探讨。在这一过程中，他尤其强调与医疗机构的密切合作，深入了解医护人员的需求和临床医护路径上的问题，积极帮助拓展服务、提高效率、降低成本、改善患者的满意度。几年前，在与泰达国际心血管病医院联合开发的心血管患者术后远程监护项目中，许博士带领团队频繁往返于北京与天津滨海新区，反复和我院的临床专家、医护团队、信息专家讨论切磋，虚心学习和理解临床医护方面的知识、路径和规则，从用户需求出发制定详细的系统设计方案，进行研制、测试和用户访谈，从而迭代更新，圆满地完成了项目。

本书是许博士归国几年来带领团队辛勤工作所获得的知识、体会、经验和教训的结晶。它源于实际研发工作，文字结构严谨，推理思路明晰，全书共分三篇11章，既有思想、理论和方案，又有设计、实现和案例。全书信息量大，参考资料丰富，有很强的指导意义。尤其令人欣喜的是，如果预先不知道许博士是信息技术领域有建树的专家，阅读本书后，读者可能会误以为他是一位从事临床医护工作的专家，因为书中很多内容切入的角度并不是从通常的工程或技术出发，而更多地是从医护流程环节、实际应用场景、患者切身感受和医护团队需求出发，并紧紧联系最终效果展开。本书的这一特色，反映了作者对医疗领域的深刻理解，这是他一直致力于与各类医疗机构深度合作、不断向医护专家学习的结果，这种跨行业、跨学科、孜孜不倦、努力学习的精神难能可贵。

本书较全面地阐述了“移动健康和智慧医疗”，这一互联网 + 下的信息通信产业新技术与临床医疗护理专业融合发展造就的新的健康医护服务模式方兴未艾。其关注的重心和表达的内涵包括：以用户需求为中心的系统和应用设计理念，提升用户体验的解决方案和系统实现，关键技术的应用和创新，几乎涵盖健康医护全路径服务的各种实际应用案例，这些新的技术、解决方案和服务的实现给传统医疗和护理行业带来的深刻影响和变化。

本书可成为移动健康医疗生态系统各利益相关方从事战略规划、政策制定、商业投资、方案设计、技术攻关、系统实现的指南；是临床医护人员及对这一迅速发展的新兴领域感兴趣的相关人员不可多得的读物。

刘晓程

泰达国际心血管病医院院长、心外科教授

2016 年 6 月

引言

中国经济在过去几十年的高速规模化发展，带来了整个国家全面的社会和文化变革，加快了城市化和工业化实现步伐，与此同时环境污染、生态问题变得严峻，而人口红利逐渐消失，老龄化现象日益凸显，这一切使得国家在大众健康医疗领域已从过去重点防治区域性、流行性传染病为主逐步转向对带有普遍性的非传染性疾病（Non-Communicable Diseases，NCD）的预防和控制，力图控制和逆转渐进恶化的现象。例如，亚健康和慢性疾病（如肥胖症、高血压、糖尿病、心脑血管类疾病等）患者人数逐年上升，患病年龄走向低龄化，治疗开销大幅提高等。尽管国家一直在探讨和实行医疗体制改革，加大资金投入和提升基层医护设施建设，但我国人均占有医疗资源仍十分有限且分配不均衡，看病难、看病贵的现象普遍存在，区域之间、城乡之间的医疗保健服务水准差别很大，“未富先老”、“未富先衰”的趋势端倪已现。这些都是摆在我们面前亟待解决的现实问题，妨碍了国家未来经济可持续发展、社会和谐安定，是实现新时期“中国梦”的严重挑战。

纵观欧美和日本等发达国家的发展过程，不难看出，上面列出的种种问题和对健康医护事业的挑战总体来说不是我国独有的，各个国家曾经或仍然在不同程度上遭遇类似的困境，只是由于我国人口基数庞大、发展引擎跑得太快，所以问题出现得更仓促，爆发很快，规模巨大，也更加复杂。尽管国家之间在发达程度、历史、文化、政体、人口政策、医疗保健机制等方面存在种种差异，但在现阶段应对问题和挑战的方式有一点却是共同的、公认的且有效的，这就是驾驭现代通信和信息技术高速发展的大潮，融合、集成和利用无所不在的高速移动宽带网路、光纤接入、智能终端、加载新颖高效低功耗传感器芯片的微小型化可穿戴及植入式设备、物联网、云计算、大数据等技术手段，并引入移动互联网的创新思维、智能服务和开放性的商业模式，促进健康医护服务从以医院为中心向以患者为中心并为患者提供开放的全路径医护服务的方向转变，加强患者—患者、患者—医护人员以及医护人员之间的交流和互动，由此全面推动以下三个层面的医疗体制改革和健康医护模式创新。

一是加强医疗保健机构（各级各类医院、专科医院 / 诊所、体检中心、康复中心等）的信息化程度，通过建设互联互通的健康医疗数据和信息共享平台，为医护专业人员提供信息和知识互动、能力培训、典型病例分析和临床决策支持工具，实现诊断、干预、医疗过程的智能化，进一步提升医护服务的质量和效率，降低服务成本，从而开启智慧医疗的新时代。

二是从传统的以医院内诊断和治疗为主的就医模式转化为同时关注院前的健康促进、风险预测、慢性疾病预防和早期干预（降低人们来院就诊和住院的需求）以及患者出院后 / 手术后的恢复及康复监护（避免或减缓其再住院的可能性）的全路径健康医护服务，实现面向健康人群、亚健康人群、慢性疾病人群的自我管理和专业医护人员一体化管理相结合，从而使患者和需要被关照的人们能够随时随地得到个性化的健康医护服务，生活得有质量、有尊严。

三是打造一个从生命之初的胎儿生长和孕妇监护、助力完美婴儿诞生直到居家独立养老、悉心呵护安度晚年这一贯穿全生命周期的健康医护服务模式，汇聚海量电子健康档案数据，结合基因组学研究，从根本上了解人类健康的奥秘和各种疾病的成因和防治方法。

本书聚焦移动健康和智慧医疗这一主题，将对上述相关问题展开讨论。我们坚信，通过在国家政策激励和指导下开展系统性的规划、设计和布局，研发和应用最新信息技术和解决方案，并加大在系统验证、规模试点和运营等方面的资源投入，加速上述三个层面的转化，这将提高我国健康医疗服务效果、优化医疗资源分配以及推动政治、社会和经济健康有序发展，给国家和个人带来巨大的回报。

下面，我们选择性地介绍移动健康和智慧医疗服务的两个典型案例及其应用场景，为全书的详细讨论做好铺垫。首先说明一个新近确诊的Ⅱ型糖尿病患者实行血糖管理的案例，接下来描述一个对接受骨科手术后的患者进行康复指导的情况。

[例 1] 慢性病管理——Ⅱ型糖尿病患者的血糖控制

某企业员工老王在公司组织的年度例行体检时发现自己的血糖值偏高，经妻子的提醒，联想到自己近段时间常伴有口渴，常去排尿且视力模糊等现象，他便到医院进行了进一步检查，结果被医生确诊为Ⅱ型糖尿病患者。医生给他开了降糖药，嘱咐其一定要注意饮食和休息、按时吃药、每周保持适度的运动量，必须将血糖控制在适当范围内，避免发生其他并发症的风险等。老王带着诊断和医嘱回到了家，心情郁闷，十分迷茫，家中没有医生，只能先靠自己管理和控制血糖了，下一步该怎么办？这时，有朋友向他推荐了一款称为“我尚控糖”的多功能手机APP。

这款应用中有详细的关于糖尿病的病理知识介绍和糖尿病患者的保健注意事项，能够方便地输入医生所开处方，设置服药提醒；也能以滑动标记的方式灵活地手动输入血糖值（通过使用其他品牌血糖仪测量得到）或者购买与APP配套的可插入手机3.5mm音频口的附件，自动测量并录入血糖；还配有手动或通过低功耗蓝牙自动录入的每日行走的步数和强度（散步、慢走、快走）、血压值、体重等体征信息，以及天气、环境温度、污染指数信息等功能。如果血糖超过医生建议的安全阈值，即过高或过低，则及时进行告警提醒。特别值得注意的是，除了上述多位一体的人体及环境参数记录、整理、统计分析和趋势呈现等工具外，手机应用中的智能分析软件结合临床医生多年医治糖尿病实践经验的总结和知识规则，能够给患者提供可操作的行动指南（Actionable Message）。

知道这些后，老王深感鼓舞，于是安装了“我尚控糖”智能手机应用，每天按医嘱将自己餐前餐后的血糖数据和其他体征参数等悉数记录下来。除了自我管理之外，该应用还支持家庭成员之间的相互管理。生活在另一个城市的老王的女儿可以访问他的血糖读数、变化趋势图、每周统计信息等，当女儿看了这些数据和信息后，若发现异常情况，亦可选择将其中某些数据转发给自己的医生朋友寻求咨询和帮助。当女儿发现老王忘记测量和记录血糖时，可以打电话提醒和关心。更进一步地，如果老王选择每月支付一定的会员费，此款手机应用还开通专业医生的在线咨询和专业监护服务，他就可以拥有属于自己的专业医生，可以随时解答他的疑问，对上传到服务器端的数据进行监护和解读，类似一个私人健康护理教练。如果老王的情况需要进一步的检查和用药调整，专业医生还会为其提供医院就诊的预约服务。经过近三个月的努力，老王的血糖得到很好控制，症状减轻，心情愉快，笑容重新回到脸上。

[例 2] 骨科手术后居家康复指导

一般来说，膝关节置换手术后的患者住院时间不应超过三天，但是很多患者对出院后的居家康复顾虑重重，没有思想准备，缺乏必要的知识和康复教练帮助，因此住院时间往往延长到了 5~7 天，既支出了不必要的开销，增加家人来回奔波的辛苦，又占用了医院业已缺乏的宝贵医疗资源。小毕刚刚做完了膝关节置换手术，手术很成功，正在医院里充满希望地恢复中，这时医生向他推荐了一款“我尚惠骨”智能手机 APP。该应用是由国内某著名三甲医院有几十年临床实践经验且在该领域享有盛誉的骨科主任医师和某信息技术公司联合打造。针对不同患者骨科手术后的实际需求，该应用能提供有效的居家康复指导和及时的帮助，提升患者自我管理的信心，缩短住院时间，加快康复速度。“我尚惠骨”应用能够下载医生提供的康复方案，推送教育知识，提醒患者遵从医嘱，通过 Wi-Fi 或 4G-LTE 网络下载或流媒体直接播放定制的康复训练短视频，指导患者每天进行正确的康复锻炼，记录康复情况和效果。更进一步地，患者可以请人拍摄不同角度手术部位的静态图像或患者走动时的步态视频，并通过该应用上传至系统平台，由专业护士或医生随时进行检查、判识和会诊；还可以预约时间与医生进行视讯互动，让医生直接观察了解自己的伤口愈合和康复情况，从而给予个性化指导。小毕在医院试用“我尚惠骨”后，信心倍增，愉快地按时出院，回家后紧紧依靠这个“虚拟”医护教练、忠实执行医生的康复处方，迅速康复。

为了方便读者对移动健康和智慧医疗意义的了解，我们在讨论上述两个案例时，特别强调了从患者（用户）分别使用各自应用和服务时的体验和获得受益的角度进行分析。尽管这两个案例涉及的临床学科和针对的病症、问题及解决方案完全不同，事实上每个服务的设计、实现和患者使用过程都反映出一系列信息通信技术和互联网手段与预防、临床医学流程和知识之间的相互作用和支持，集中体现了互联网+的多学科交叉、跨行业深度融合的思想。这不仅大大拓展了传统医学和健康护理的能力、距离和空间，极大地提高服务效率并降低成本，而且创造了新的远程和虚拟医疗、保健模式，构建了聚合大量医护历史记录和不同来源异构数据的平台，做到现实世界和网络空间（即线上和线下服务）的无缝对接。

本书的讨论将分为三篇共 11 章组织展开，图 1 给出了各章之间的逻辑关系，每章的结尾都配有丰富的参考资料以跟进学习。通过这些维度我们力图完整地对移动健康和智慧医疗的意义、概念、系统设计、关键技术、典型应用及产业发展等，进行比较全面的诠释。

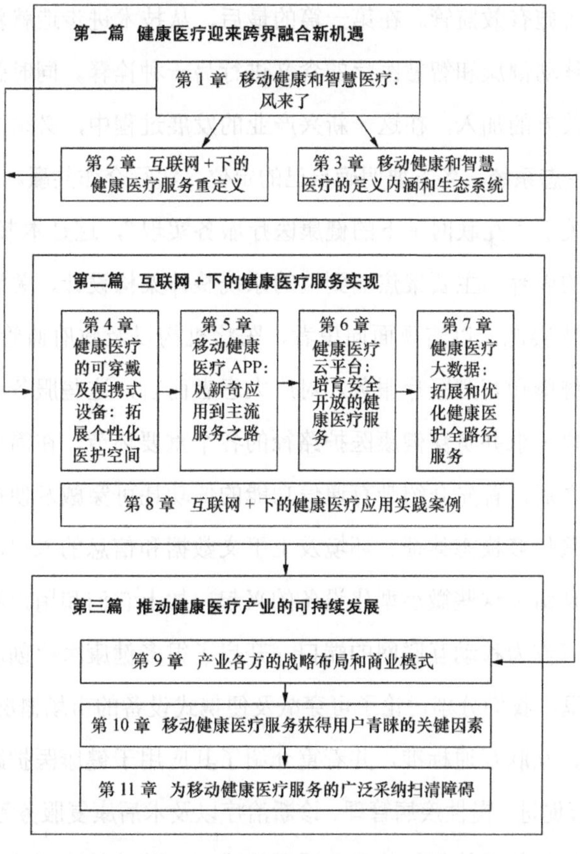

图 1 本书组织结构及各章之间的关系

第一篇“健康医疗迎来跨界融合新机遇”包括第1~3章，其讨论主要从三个方面展开：首先，我国的经济建设和社会发展已经进入了一个新的历史性阶段，与此相应的，关系到国计民生的健康医疗服务产业却面临着诸多困境和挑战，同时也迎来了极好的发展机遇。在揭示了产业发展现状与民众日益增长的健康医护需求之间的矛盾之后，指出传统封闭型的医疗产业需要加速开放、改革创新，与其他行业跨界融合并引入新的技术创新和医护服务模式。而信息技术和互联网技术及其应用的突飞猛进以及国家政策支持、市场投资跟进、民众参与意识增强等都将大力推动健康医疗产业革命性的变化。接下来，我们着重讨论了这一产业革命带来的深刻影响，分别说明互联网+下的移动健康和智慧医疗带来的变化和效益，包括使患者群体享受到个性化的健康医护服务，给专业医疗机构和医护人员提供临床及能力上的支持和帮助，帮助政府医疗卫生管理监督部门掌握信息并实施有效监管。在第一篇的最后，从技术进步造就新的服务提供方式的角度对移动健康和智慧医疗的含义进行另一种诠释。同时强调指出，由于很多利益相关方的加入，在这一新兴产业的发展过程中，必须悉心营造并不断完善合理的生态系统，各方要明确自己的定位，实行合作共赢。

第二篇是关于“互联网+下的健康医疗服务实现”，这是本书讨论的重点，包含第4~8章的内容，主要聚焦端到端的系统整体架构设计、关键技术问题研究以及核心模块实施，以实现面向患者、医疗机构以及政府监管部门的灵活、可扩展的移动健康和智慧医疗服务。对广大患者而言，这些服务将满足他们随时随地的个性化需求并贯穿健康医护路径的各个重要环节。在简单引入系统设计的整体架构之后，首先介绍带有通信功能的低功耗可穿戴及便携式设备作为健康医护系统采集多模态体征、环境及上下文数据和信息的入口，其重要性绝不可低估。正是由于这些微小型化设备的兴起，加上它们和用户及患者之间的贴身关系，又可作为移动互联网的端口，开启了很多健康医疗创新服务模式的可能性。在这里，我们分别讨论了可穿戴及便携式设备的市场概况和发展趋势、产品大致分类、互联互通标准，并着重介绍了其应用于健康医护路径上的不同环节，包括健康促进、慢性疾病管理、诊断治疗以及术后康复服务等的典型案例。

接下来讨论整体系统架构的另一重要构成——移动健康医疗APP。作为移动互联网服务最主要的表现形式，它直接承载着用户对目标服务的感知、体验以及与系统本身和专业医护团队的线上沟通、互动。而要使这一新的服务形态被广泛接受并成为主流医护过程的一部分，还有很多问题需要探索。有关这一任务的讨论包括对目前健康医疗APP市场的分类和分析，以用户为中心的APP设计基本原则，贯穿患者临床医护路径各个环节以及对医护人员工作助力的案例分析，并且特别指出了决定健康医疗APP今后成功发展的几个关键因素，即必须具有专业性、相关性、有效性、趣味性和社交化等。

进一步地，系统架构的下一个核心主题是关于打造安全、开放、可扩展的健康医疗服务云平台（简称为“医疗云平台”）。如果说可穿戴设备和APP是健康医疗服务面向用户的末端“抓手”，云平台则是身在幕后的控制和处理中心及认知大脑，其核心作用显而易见。围绕这一问题，着重讨论了云平台设计要满足的各项实际需求；介绍了云平台的业务架构及主要模块（包括数据汇聚分发、电子健康档案、业务管理、安全体系和运维系统等）；分析了提供平台核心能力的代表性技术实现，以及云化、隐私保护和数据安全等问题；最后概述了医疗云平台的技术发展趋势。在上述讨论的大部分环节中以中国移动研究院的移动健康创新平台（CM-mHiP）的系统实现为例进行详细说明。

技术进步和社会发展将人们急速推进了数字化的大数据时代，而丰富多样的健康医疗大数据更是产生于医护路径的方方面面以及生态系统中与其关联的多个研究领域和行业实践。对多源异构多模态大数据进行处理、分析、挖掘，从中获取新知识和洞察，优化经营、管理，提升患者体验，提取最佳临床路径，辅助临床决策，实行计算机自动筛查和诊断，为其他利益相关方提供未知的信息资源等，这是我们追求的理想目标。对这些问题的详细讨论已经超出了本书的范围，在这里只能选择性地对一些重要问题做概要讨论，主要议题包括健康医疗大数据的特点和价值，面向大数据分析的健康医疗大数据平台架构，围绕健康医护路径不同环节的大数据分析和应用案例，眼科大数据和应用简述，以及健康医疗大数据未来发展趋势分析。

作为第二篇的结尾，综合前述比较深入而广泛的概念、系统和技术讨论，取材于我们自己过去多年的研究开发工作，详细描述了4个具有代表性的互联网＋下的健康医疗应用实践案例，从端到端的角度阐述健康医疗服务的实现过程，这些例子包括面向健康人群的个性化和社交化运动管理系统，面向术后出院患者的心功能远程监护系统与服务，面向睡眠障碍人群的睡眠健康远程监护系统，以及加强自我保健意识的心电自动分析和心律不齐筛查系统。

第三篇“推动健康医疗产业的可持续发展”包括第9~11章共3章的内容。从移动健康医疗作为一个跨行业新兴产业的角度来分析，其发展过程中如何吸引生态系统不同利益相关方的关注，受到重视的程度，所提供的服务被广大用户接受的要素，以及必须克服的各种障碍等。所讨论的主题包括产业链上各方纷纷从自己原本的行业利益和优势出发，对这一领域实施战略性布局和可持续商业模式的探索实践；移动健康医疗服务要获得广大用户（患者、医护专业人员等）的青睐，必须首先明确需要解决的几个关键问题，例如，与主流健康医护流程的紧密结合，提供健康促进效果和临床有效性的证据，培养用户健康意识和行为改善，确保数据信息安全与个人隐私保护。除此之外，要使得移动健康医疗产业规模化发展还必须扫清几个主要障碍，即加快政府相关监管政策的建立和实施，建立健全技术和医疗服务标准，明确规定付费机制和付费标准，探索可持续的商业模式与运营方式等。

总之，移动健康和智慧医疗解决方案是现阶段我国应对健康医疗行业存在的诸多矛盾的最佳选择，是历史发展赋予我们的责任和机遇，其发展前景无限，意义影响深远。只要大家齐心协力，认准目标，共同努力，一个全新的以用户和患者为中心的健康医疗服务体系和随时随地享受个性化贯穿患者全路径的服务模式终将实现。

致谢

从2015年3月开始本书的提纲酝酿到2016年3月全部初稿完成，这本书的写作历时一年多，在十分繁忙的研发工作、国内外参会交流和其他义务社会服务承诺之外，我的剩余时间几乎全部投在这个事无巨细的项目中：梳理过去5年多带领研究院技术团队在这个领域的思考、规划和辛勤耕耘，总结取得的经验和教训；研读大量国内外最新发展的相关动态报告、专业书籍、学术论文；逐字逐句地写作和再三斟酌修改、甚至返工等。尽管如此，如果没有我的团队和同事们的大力协助和热心支持，这本书的完成可能还是遥遥无期。

首先，我要十分感谢中国移动研究院移动健康和智慧医疗研究中心现在以及过去的同事们，本书的很多思想和素材都来自于这几年我们共同参与的多个重大研究和应用课题的成果，感谢大家一同走过的岁月、始终如一的努力、勤奋学习、敢于进取和富有成效的创造性工作。以下同事参与了部分内容初稿的撰写或提供了原始研究报告，对他们前期付出的时间和努力，在此一并深表致谢。按章节出现的先后：吴娜（第1、9章）；寿文卉（第2～5章，8、10、11章）；张卓然（第4、5章）；王义（第4章）；常耀斌、郭义华、程龙龙、于路（第6章）；张志鹏、姚振杰、常耀斌、程龙龙、李文海（第7章）；此外，姚振杰、吴寒潇、高飞、徐青青、李娜、王博等为本书的相关章节提供了部分研究报告素材。李连源、信伦等也为本书讨论的相关工作做出了贡献。需要说明的是，对本书中可能出现的任何错误和问题，我将一概负责。

我还要衷心感谢中国移动通信集团公司各级领导，尤其是集团公司李正茂副总裁，集团技术部总经理兼研究院院长王晓云，研究院前任院长黄晓庆，党委书记张永平等，对我在2010年加入中国移动以来所直接给予的各方面的大力支持、鼓励和帮助，创造了一个适宜的科研环境和创新氛围，使我和我的团队在这个新兴业务领域不断收获，为集团公司开拓、探索健康医疗这一新的数字业务和跨界应用合作。其他需要感谢的领导和同事们还包括：中国移动研究院副院长杨志强、黄宇红、魏晨光等。

特别感谢的是相关医学和临床领域的知名专家和教授们，通过与他们的密切合作和深度交流，我学到了很多关于中国医疗体制改革、新的健康医疗服务提供模式以及临床医学及实践方面的知识、见解和思考，获益匪浅。他们包括中国医疗体制改革的先行者、心外科教授、泰达国际心血管病医院院长刘晓程；睡眠医学专家、空军总医院专家组组长、前副院长高和教授；国家千人计划专家、全国政协委员、国际眼科委员会顾问委员会委员、辽宁何氏医学院、何氏眼科医院院长何伟教授；国家心血管病中心、中国医学科学院阜外医院、心血管影像和介入专家赵世华教授；脊椎外科专家、湘雅医院副院长胡建中教授；慈铭健康体检集团董事长胡波；Prof. Gari Clifford of Emory University & Georgia Tech；Prof. David Clifton of Oxford University；泰达国际心血管病医院林青主任；昆山杜克大学阎丽静教授等。

任何一个项目的成功都离不开一个尽职尽责的项目经理，这本书的写作也不例外。我要感谢我的研究助理寿文卉，她的勤勉、好学、善于组织协调及快速响应的品质在这本书的写作过程中至关重要。

同样需要真诚感谢的是北京信通传媒有限责任公司的副总经理兼《电信技术》杂志总编梁海滨，正是在早先的一次不经意的交流中，他及时提出了请我撰写一本关于这个题材书籍的设想。自那以后，自始至终，他都对完成的每一章节从专业出版和发行的角度及时提出建设性的评论和修改建议，对本书的质量提高和可读性增强有很大帮助，与此同时，他还不时“骚扰”提醒我每章内容应该完成的时限，“害得”我总要加班加点，一再提升写作本书的优先权。很显然，如果没有梁总编的执着和坚持，这本书现在也仍然在难产之中。

最后，但同样重要的是，我要感谢我的家人，我的妻子若红和一双儿女健雄、健英，感谢他们对我远离家庭回国工作的支持，他们的理解、付出和忍耐，在过去一年离多聚少的日子里，我也经常为了这本书的写作没能花更多时间陪伴他们，因而深感歉意。但愿这本书的出版能给他们带来些许慰藉。

许利群

2016 年 6 月于北京

目　录

第一篇　健康医疗迎来跨界融合新机遇

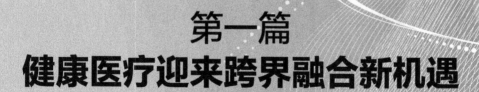

第一篇
健康医疗迎来跨界融合新机遇

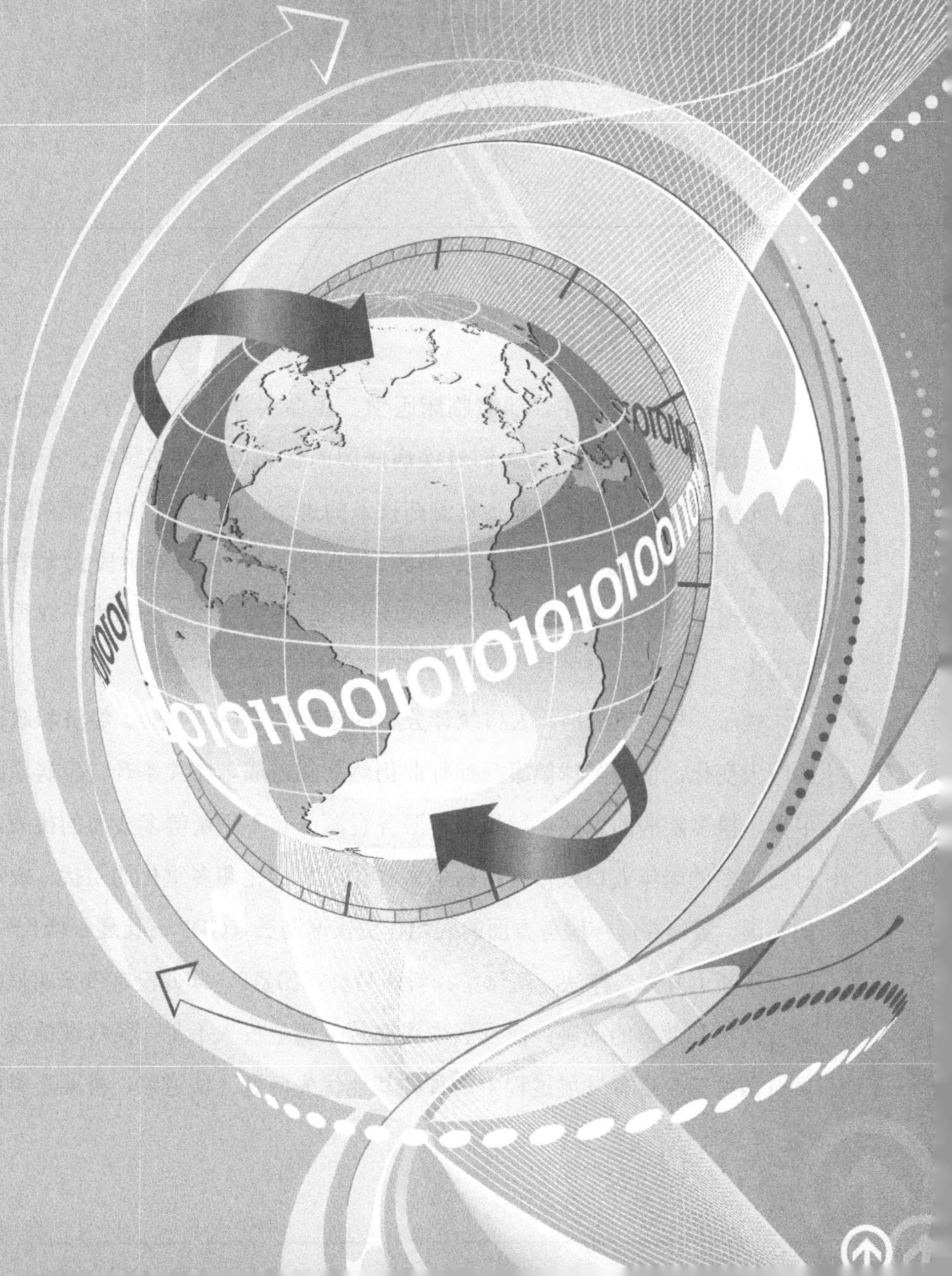

第 1 章

移动健康和智慧医疗：风来了

在过去的几十年中，随着临床医学、生命科学、生物医学、基因组学等相关领域研究不断深入，人们对疾病成因的认识以及早期预防、干预的知识正在不断丰富，新的药品和生物制药技术的进步，加之现代科技推动医疗器械技术和治疗方法的不断创新，采集数据和临床治疗信息的手段大大增强带来大量数据案例的积累，这一切使得健康医疗服务的总体能力和水平取得了长足的进步。

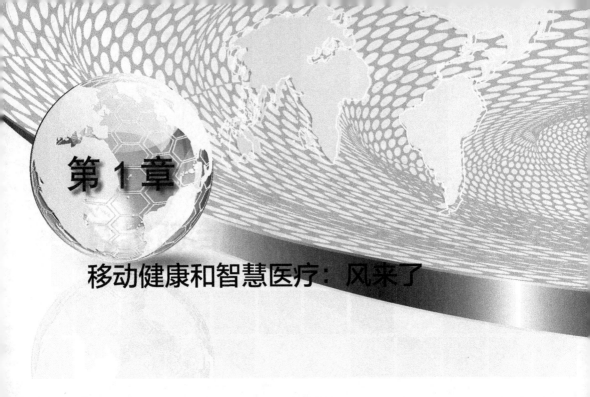

然而，与之相应地，人口统计分布的逐渐变迁以及社会、经济和政治形势的巨大变化，使得全球健康医疗行业仍然面临着成本继续攀升、患病原因复杂多异、很多疾病的患病年龄提前、服务资源分布不平衡等多方面的挑战。由于日益增多的老年人口及慢性疾病的多样化、普遍化和多重化的困扰，发达国家如美国、英国在医疗服务方面的人均花费快速增长（GDP 占比逐年增长），医疗成本不断上升（新疗法、新设备、新药品价格昂贵），却并没有带来明显的医疗服务质量和效率的改善；而发展中国家苦于资金投入不足，医疗设施及专业人员资源贫乏，更有发展过程中的种种其他优先问题（如道路、桥梁之类的基础

设施建设，国防、教育等需要资金优先投入），无法有效地为全体国民提供最基本的健康医疗服务。

中国作为一个快速发展中的新兴经济体国家，改革开放以来，工业生产、经济建设、人民生活等各方面都取得了举世公认的成就，但在健康医疗服务提供上却不同程度地面临着上述双重问题的直接挑战。根据世界卫生组织（WHO）的数据，很多就诊医疗指标甚至低于一些经济很不发达国家，这就意味着进一步加大资金投入，全面深化医疗体制改革，加快医疗数字化、信息化建设，以及以现代技术进步的最新成果来推动健康医疗服务的创新势在必行。

纵观历史，技术的革新已经成为产业转型甚至社会变革的关键因素之一。我们高兴地看到，宽带通信技术，尤其是无所不在的移动通信网络和技术从2G到3G到4G的跳跃式发展，带来了智能终端（智能手机、平板电脑等）的普及，给中国和世界经济的各个产业带来了巨大变化和发展动力并逐渐渗透到人们生活的方方面面，从解决人们基本沟通需求的移动通信（语音和短/彩信）开始，到满足人们日益增长的社交、娱乐、游戏、购物、金融等等需要的移动互联网应用，但这个进程还在继续。接下来便是如何满足与人们生命相关的健康医疗服务的核心需求，这将给医疗保健行业变革带来巨大的动力并提供更多更灵活的新颖服务方式和可能性，从而开启移动健康和智慧医疗的新时代。

移动健康和智慧医疗（以下简称为“移动健康医疗”）已经远远超出了我们所熟悉的传统垂直行业定义的范畴，而变成跨多个行业融合的一种新兴产业形态，因此涉及多方利益相关者，诸如医疗服务机构（大型医院、社区医疗、体检公司等）、医药公司（制药公司、零售连锁药店）、基础通信运营商、互联网巨头、互联网创新企业、传统医疗器械厂商、可穿戴设备制造商、商业保险公司等，他们纷纷从自己原本行业的发展思路出发外延现有服务，发挥自身优势，踊跃涉足移动健康医疗产业，与政府管理和监管部门一起，正在构建全新的行业生态系统。

1.1 国内外健康医疗产业的发展现状及面临的挑战

无论是人类自身的发展、自我价值的实现，还是社会发展的参与和社会发展成果的享有，都必须以人类自身的健康为前提，因此，健康医疗行业是关系国计民生的重要行业，担负着巨大的社会责任，好的医疗服务体系不但能为民众生命健康带来巨大福祉，更能为经济和社会各方面的快速、有序发展带来原动力。但是，进入21世纪的第二个10年以来，世界各国的医疗体系依然面临着很大的挑战，不能满足对健康医疗服务日益增长的多方面的需求。

（1）人口结构发生变化，面临深度老龄化的困扰

20世纪50年代初期，随着社会的安定、经济的发展，我国过去在战争时期受到抑制的出生率发生反弹，出生人口大增，这些人群当前正步入老龄化人口的行列。相应地，二战以后至20世纪60年代中期，美国及世界很多国家都出现了“婴儿潮”，随着这些国家的经济快速发展，医疗水平和人均寿命大幅提高，他们的人口已提前出现了不同程度的老龄化现象。

根据德勤英国发布的研究报告《2020年健康医疗和生命科学预测——一个险峻的未来》[1]，截至2012年，经济合作与发展组织（OECD）国家的人均寿命为80岁，相比1990年的75岁呈现大幅提高。其中，日本人均寿命最高，为84岁，英国、美国、中国分别为81岁、79岁、75岁，而印度为66岁。

日本人口老龄化形势尤为严峻，根据2014年日本总务省的统计数字，超过1/4的日本人口年龄在65岁以上，已经符合联合国超老龄化的社会标准。而日本总务省2015年9月的人口估算结果表明[2]，截至2015年9月15日，日本年满80岁的人口达1002万，首次突破千万大关，占总人口比例的7.9%！老龄化最直接的后果是社会保障负担越发沉重，日本财政支出的三成以上用于社会保障。老年人口赡养比（20～64岁劳动年龄人口与应赡养老年人口之比）是衡量养老负担的重要指标。1965年日本的这个比值是9.1，2012年变成2.4，而到2050年将变成1.2。

随着工业化进程和生活水平的提高，我国的人均寿命也在不断提升，根据工业和信息化部中国信息通信研究院和美国智库布鲁金斯研究院 (CATR & BROOKINGS) 联合发布的报告[3]，2050 年我国的人均寿命将接近发达国家水平。根据联合国 2013 年的世界人口展望报告[4]，到 2050 年，我国 60 岁及以上人口将增至 4.54 亿，占全国人口的 34%，进入深度老龄化阶段。人口老龄化直接带来的影响将是发病率的快速上升和医护服务需求的增加，老龄化加速将对我国的健康医疗行业形成巨大压力，如图 1-1 所示。

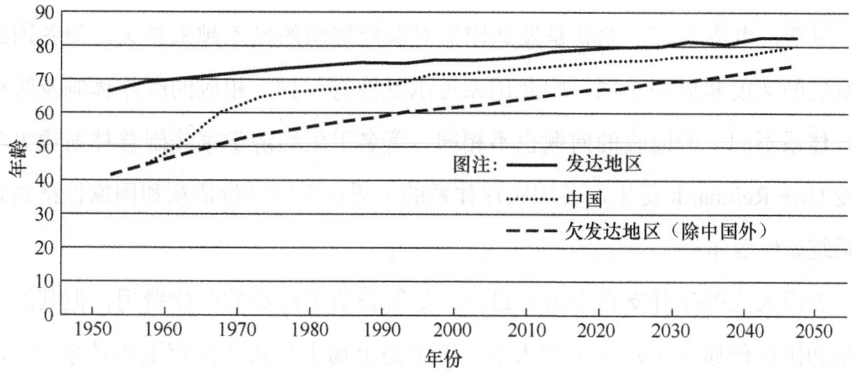

图 1-1　1950–2050 年我国和世界人均寿命变化比较（来源：CATR & BROOKINGS）

（2）亚健康和慢性疾病患者数量剧增

人们居住的城市变得拥挤，汽车尾气等污染源的排放引起环境恶化，现代人生活方式（作息、饮食、运动、睡眠等）的变化，加上工作和生活的压力以及节奏的加快，导致亚健康和各种慢性疾病患者数量不断攀升，并呈现年轻化趋势。根据国际糖尿病联盟（IDF）的统计，2015 年全球糖尿病患者人数达 4.15 亿，其中中国糖尿病患者人数达 1.096 亿。另有研究发现，我国近 2/3 接受治疗的患者未能适当控制血糖，因此会出现各种并发症，如心脏病、中风、失明和肾功能衰竭等。

国务院新闻办 2014 年《中国的医疗卫生事业》白皮书[5]指出，中国居民慢性疾病患病、死亡呈现持续快速增长的趋势，我国现有确诊慢性疾病患者 2.6 亿人，慢性疾病导致的死亡占中国总死亡人数的 85%，导致的疾病负担占总疾病负担的70%。据美国心脏学会（AHA）援引WHO和其他数据来源的心血管病(CVD)分析报告[6]预测：与2000年相比，到2030年中国由于CVD造成的生产力年限(Productive Life)损失将增加57%；高血压患者将从2005年的18.6%上升到2025年的25%；自20世纪80年代以来，肥胖人数已是原来的3倍等。虽然中国经济的增长速度赢得了世界的瞩目，但是如何提高慢性疾病的综合防治能力，减少慢性疾病的发病率、致残率和死亡率，降低费用支出，仍是健康医疗服务需要应对的巨大挑战。

（3）医疗开支持续增长却仍显不足

目前，世界各国，尤其是发达国家对医疗资源的投入越来越大，但各国经济发展的速度和周期不同，因此国家可承受性有差异，相应的医疗体制及医疗保险体系不同，所面临的问题也不相同。著名卫生经济学家美国普林斯顿大学教授Uwe Reinhardt提出，各国医疗体系的本质在于国家价值观和国家性格决定其系统如何运作[7]。

美国人均医疗开支在全世界最高，尽管花费了巨额的医疗费用，但其医疗质量和国民健康水平却不尽如人意。美国是市场主导式的医疗卫生体系[8]，以商业保险为主，企业或雇主以团购的方式选定商业公司，为员工提供保险，美国也有由联邦政府提供的社会医疗保险，分别是针对65岁以上曾有工作并交过保险的老人以及年轻的残疾人、末期肾脏病人等的Medicare医疗照顾保险，以及为经过收入调查确定的低收入且没有其他资金来源的个人和家庭而设置的Mediaid医疗救助保险。

21世纪以来，美国“看病贵”的问题越来越严重，商业保险公司参保费平均翻了一番，甚至连通用汽车公司破产重组的原因之一也是无法再承担员工昂贵的医疗保险金[9]。根据WHO的排行榜[10]，美国在医疗支出上高居世界榜首，占国民生产总值的17.9%。美国还是世界上少数几个未实现医疗保险全覆盖的发达国家之一，为了应对这些问题，奥巴马政府致力于推动医疗改革计划，先后于2009年5月和2010年12月，分别签署了《美国复苏和再投资法案》(ARRA)[11]和《患者保护与平价医疗法案》(PPACA)[12]。

英国国民医疗服务体系（NHS）是目前世界上规模最大的国家资助医疗

体系，承担着保障英国全民公费医疗保健的重任，NHS 的资金只有 11% 来自国民保险税，81% 来自国家财政预算，其他来自于医药处方费和慈善捐赠等。NHS 提供的服务包括初级、综合医院和专科医院三级健康诊疗服务，初级服务的主体由社区诊所（Surgery）的家庭医生（全科医生）提供，每个居民都有一个签约的诊所和家庭医生，负责居民的非急诊类医疗，NHS 75% 的资金用于这类医护服务 [8]；大病及需要手术的病人将由社区诊所转至 NHS 信托（Trust）医院，急诊可直接去医院；进一步地，疑难杂症则需转至知名的专科医院。

近年来，随着人口的增加和对健康医护手段和质量要求的提高，NHS 面临的问题和矛盾也越来越突出，资金不足和效率低下成为最主要的问题。根据英国广播公司（BBC）报道 [13]，NHS 信托在 2015/2016 财年的头三个月，赤字就高达 9.3 亿英镑，比上一财年的超支总额 8.22 亿英镑还高，监管机构称这一代人所面临的资源不足问题是最严重的，需要立即采取行动。而作为 NHS 体系的“守门人”，遍布在各个基层社区的全科医生出现了短缺，NHS 一项调查显示 [14]，生病却不能得到全科医生咨询的病人比例从 2011 年的 8.85% 上升到 2014 年的 10.91%，每 4 位病人中就有一人预约后需要等待一个星期甚至更长的时间才能见到医生。

日本政府厚生劳动省 2014 年 8 月 26 日发布数据显示 [15]，日本在 2013 年度医疗费用支出与 2012 年度相比增加了 2.2%，连续 11 年呈现增长的趋势，已达到 39.3 万亿日元，这一额度创下新高。日本医疗支出持续上涨的主要原因是，在人口老龄化背景下，就诊频度高的高龄患者逐渐增加，同时先进医疗手段的引入也是医疗费用上涨的因素之一。

目前，我国也在不断扩大健康医疗资金投入，但是占国民生产总值的比重与发达国家相比差距甚大。根据 WHO 2012 年发布的数据 [10]，中国健康医疗资金支出占 GDP 的 5.1%，而美国则占比 17.6%，英国占比 9.6%。同时，人均拥有的医生资源也较少，每一万人口中，中国拥有的医生为 14.15 人，而美国则为 24.22 人，英国为 27.43 人。

CATR & BROOKINGS 的联合调查报告显示 [3]，2006—2011 年，中国政府健康医疗费用的投入持续大幅增加，尽管个人费用支出的比例在下降，但个人实际费用支出年复一年仍在不断升高。我国年度健康医疗费用支出如图 1-2 所示。

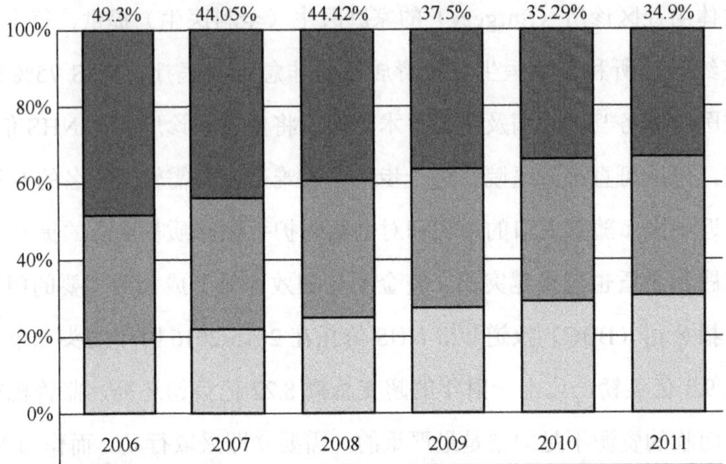

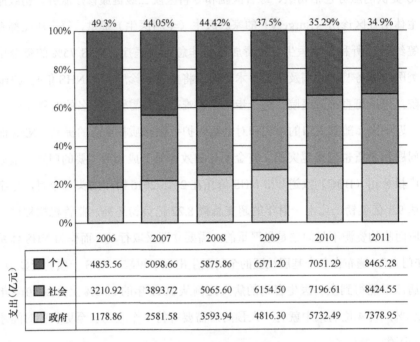

支出（亿元）	2006	2007	2008	2009	2010	2011
个人	4853.56	5098.66	5875.86	6571.20	7051.29	8465.28
社会	3210.92	3893.72	5065.60	6154.50	7196.61	8424.55
政府	1178.86	2581.58	3593.94	4816.30	5732.49	7378.95

图 1-2　2006—2011 年我国年度医疗费用支出（来源：CATR&BROOKINGS）

我国医疗资源的分配还不仅仅在于总量的不足，由于经济、文化发展水平呈现出显著的城乡和地区差异，医疗资源在分布上也极不均衡。占据总人口不足 20% 的大城市拥有顶尖的医疗机构、人才和经费，而拥有总人口 80% 的广大城镇、农村和边远地区资源不足甚至缺医少药。一旦有较大的疾病，这里的居民会蜂拥至大城市的大医院就医，加剧了医疗资源的紧张和医护人员的压力，也带来了个人就医成本的大幅上升，这往往使医患之间的矛盾更加突出。根据 2015 年我国卫生统计年鉴 [16]，在 2014 年我国每一千名城市（直辖市区和地级市辖区）人口拥有的卫生技术人员（包括执业医师 / 助理医师、注册护士、药师（士）、检验师（士）、影像师（士）、卫生监督员和上述各类见习人员）为 9.7 人，而农村（县及县级市）仅为 3.77 人，病床数量差异也很显著，城市为 7.84 张，而农村仅为 3.54 张。2014 年我国每千人专业医护人员和病床数据如图 1-3 所示。

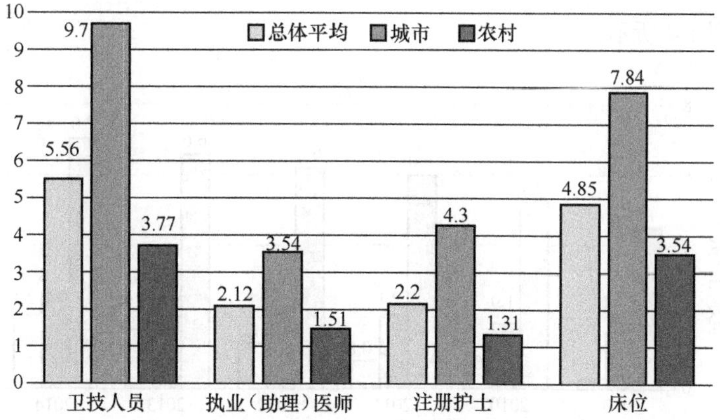

图 1-3　2014 年我国专业医护人员和病床数据分布（每千人）

目前在我国，一方面是人口老龄化，亚健康、慢性疾病人群激增，对健康医疗服务的需求扩大；另一方面，则是不断增长的医疗费用支出、医疗资源配置不合理以及医疗服务资源（医护人员等）匮乏，造成了看病难、看病贵等现象普遍存在。面对这样不断增长的矛盾，如何借助现代科学技术发展所赋予的能力、手段和工具，通过技术创新、临床实践、服务模式创新等找出解决问题的方案，并在政府鼓励和开放政策的引导下实施，是后续要讨论的内容。

1.2　技术发展推动健康医疗事业革命的到来

每一次新的技术浪潮都会带来经济的转型、升级和社会的发展、进步，这种影响力同样对传统医疗行业起作用。现阶段相应的技术推动力量可包括智能移动终端在全球的快速普及，宽带和移动通信技术的更新换代，传感器、云计算、大数据等多领域技术与移动互联网的日益融合，这些技术的发展将引发传统行业的变革，开启移动健康医疗的新时代。

（1）智能移动终端在全球广泛普及

根据互联网知名人士 Mary Meeker 的研究报告 [17]，2014 年全球智能手机用户数（21 亿）约占互联网用户总数（28 亿）的 76%，占手机用户总数（70 亿）的 30%，如图 1-4 所示。

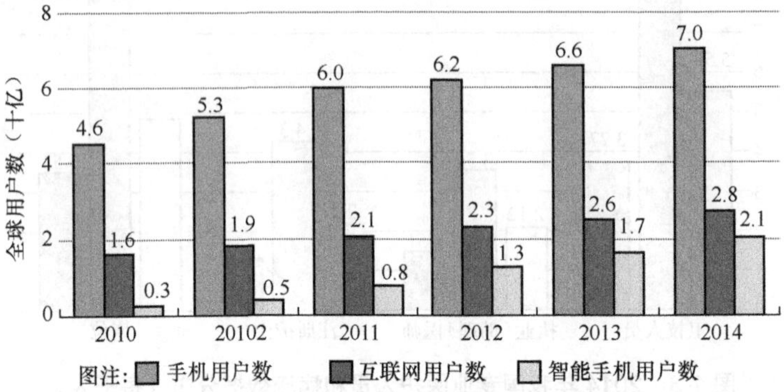

图 1-4　2010—2014 年全球智能手机用户数

根据 eMarketer 的分析数据[18]，截至 2014 年年底，中国已有近 5.20 亿人在使用智能手机，到 2018 年，中国将新增 1.84 亿智能手机用户，智能手机的渗透率将升至 51.1%（如图 1-5 所示），这意味着每两个中国人将有一位使用智能手机。这些设备处理能力强大，已与 PC 的处理能力相当，可存储大量的个人应用和隐私数据，能够承载复杂的应用，包括各类移动健康医疗应用。

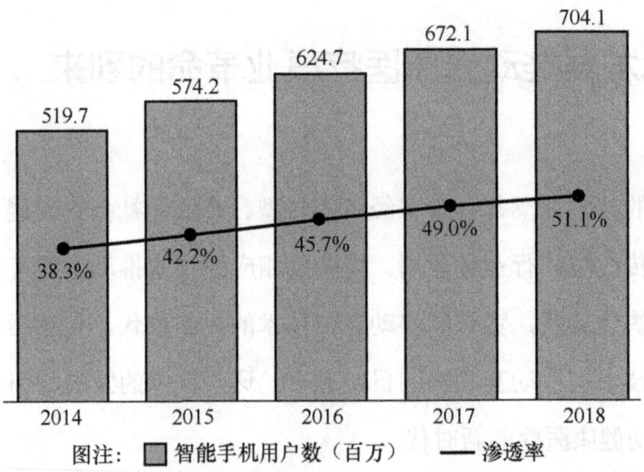

图 1-5　2014—2018 年中国智能手机用户增长趋势（来源：eMarketer）

根据 2014 年美国医疗信息和管理系统学会（HIMSS[19]）旗下的服务和咨询

机构（HIMSS Analytics[20]）的研究报告[21]，1/3 的临床医生认为，使用智能手机和平板电脑能够消除工作流程中的冗余，提高医护服务的整体效率。移动技术对医护服务质量的提高和协同工作有积极作用，极大程度地促进了医护人员之间以及医患之间的沟通。

（2）4G 无线高速网络、家庭光纤接入快速发展

以 4G LTE 为代表的移动宽带技术的快速发展对全球经济具有巨大的推动力。据相关研究[3]，移动宽带普及率每增加 10%，就对应着 4%的全要素生产力（Total Factor Productivity）的提高。而对于移动健康医疗行业而言，高速宽带通信技术的长足发展，其影响更为直接和深远。

据工业和信息化部统计[22]，截至 2015 年 7 月底，中国 4G 用户累计已超过 2.5 亿（全球 LTE 用户超过 7.9 亿，全球 TD-LTE 用户超过 2.78 亿），光纤接入 (FTTH/O) 用户总数达 9400.6 万户，占宽带用户总数的比重达到 45.2%。而根据市场研究公司 ABI Research 2013 年 7 月的研究预测[23]，全球移动网络快速发展，LTE 的增长尤为显著，到 2018 年 LTE 的连接数将达到 13 亿。LTE 网络将覆盖全球人口的 57%，全球将进入无线互联时代。无处不在的移动宽带网络的普及以及日益增多的家庭宽带光纤接入打破了医疗资源在物理空间分布不均的限制，使得海量健康医疗数据的实时安全传输、各系统之间的互联互通以及医疗资源的高度共享成为可能，激发新的医疗服务形态，为健康医疗行业带来了广阔的创新空间。

（3）低功耗可穿戴及便携式设备兴起

传感器芯片、MEMS 和纳米技术研究的深入和产品化进程加快以及医疗器械领域的持续创新，带来了可连接、小型化、低功耗的可穿戴及便携式设备的新潮流，使得随时随地采集多种多样的健康医疗数据成为可能。这些大量的、连续的、包含上下文情境的健康医疗数据，为各项健康和医疗决策提供依据，促进健康生活方式的养成和疾病监护、诊治状况的改善。

根据市场研究公司 ABI Research[24] 预测，2020 年全球健康医疗可穿戴设备的出货量将达到 1 亿台，未来 5 年的发展前景十分可观。量化自我的产品系列已经扩展至全身，从头到脚，涵盖眼镜、手表、服装、首饰、电子皮肤、纳米

可植入传感器、微型超声和生化监测设备等，能够实时采集用户的生理和心理特征变化，从运动、血压、血糖、血氧、心电监测到睡眠、用药依从性监测，从健康促进到专业诊断、干预和医疗。可穿戴及便携式设备产品如雨后春笋，可谓形态各异，功用丰富，而且这类产品正在不断地推陈出新，追求微型化、超低功耗、精准化，外观设计更注重人性化、佩戴无感知。

（4）医疗器械领域不断创新

以往的医疗器械行业按照传统的生产、销售、客户服务模式运作，产品更新换代慢，缺乏快速迭代的互联网思维和经验，随着行业内外部的竞争压力加剧以及内部转型发展战略的需要，医疗器械行业也在不断探索和创新，勇敢面对市场和用户需求多样化的挑战，从昂贵而复杂的大型高端设备到采用新的替代技术的小型化和便携式医疗级设备，从独立式单机操作模式到移动互联可远程操作的模式，采用先进的医学数字信号、图像处理及3D可视化技术。这些在功能上、设计上或技术上全新的小型化医疗器械正在不断刷新人们对于医疗器械的认识。以下将选取几个典型案例进行介绍。

通用电气公司（GE）发明的Vscan[25]超声诊断仪，如图1-6所示，将庞大仪器浓缩于方寸之间，是一种袖珍式可视化工具，拥有智能超声技术，采用高品质黑白图像技术和彩色编码血流成像技术，辅助医生突破传统临床检查的局限，随时随地亲临病患身边，快速掌握患者体内可视信息，加深对病情的了解。

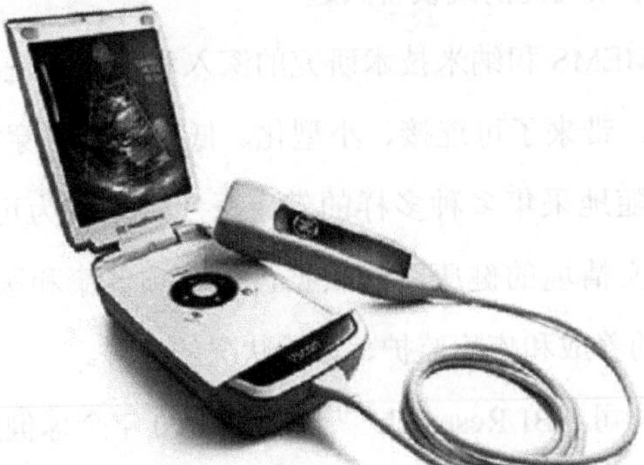

图1-6　通用电气公司的超声诊断仪Vscan

斯坦福大学医学院拜尔斯眼科研究所研发了一款智能手机配件[26]，能够实现快捷、低成本、高质量的眼科诊断，在紧急场景下，不需要过多专业知识即可使用智能手机和该配件拍摄眼前节图像（包括眼睑和睫毛的外观、角膜的透明度、结膜和虹膜状况、瞳孔形状、是否存在前房积血和积脓等信息），并将高质量图像传输给医院的眼科医生进行诊断。拍摄眼前节图像的手机配件如图 1-7 所示。

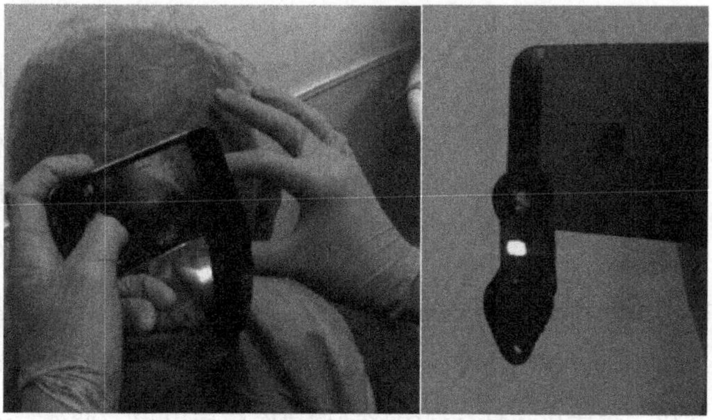

图 1-7　拍摄眼前节图像的手机配件

美国 Eko Devices 公司推出了如图 1-8 所示的 Eko Core 数字听诊器[27]，可将采集的各种声音信号分 7 级最多放大 40 倍并通过蓝牙传输至智能手机 APP。在 Eko Core 的帮助下，内科医生可以在智能手机上实时审听、回放、辨识患者的心音、肺音、身体产生的声音等。医生和医院之间可以方便地记录和共享这些可视化的声音数据。另外，这使得医生在检测心跳杂音、心脏瓣膜问题和动脉硬化的过程中省去了不少臆测的工作，一切以确切的数据作为参考。

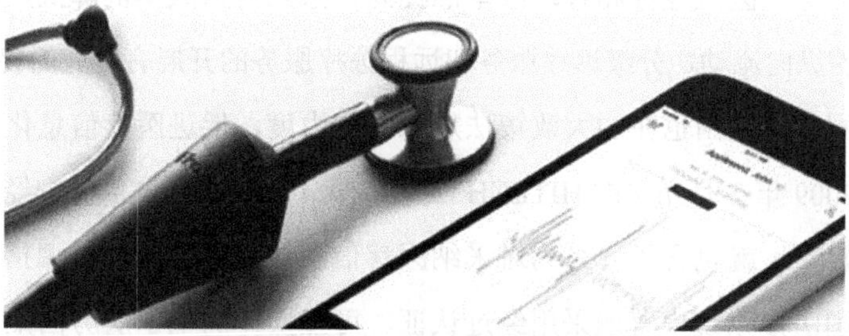

图 1-8　Eko Core 智能数字听诊器

（5）移动互联网的服务模式深入垂直行业

新技术的出现和运用往往伴随着新的服务模式，移动互联网技术不是初看上去移动通信与互联网技术的简单组合，而是二者有机结合衍生出的更强大的技术产业。移动互联网具有用户身份可识别、用户位置可识别、随时随地可交互、多元数据可采集、用户可高度参与等一系列技术特征，这些特征使得移动互联网在与特定行业融合时带来了新的解决方案、服务模式和发展机遇。移动互联网的应用生态体系——全球应用程序商店保持高速发展，规模持续扩张，并已从消费领域逐渐深入到各个垂直行业，根据咨询机构IMS健康医疗信息学研究所的研究报告[28]，截至2015年6月，美国两大移动APP市场苹果的APP Store和谷歌的Google Play已有超过16.5万个开放下载的移动健康医疗APP。依据患者健康医疗的不同需求，这些APP可划分为健康促进、慢性疾病管理、院内就医服务、在线问诊、疾病治疗、院外康复等应用；按复杂程度又可划分为单一用途、社交化、集成化和复合型的移动健康医疗应用[29]；此外，还有帮助专业医护人员提高工作效率和专业能力的各种工具和知识库查询应用等，后续第5章将有详细讨论。

（6）区域及医院信息化程度提高

在当前的技术进步和经济发展背景下，实施医疗行业信息化是一种必然趋势，我国政府在这方面已进行了全面的规划，要求尽快建成互联互通的国家、省、市、县4级人口健康信息平台，实现各级医疗服务、医疗保障与公共卫生服务之间的信息共享与业务协同。相应地，区域及医院内部信息化系统的布局和建设也在如火如荼地展开，信息化程度不断提高，这无疑对医疗质量的提升、医疗安全的保障、医院业务和管理效率的提高、医院运营成本的降低，以及优质医疗资源的纵向流动、分级诊疗服务和远程医疗服务的开展有巨大的促进作用。

与此同时，美国也在加大政策法规推出的力度，促进医疗信息化技术的广泛采用，2009年2月立法的HITECH法案，即《医疗信息技术促进经济与临床健康法案》[30]，就包含了一系列对采纳医疗信息技术的奖励和协调措施。该法案将在美国医疗系统中普遍采用经过认证、可互操作的电子病历档案(EHR)并开展“有意义的使用（Meaningful Use）”作为重要的国家目标，同时拨款近270

亿美元对使用 EHR 的医疗服务提供方给予财政补贴。所谓“Meaningful Use”包含许多可量化的具体要求[31]，其目的是对医疗服务提供方进行明确的评价，希望因此各方面的医护服务质量比以前有显著的改善。“Meaningful Use”就像一根指挥棒，指引美国的医院和医生加快电子病历档案的采用。

作为国际非盈利性公益组织，HIMSS 致力于通过对信息技术和管理系统的最佳使用，规范和促进医疗信息化和医院内系统的互联互通。其旗下的服务和咨询机构 HIMSS Analytics 专门设计并构建了国际上公认的医院信息化水准的评级模型，HIMSS EMRAM Stage（0 ～ 7），Stage-7 代表国际上医院信息化的最高水准。截至 2015 年 11 月，我国有 3 家医院达到了 Stage-7 水准，包括北京大学人民医院、中国医科大学附属盛京医院和泰达国际心血管病医院，其中北京大学人民医院在 2014 年更是作为国内首家通过 HIMSS Stage-7 评审的医院被哈佛大学纳入 MBA 教学案例。HIMSS Analytics 统计显示[20]，截至 2014 年第二季度，仅有 3.7% 的美国医院获得 Stage-7 级的认证。

（7）大数据存储、处理和挖掘技术广泛应用

从前沿科学研究到通信网络、互联网，再到金融、交通、文娱、医疗、保险，全球各个行业和不同的领域都在讲述一个类似的故事，那就是指数式增长的数据量。预计全球数据量到 2020 年将达到 35ZB（1ZB =10^{12} GB），而健康医疗相关数据也将爆炸式增长，2020 年将增至 25000PB (1PB = 1024^2 GB)[32]。大数据的快速增长带来了巨大的潜在价值，但同时对基础网络、信息系统和计算能力提出了如何存储、处理和挖掘这些海量数据的艰巨任务。幸运的是，在过去几年，基于开源分布式处理的 Hadoop 云计算系统架构和存储能力、各种流式和基于内存的计算架构，以及基于深度学习的智能分析算法方面的长足进展已经在逐步化解这些难题[33][34]。

贯穿健康医护全路径服务的健康医疗大数据来源广泛、种类繁多、模式各异、数据格式呈现多样化，并且采集方式和手段还在不断增加，例如，随着基因组测序成本下降[1]涌现的海量人类基因组数据（如图 1-9 所示）。大数据赋予健康医疗的意义，不仅在于降低医疗成本，提高医护质量，支持临床决策，缩短生物制药研发周期，预测疾病风险，更是开启了从出生到死亡的全生命周

期个性化医疗健康管理时代，本书第 7 章对此有详细讨论。下面先用一个案例说明[35]。

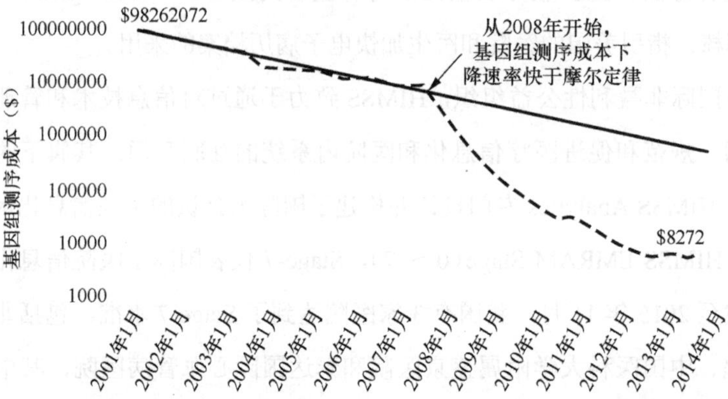

图 1-9　2001-2014 基因组测序成本快速下降（来源：美国国家人类基因研究所）

在加拿大多伦多的一家儿童医院，针对早产婴儿的重症监护，生命监护仪每秒钟会产生超过 1260 个体征数据，包括心电、血压、温度、脉率和血氧等。通过对多年累积的进行早产儿监护的大量多模态体征数据，建立系统性分析和预测模型，该医院在早产儿出现明显感染症状的 24 小时之前就能够监测到其身体变化发出的感染信号并针对性地采取干预措施，避免早产婴儿夭折。大量数据分析表明，早产儿生命体征的稳定不但不是病情好转的标志，反而是暴风雨前的宁静，在这个问题上，借助大数据分析的结果与医生的经验和传统训练正好相反！

1.3　移动健康和智慧医疗迎来发展机遇

随着国家医疗体制改革步伐的加快及各种鼓励性政策的推出，民众对健康和疾病预防观念的了解和深化，互联网 + 融合技术与商业模式的快速渗透，资本市场的推波助澜，移动健康和智慧医疗这种新型服务模式正迎来空前的发展机遇。

（1）国家深化医疗改革，利好政策密集出台

近几年来，为解决民众一直以来存在的获取合理健康医疗服务的诸多痛点，并规范健康医疗事业更有序地发展，国家不断加大医疗体制改革的力度，并通过发布一系列纲领性和鼓励性的政策和措施加以支持。

中国政府于2009年启动了深化医疗体制改革[36]的措施，并在“十二五”规划（2011-2015）中[37]，进一步设定了医疗体制改革的目标，包括加快健全覆盖城乡全体居民的基本医疗保障制度，参保人数达到13亿人；基层医疗卫生机构培养全科医生在15万名以上；到2015年，城乡居民健康档案规范化电子建档率达到75%以上等。

2015年3月6日，国务院正式印发《全国医疗卫生服务体系规划纲要（2015—2020年）》[38]，在规划中战略性地提出“健康中国云服务计划”，要求积极应用移动互联网、物联网、云计算、可穿戴设备等新技术，推动惠及全民的健康信息服务和智慧医疗服务。加强人口健康信息化建设，到2020年，实现全员人口信息、电子健康档案和电子病历三大数据库基本覆盖全国人口以及信息动态更新。

2015年7月4日，国务院发布了积极推进“互联网+”行动的指导意见[39]，意见中明确提出要推广在线医疗卫生服务新模式，发展基于互联网的医疗卫生服务，提供在线预约诊疗、诊疗报告查询、药品配送等便捷服务，积极探索互联网延伸医嘱、电子处方等网络医疗健康服务应用，发展疾病预防等健康服务模式，并促进智慧健康养老产业发展。

此外，自2014年下半年以来，国家有关部门在远程医疗、医师多点执业、推进医药分离等方面密集推出相关指导意见。一是明确了远程医疗服务范围，包括一方医疗机构邀请其他医疗机构，运用信息化技术为本医疗机构诊疗患者提供技术支持，也包括医疗机构运用信息化技术，向医疗机构外的患者直接提供的诊疗服务[40]。二是提出推进医师合理流动，鼓励医师到基层、边远地区、医疗资源稀缺地区和其他有需求的医疗机构多点执业，建立健全医师多点执业政策环境[41]。三是在药品流通方面，提出逐步形成医师负责门诊诊断，患者凭处方到医疗机构或零售药店自主购药的新模式[42]。

这些重要的政策举措代表了国家深化医疗改革的决心和紧迫感，也为移动健康和智慧医疗新型服务模式的有序引入和规范发展提供了政策上的支持和保障，补充和外延以医院诊疗为主的传统医护模式。事实上，美国近年来在保障移动健康医疗发展方面也有一系列规范化动作，例如，2015 年 1 月 16 日，美国食品药品监督管理局（FDA）的两份指导草案规定，对医疗设备配件的监管应该依据其与母设备一起使用时所存在的风险，并且明确不再监管仅用于一般健康用途的产品[43]。2015 年 2 月 9 日，FDA 的医疗器械数据系统（Medical Device Data System，MDDS）最终指导意见[44]提出，FDA 将不再监管用于存储、显示或收集医疗数据的计算机系统，因为这些系统给患者带来的风险较低。MDDS 被定义为传输、存储、显示医疗设备数据或转换医疗设备数据格式的软件或硬件产品。这一举措将减轻 MDDS 开发工作必须遵从监管要求的负担，从而促进不同厂商设备间的互操作性。

（2）国民健康观念转变，需求提升

随着人们生活水平的提高和移动互联网应用的普及，消费者已学会主动关注自己的健康状况，希望积极参与并有条件地掌控对自己疾病的治疗方式和医护过程管理，成为更“聪明”的病人。毕竟一个病人对自身身体的了解是最直接的且是毕生的，比任何他人包括专业医护人员都更加充分和持续。类似美国“PatientsLikeMe”[45]的网站（如图 1-10 所示）为患者提供了在线分享病例的社交平台，通过分享、研究和病例数据分析，该网站可以为世界各地的患者提供相似病例搜索和相应治疗方案的服务。这种开放、透明、集聚医疗护理知识资源的社交平台能以最有效的方法帮助患者方便获取疾病的知识、主动实施健康管理。而我国患者对待疾病和健康的观念也在发生巨大改变，由过去被动、单一的保守治疗型，向健康促进、疾病预防和积极康复的主动参与型方向转变，在管理自己健康的过程中，也主动借助像“百度知道”之类的互联网工具，了解自己身体出现的某些症状与特定疾病的关联性，以及可能的干预和治疗方案。随着大众收入水平的不断提高，这种多层次、多样化的主动医疗、保健医疗需求很可能变成经济学上的有效需求。

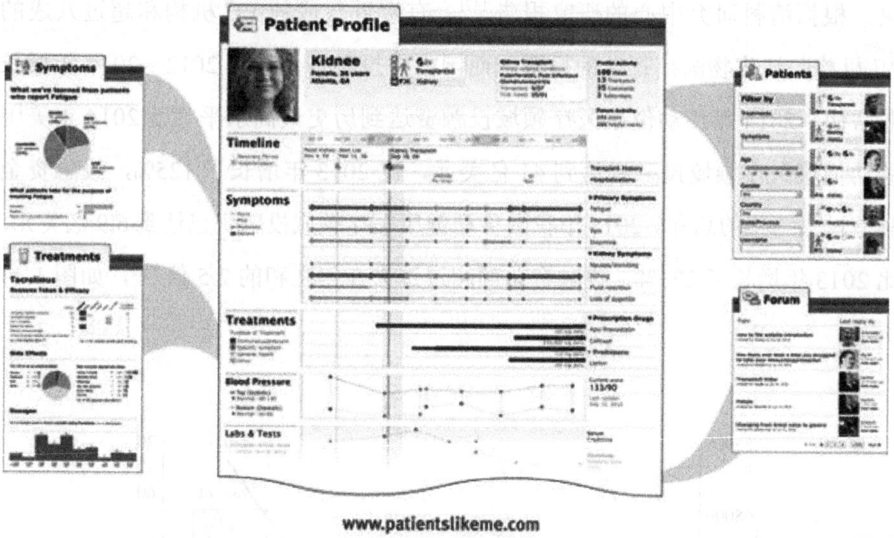

图 1-10 美国互联网医疗门户网站 PatientsLikeMe

英国《经济学人》智库在 2014 年对全球 144 位从事与移动健康医疗相关工作的行业领袖，包括公立和私营医疗服务机构、制药公司、生物技术和医疗器械公司，进行了调研，之后撰写了分析报告《权力给病人：移动技术正在改变健康医疗服务》[46]。主要结果包括：64% 的受访者认为，移动健康医疗通过使患者在更大程度上接触到医疗相关信息，可能会极大地改善医护效果；79% 的受访者同意，移动技术能有效地提供健康医疗的教育和信息；50% 的人预测，5 年之后，移动健康医疗将会使患者更加积极主动地参与对自己的医护工作；不过，近乎一半（49%）的人认为，消费者对于侵犯隐私的谨慎可能是这一服务方式被采用的障碍，而刚刚超过一半的人（51%）说，数据泄露的风险是他们最大的关注。此外，报告指出，移动健康医疗将从本质上改变患者与医生，即患者与提供服务的医院及化验、医学影像中心之间的关系，当患者能获得更多的数据和信息时，他们就能够在更大程度上对自己的健康负责，寻找其他帮助，获取其他专家的第二意见，而不必去见自己原来的医生。

（3）市场投资热度高涨

近年来，我国的一个明显的发展趋势是，生物技术和健康医疗行业成为 VC、PE（创业投资及私募股权投资）机构以及互联网巨头追逐的重要热点板块。根据清科研究中心的研究报告[47]，有接近八成的VC机构和超过八成的PE机构关注生物医疗行业的投资。而国内外投融资金额在2012—2014年增长非常快，2014年移动健康医疗领域投融资达到历史最高水平[48]。2014年美国移动健康医疗领域投融资达到41亿美元，比2013年增长了125%，投融资金额是过去三年的总和。2014年我国移动健康医疗领域投融资已达到6.9亿美元，比2013年增长了226%，投融资总额超过过去3年之和的2.5倍[49]，如图1-11所示。

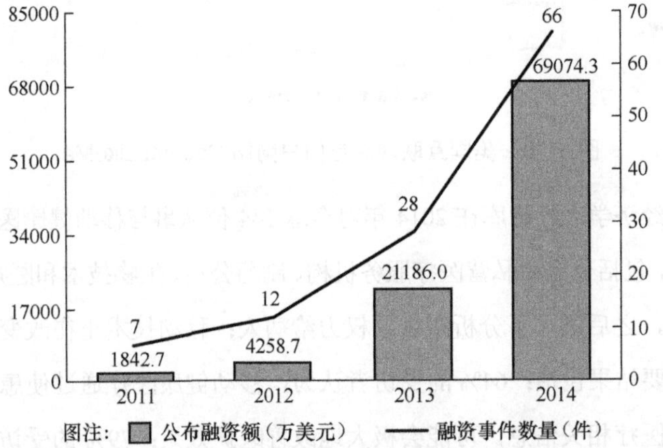

图1-11　2011—2014年我国移动健康医疗领域投融资规模（来源：易观智库）

另据资料显示[50]，截至2015年年底，我国移动健康医疗领域共发生投融资221起，比2014年增长45.4个百分点。2015上半年的风险投资总额已达到7.8亿美元，超过了2014年的全年。特别地，2015年11月底微医集团完成高达3亿美元的E轮融资，使得移动健康医疗领域所获资源和关注又上了一个台阶。此外，大型房地产投资商争相加入，打造"养老地产"新概念，在新建小区内设立健康小屋或打造"智慧"家居配套各种必要的健康和行为监护设备，聚集资源，提供医疗护理服务。

（4）用户和市场发展潜力巨大

就目前来说，虽然大多数公用事业和服务行业已逐步接受了用户至上、客户为先的意识，但健康医疗行业还远远落在后面。然而，跨界融合的互联网+下健康医疗的新型服务和商业模式正在从根本上改变患者与医院、患者与医生、医生与医院等多方面的关系，重构健康医疗生态系统，用户和市场发展潜力巨大。

根据 HIMSS 在 2014 年 2 月发布的一份调查报告[51]，50% ～ 60% 的内科医生和医疗保险机构高管认为，在不久的将来，移动健康医疗技术的普及是必然趋势。而病人也认为，移动健康医疗将提供极大的便利，有利于节省成本，同时还能提供高质量的服务。德勤英国预测[1]，到 2020 年，健康医护服务将不再只发生在诊所或者医院等专业机构，家庭将会成为大部分健康医护服务的主要场所。

全球通信运营商联盟 GSMA 委托普华永道所做的研究报告预测[52]，2014—2017 年全球移动健康医疗市场营收的年复合增长率将达 50%，至 2017 年全球营收将达 230 亿美元，如图 1-12 所示，中国将成为仅次于美国的第二大市场。

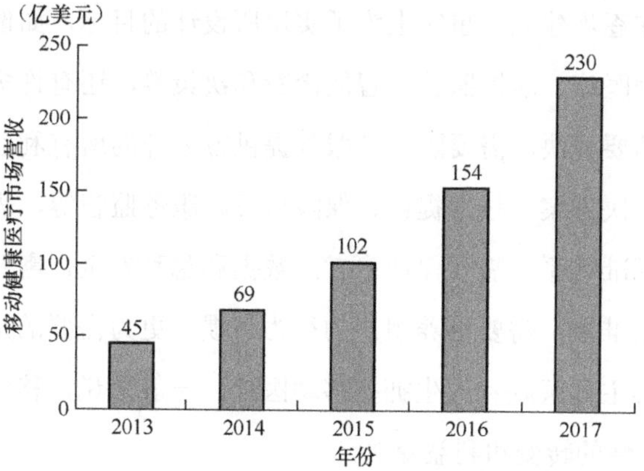

图 1-12　2013—2017 年全球移动健康医疗市场营收预测（来源：PwC）

咨询机构易观智库的市场研究报告显示[48]，2014 年中国移动健康医疗市场规模达到 30.1 亿元，同比 2013 年增长 52%，预计 2017 年，市场规模将突破 200 亿元，如图 1-13 所示。有理由相信这种发展趋势将持续下去，移动健康医疗模式将成为我国民众获取有效的健康医疗服务、化解资源供求矛盾的重要工具之一。

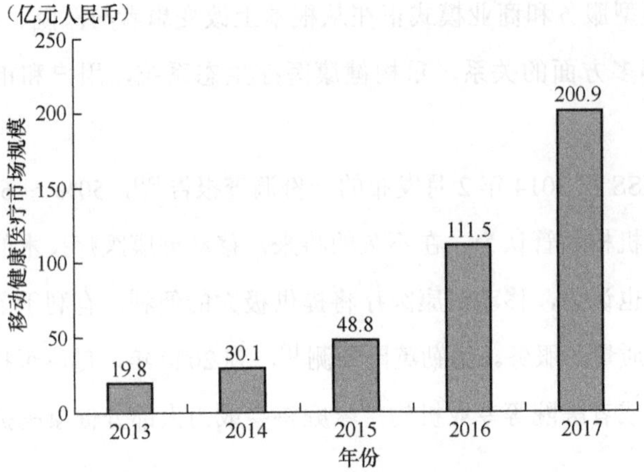

图 1-13　2015—2017 年我国移动健康医疗市场规模预测（来源：易观智库）

（5）服务形态多元创新

互联网 + 下的移动健康医疗新时代在经过几年的躁动后开始正式起步，围绕为用户和患者提供个性化随时随地健康医疗服务为中心，一个跨界融合的产业生态系统也在逐步建立。事实上为了实现所设计的目标，如健康医疗信息的互联互通、远程医疗、虚拟照护、智能诊断和决策等，还有许多问题（包括关键技术问题）需要解决，需要除医护服务提供方之外的所有利益相关者的对话和合作，包括解决方案、技术提供、保险付费、服务监管等，需要建立医疗数据共享交换的标准体系，需要保证患者的数据和隐私安全，需要实现可穿戴设备的低功耗和精准性，需要培养用户的行为习惯，更为需要的是扫清障碍，让医疗服务的核心主体医院和医生拥抱移动医疗。一般来说，移动健康医疗将促进三个方面根本性的转变和利益变现。

一是对专业健康医疗机构（各级各类医院，体检中心等），加强其信息化水平和覆盖，建立院内统一、院间互通的医疗信息共享机制，以提高医生服务质量和效率，提倡最佳临床实践，合理配置医疗资源，从医护效果而不是数量上进行考核，方便患者就医，减少运行成本。

二是从传统的以医院内诊断和治疗为主的就医模式转化为同时关注院前的健康促进、慢性疾病预防、干预（降低住院的可能性）和院后 / 手术后的恢复及康复监护（避免或减缓再住院），满足民众能够随时、随地获得个性化健康医护服务的需求。三是使从孕育生命开始的胎儿监护到居家独立养老的悉心呵护这一全生命周期的健康医护过程成为可能。

本章我们从三个方面对移动健康和智慧医疗这一新兴健康医护服务形态的背景、驱动和带来的机遇进行了讨论。首先，介绍了我国在新的历史发展时期，健康医疗服务行业所面临诸多困境，如人口老龄化现象的加剧，慢性疾病人数激增，患病年龄下降，医护费用增加，资源供不应求、供不对求等，指出传统的健康医护体系已经无法满足快速增长、多样化的国民健康医护需求；接着，从七个维度分析了驱动端到端的健康医护服务实现的相关最新技术成就和创新服务模式，指出这些方法和手段可能是解决或减轻上述困境的良药之一，而临床医学的成果与多个现代技术领域的跨界融合必将触发传统健康医疗行业的变革；最后，从政策、需求、资本投入、市场发展和服务方法等驱动角度，讨论了移动健康医疗正迎来极好的发展机遇。

参考文献

[1] Deloitte UK. Healthcare and Life Sciences Predictions 2020: A Bold Future? [R], 2014

[2] 新华网. 日本八旬人口破千万 65 岁人口发达国家中居首 [EB/OL]. http://news.xinhuanet.com/world/2015-09/22/c_128252436.htm, 2015-09

[3] China Academy of Telecommunication Research of MIIT & Center for Technology Innovation at BROOKINGS. mHealth in China and the United States: How Mobile Technology is Transforming Healthcare in the World's Two Largest Economies[R], 2014

[4] DESA of United Nations. World Population Prospects: The 2012 Revision — Highlights and Advance Tables[R], 2013

[5] 国务院新闻办 . 中国的医疗卫生事业 [EB/OL]. http://politics.people.com.cn/n/2014/0107/c373407-24049788.html, 2014-01-07

[6] American Heart Association. International Cardiovascular Diseases Statistics [EB/OL]. http://www.sld.cu/galerias/pdf/servicios/hta/international_cardiovascular_disease_statistics.pdf, 2014

[7] REINHARDT U [EB/OL]. https://en.wikipedia.org/wiki/Uwe_Reinhardt

[8] 全球五大主流医保模式 [J]. 世界博览, 2012(8)

[9] PERRY S. GM bankruptcy won't solve US carmakers biggest disadvantage health care costs [N]. Minnpost, 2009-06-01

[10] ROGERS S. Healthcare spending around the world, country by country. The Guardian Online (Source: WHO) [EB/OL]. http://www.theguardian.com/news/datablog/2012/jun/30/healthcare-spending-world-country, 2012-06-30

[11] ARRA [EB/OL]. http://www.nsf.gov/pubs/policydocs/arra/arratc_509.pdf, 2009-05

[12] PPACA [EB/OL]. https://www.cms.gov/Regulations-and-Guidance/Legislation/LegislativeUpdate/Downloads/PPACA.pdf, 2010-12-10

[13] TRIGGLE N. NHS deficits hit 'massive' £930m [EB/OL]. http://www.bbc.com/news/health-34353408, 2015-10-09

[14] 新华网. 67 岁的英国国家医疗服务体系面临重重困难 路在何方？ [EB/OL]. http://news.xinhuanet.com/2015-07/16/c_1115939848.htm, 2015-07-16

[15] 人民网. 人口老龄化使得日本医疗费再创新高 [EB/OL]. http://japan.people.com.cn/n/2014/0826/c35467-25543547.html, 2014-08-26

[16] 卫生部统计信息中心 . 中国卫生统计年鉴 [M]. 北京：中国协和医科大学出版社, 2015

[17] MEEKER M. The 2015 Internet trends [EB/OL]. http://techcrunch.com/2015/05/27/the-mary-meeker-internet-trends-2015-report/, 2015-05-27

[18] eMarketer. Majority of China's Mobile Phone Users Will Use Smartphones Next Year[EB/OL]. http://www.emarketer.com/Article/Majority-of-Chinas-Mobile-Phone-Users-Will-Use-Smartphones-Next-Year/1011749?ecid=1001, 2014-12-12

[19] HIMSS [EB/OL]. http://himss.org/, 2016

[20] HIMSS Analytics [EB/OL]. http://himssanalytics.org/, 2016

[21] HIMSS Analytics. 2014 Mobile Devices Study [EB/OL]. http://www.himssanalytics.org/research/essentials-brief-mobile-devices-study, 2014-12

[22] 工业和信息化部. 2015 年 7 月份通信业经济运行情况报告 [R], 2015

[23] ABI Research. 2018 年底 LTE-TDD 将达到 49% 人口覆盖率 [EB/OL]. http://www.c114.net/news/116/a779375.html, 2013-07-11

[24] ABI Research. The Remote Patient Management Revolution: Wearable Devices and Open Management Platform [R], 2014

[25] GE Vscan [EB/OL]. http://vscanultrasound.gehealthcare.com/, 2011

[26] MYUNG D, JAIS A, HE L M, et al. Simple, Low-Cost Smartphone Adapter for Rapid, High Quality Ocular Anterior Segment Imaging: A Photo Diary [J]. Journal of Mobile Technology in Medicine, 2014, 3(1)

[27] Eko Core [EB/OL]. https://ekodevices.com/, 2015

[28] IMS Institute for Healthcare Informatics.Patient Adoption of mHealth [R], 2015-09

[29] Deloitte Center for Health Solutions. The four dimensions of effective mHealth: People, places, payment, and purpose [R], 2014

[30] The HITECH Act [EB/OL]. https://en.m.wikipedia.org/wiki/Health_Information_Technology_for_Economic_and_Clinical_Health_Act, 2009-02

[31] CDC. Meaningful Use—An introduction[EB/OL]. http://www.cdc.gov/ehrmeaningfuluse/introduction.html, 2012

[32] FELDMAN B, et al. Big data in Healthcare—hype and hope [EB/OL]. http://www.west-info.eu/files/big-data-in-healthcare.pdf, 2012-10

[33] WHITE T. Hadoop: The Definitive Guide—Storage and Analysis, 4th Edition [M]. O' Reilly Media, 2015-02

[34] BUDUMA N. Fundamentals of Deep learning—Designing Next-Generation machine Learning Algorithms [M]. O' Reilly Media, 2015

[35] MAYER-SCHONBERG V, CUKIER K. Big Data: A Revolution That Will Transform How We Live, Work, and Think [M]. Hodder Export, 2012

[36] 中共中央国务院关于深化医药卫生体制改革的意见 [EB/OL]. http://www.gov.cn/test/2009-04/08/content_1280069.html, 2009-04

[37] 国务院"十二五"医改规划 [EB/OL]. http://politics.people.com.cn/GB/17473003.html, 2012-03

[38] 全国医疗卫生服务体系规划纲要（2015—2020 年）[EB/OL]. http://www.gov.cn/zhengce/content/2015-03/30/content_9560.htm, 2015-03

[39] 国务院. 关于推进"互联网 +"行动的指导意见 [EB/OL]. http://news.xinhuanet.com/info/2015-07/04/c_134381656_2.htm, 2015-07

[40] 国家卫生计生委. 关于推进医疗机构远程医疗服务的意见 [EB/OL]. http://www.moh.gov.cn/yzygj/s3593g/201408/f7cbfe331e78410fb43d9b4c61c4e4bd.shtml, 2014-08

[41] 国家卫生计生委,国家发展改革委,人力资源社会保障部,国家中医药管理局,中国保监会. 关于推进和规范医师多点执业的若干意见 [EB/OL]. http://www.nhfpc.gov.cn/yzygj/s7655/201501/8663861edc7d40db91810ebf0ab996df.shtml, 2015-01

[42] 商务部等 6 部门关于落实 2014 年度医改重点任务提升药品流通服务水平和效率工作的通知 [EB/OL]. http://file.mofcom.gov.cn/article/gkml/201409/20140900723700.shtml, 2014-09

[43] FDA. Medical Device Accessories: Defining Accessories and Classification Pathway for New Accessory Types [EB/OL]. http://www.fda.gov/downloads/MedicalDevices/DeviceRegulationandGuidance/GuidanceDocuments/UCM429672.pdf, 2015-01-20

[44] FDA's Center for Devices and Radiological Health.Smart Ways to Manage Health Need Smart Regulation [EB/OL]. http://blogs.fda.gov/fdavoice/index.php/tag/guidance-on-medical-device-data-systems-mdds/, 2015

[45] PatientsLikeMe [EB/OL]. https://www.patientslikeme.com/, 2016

[46] John Carey. Power to the patient: How mobile technology is transforming healthcare [R], 2015

[47] 清科研究中心. 2014 年中国 VC/PE 投资策略研究报告 [R], 2015

[48] 易观智库. 2015 年中国移动医疗市场专题研究报告 [EB/OL]. http://news.bioon.com/article/6666332.html, 2015-03

[49] 互联网医疗中国会. reMED：2015 中国互联网医疗发展报告 [R], 2015

[50] 艾媒咨询. 2015-2016 中国移动医疗健康市场研究报告 [EB/OL]. http://www.iimedia.cn/40530.html, 2016-01

[51] HIMSS Analytics. 3rd Annual HIMSS Analytics Mobile Survey Full Results [EB/OL]. http://www.himss.org/mobile-health-survey, 2014-02

[52] 普华永道. Touching Lives through Mobile Health: Assessment of the Global Market Opportunity [R], 2012

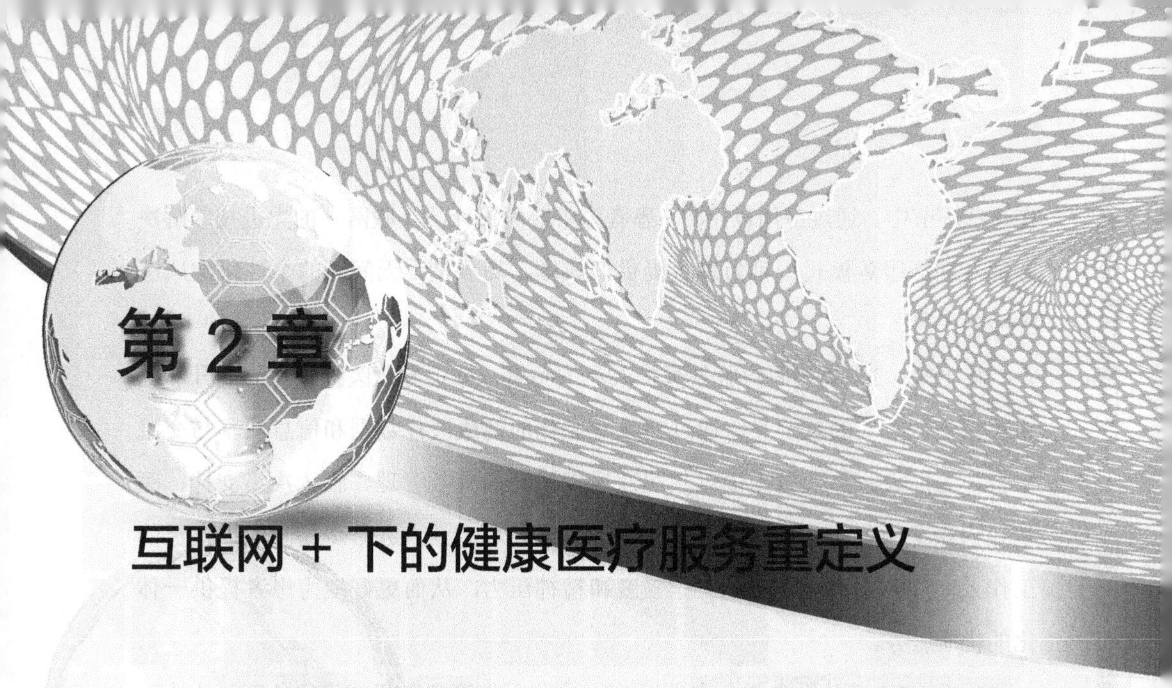

第 2 章

互联网 + 下的健康医疗服务重定义

在第 1 章中，我们讨论了在社会、经济、政治、技术等多重因素的驱动下，移动健康和智慧医疗迎来巨大的发展机遇。互联网、通信、物联网、大数据、云计算等新一代信息技术与传统健康医疗产业的跨界融合，即互联网 + 下的健康医疗服务，使传统健康医疗产业面临的诸多问题和挑战在一定程度上得以解决或减轻，激发了多元化的健康医疗服务形态，实现了对健康医疗服务在不同层面的重定义。本章将从三个视角对“重定义”的内涵和实际意义进行深入剖析。

首先，2.1 节从面向服务受众（用户及患者）的角度，讨论健康医护模式的重定义。互联网 + 下的健康医疗服务模式强调关注患者医护路径 (Patient Healthcare Pathway) 的每一个环节，从传统的仅聚焦医院内疾病诊疗的就医模式，即“院中医护” (Hospital Care)，转变为将多个健康医护环节有机地连成一片，包括来院就诊前的健康促进和知识传播、疾病预防、慢性疾病管理、急救前移，院中诊疗（尤其是引入专科性强，可以联网的小型化检测和化验设备，提供新的病症观察、分析方式和诊疗手段），以及出院 / 手术后的康复过程，及时干预以防止再住院等，这即是“初级医护 + 院中医护”（Primary Care + Hospital Care）[1]。

在这些环节中，通过应用以用户/患者为中心而设计的互联网+的先进技术解决方案及创新服务模式，可为患者提供低成本、高质量、无间断的个性化健康医护服务。

接下来，2.2节从面向服务医护人员的角度，分析专业医护能力的提升和临床决策支持方式的重定义。通过建设专业化的健康医疗数据和信息共享与交流平台，为广大医护人员提供对住院及远程患者的有效管理、临床决策支持、医学知识和案例获取、资源共享、专业能力培训等工具，进一步提高医护人员的工作效率和专业水平，减轻工作强度和精神压力，从而更好地为患者提供一体化的优质服务。

最后，2.3节从面向服务专业医疗机构和卫生管理监督部门的角度，阐述医护服务提供形式和有效管理的重定义。通过建设互联互通的院内医疗信息系统（HIS）及远程医疗和信息咨询平台，助力医疗机构为患者提供院内就医流程各环节的线上线下对接（O2O）服务，实现服务人群覆盖范围的扩大和服务路径向院外延伸，提高服务质量和效率；同时，患者接受医疗过程（门诊、处方、化验、影像、住院、手术等）所有环节的数据进入HIS、电子病历（EMR）等系统，专业医疗机构（如医院）日常运营的各种数据（药品入出、人员排班等）也都得以保存。对如此积累的海量数据在大数据平台上进行交叉分析和挖掘，可以获得不曾有的洞察，帮助专业医疗机构和卫生管理监督部门及早发现问题，并对医生个人、科室以及医院进行绩效考核和比较评估，辅助管理决策。另一方面，在公共卫生方面，应用移动医疗工具和大数据分析技术，帮助卫生管理监督部门更好地实现对群体疾病的监控和预测，合理配置医疗资源，提高管理效能。

2.1 健康医护模式的重定义——关注患者医护路径的每个环节

中国经济在过去几十年的高速发展加速了工业化和城市化进程，城市范围扩大、人口激增，人们的生活水平在不同程度上普遍得到改善，而生活方式和工作性质也在经历大的变迁。在大众健康医疗领域，人们现在关注的重点是如何有效预防和控制现今普遍流行的亚健康现象以及肥胖、高血压、糖尿病、心脑血管疾病、肿瘤、呼吸系统疾病等非传染性疾病（NCD）或称为慢性疾病[2][3]。由于慢性疾病的发生与日常不健康的生活方式（如吸烟、久坐不动、酗酒、垃圾饮食等）息息相关，且一旦患病，需要患者积极关注下决心改进生活习惯，并配合医护人员长期对症状进行有效的监护、管理和干预，因此，在这一新的形势下，对健康医疗服务的提供形式和内容提出了新的要求，针对患者医护路径全流程服务的概念应运而生。

贯穿患者医护路径全流程服务，指的是从以突出医院为唯一中心的诊断治疗服务模式到同时注重和加强向院前及院后医护服务延伸的综合服务模式，即在健康促进、疾病预防、慢性疾病管理、急救前移和院外康复、干预等各个环节，为患者提供全面的服务，如图 2-1 所示。这从本质上大大加强初级医护的地位和作用，减轻医院本身面临的医疗资源紧张和医护人员短缺的双重压力。

健康促进
预防/慢性疾病管理
院前急救
诊断治疗
院外康复/干预

图 2-1　患者医护路径的各个环节

互联网＋下的健康医疗技术解决方案和创新服务模式，极大丰富、提高和拓展了给患者提供初级医护服务的能力和手段，通过在患者医护路径各个环节的有效应用，能够让患者及时了解和重视自己的健康状况，帮助患者以更便捷的方式、更低的成本，获得更高质量的健康医护服务，包括提倡和传播健康的生活方式及行动指南，保持身心健康，经常进行健康状况评估，降低患病风险；在患病时能获得针对性的知识教育和帮助以及更加有效的慢性疾病管理和治疗服务；在出院之后的居家复原及康复过程中获得持续的指导、监护与干预服务，加快康复速度，并避免疾病复发及再入院。

本节将分别介绍上述患者医护路径各个环节包含的主要内容，从而说明互

联网 + 下的健康医疗如何对传统健康医护模式进行重定义。本书第二篇各章将讨论详细的解决方案、技术实现和应用案例。

2.1.1 健康促进

在健康促进环节，互联网 + 下的解决方案可包括可穿戴健康跟踪设备、移动健康 APP、社交网络、智能数据分析工具等。通过应用这些工具和手段，对健康 / 亚健康人群的运动、睡眠、饮食 / 营养、社交活跃度、手机使用习惯等体征参数、环境数据和行为表征，进行跟踪收集、处理分析并建立各种动态预测模型。这些模型可用于评估用户的生理和心理健康状况、变化趋势并与人口统计的健康指标进行比较，提供必要的提醒、信息反馈和行为激励措施，帮助人们培养良好的生活（运动、睡眠、饮食等）方式，获得针对性的健康知识和教练指导，提高自我健康促进意识和群体之间的交流，降低慢性疾病的风险，始终保持健康状态。

例如，对于超重 / 肥胖人群，其核心需求之一是减轻体重，从而降低糖尿病[4]、心脑血管疾病等慢性疾病以及癌症[5]发生的风险，提高生活质量。在过去，超重 / 肥胖人群大多通过进行日常体育锻炼、合理调节饮食成分及饮食习惯等方式，加大卡路里的消耗，减少卡路里的摄入，以期减轻体重。在这一过程中，由于缺少便捷的运动、饮食及卡路里等参数的跟踪和量化手段，人们很难通过卡路里与减重效果的对照分析，规划科学的、符合自身实际情况的运动 / 饮食方案。同时，除了寻求专业健身教练、营养师等的帮助以外，很难以较低的成本，获得个性化的减重指导和干预。此外，由于减重的过程漫长而乏味，如何长期坚持运动和合理饮食并获得不断的鼓励和帮助，成为超重 / 肥胖人群面临的主要障碍之一。

然而，在互联网 + 时代下，通过应用可穿戴设备和运行在智能手机上的移动健康 APP，加上无所不在的无线及蜂窝宽带接入网络，上述问题均能得到很好地解决。具体来说，一位需要减重的超重或肥胖用户可方便地选择佩戴任一款计步器[6]、腕带 / 运动手环[7]、运动手表[8]等可穿戴设备；该设备可加载三轴加速度计、陀螺仪、气压计、光学传感器等，对用户日常身体的活动情况进行量化，可包括行走步数、步行强度、行走距离、静止、登高、心率和卡路里消耗等；使用移动健康APP [9]，获得运动数据的直观展现，同时记录自己的日志和饮食细节 [10]，并据此获得卡路里摄入的自动量化结果。基于卡路里消耗（包括运动消耗、基础代谢 [11] 等）和摄入情况，APP提供的智能分析算法可结合用户的体重变化趋势和专业的临床知识规则，为其推荐最适宜的运动和饮食方案及个性化的指导建议。此外，通过APP中提供的社交网络功能，加盟减重俱乐部和焦点圈子，建立运动和饮食排行榜，促进肥胖人群之间的交流和信息共享，提供持续激励机制，帮助他们长期坚持生活方式的改善，最终实现减重目标。

由此可见，互联网＋下的解决方案应用在健康促进环节中，可从自我量化、个性化指导、社交激励、促进行为变化等多方面，实现对健康生活方式养成的重定义。

2.1.2 慢性疾病预防和管理

在慢性疾病预防和管理环节，互联网＋下的解决方案可包括可穿戴及便携式健康医疗设备、移动健康医疗APP、大数据智能分析、医护人员的远程监护和干预服务等。应用这些解决方案能够及早发现人们的亚健康和慢性疾病症状，跟踪患病风险因素并评估患病风险概率；而对于已经诊断为某种慢性疾病的患者，则及时提醒其定时测量与该慢性疾病相关联的各体征参数，加强用药和运动依从性，所采集的体征数据将被系统自动分析，产生随时间变化趋势及必要警示，从而实现对慢性疾病包括自我管理、家庭成员 / 私人看护管理、专业医护团队管理的一体化管理机制。

下面分别以哮喘和糖尿病患者为例进行具体说明。

对于哮喘患者，尽管很难完全根治病症，但认识和查明自身哮喘发作的诱因并尽量避免和控制发病十分关键。在以前，哮喘患者缺少有效的工具和手段实时收集每次哮喘发作时的相关数据，很难获得个性化的诱因分析和及时预警。

但在互联网 + 下的解决方案中，通过应用可穿戴设备、便携式小型传感器设备和移动医疗 APP [12]，收集患者发病期间的体征数据以及所处环境的数据，例如花粉含量、污染颗粒大小和浓度、空气湿度等，利用智能分析算法建立预测模型，分析潜在的哮喘诱因和对其影响的严重程度，预测未来哮喘可能发作的时间和地点，提供及时的预警，提醒患者携带吸入器并服药，从而避免哮喘再次发作。因此，互联网 + 下的技术通过对体征 / 环境数据的连续收集和分析，实现对哮喘发作诱因的科学研究，产生创新的哮喘预防解决方案，显著提高哮喘患者的生活质量。

对于糖尿病患者而言，其核心需求是控制血糖，降低并发症的发生风险。在以前，糖尿病患者通常通过每年几次去医院检查或电话随访，从医生处获得血糖控制的一般性指导，但在日常生活中，只能依靠自己来控制血糖，缺少对自身健康状况进行有效管理的工具，对医嘱（包括血糖监测、运动、饮食、用药等方面的要求）的依从性不高导致了血糖控制成效欠佳。但在互联网 + 下的解决方案中，通过应用可穿戴运动监测设备和血糖仪、血压计等便携式设备，以及糖尿病管理应用 APP [13]，糖尿病患者可以获得丰富的血糖管理知识，和病友进行交流、互相激励；基于设备和 APP 收集的患者血糖、血压、用药、饮食、运动、作息等信息，智能专家系统能够实时地提供个性化的提醒、行动指南，实现有效的糖尿病自我管理，促进患者按时用药、合理膳食、积极运动。进一步地，APP 可以将患者数据共享至指定的有医护知识的家庭成员和（在付费服务的合约下）专业医护机构的专职医护小组人员，以便患者在需要时获得支持和帮助，同时方便医护人员进行远程监护，了解两次随访之间患者的健康变化状况，并提供数据解读和干预服务，以更低的成本、更便捷的方式实现更有效的血糖控制。

由此可见，互联网 + 下的解决方案应用在慢性疾病预防和管理环节中，可从综合患者体征和所处环境数据的监测、依从性管理、行动指南支持、促成各种角色间的互动等方面，实现对风险因素跟踪和慢性疾病自我管理及专业医护管理的重定义。

2.1.3 院前急救

在院前急救环节，互联网+下的解决方案可包括救护车车载生命监护系统、高速4G宽带网络、急救中心和医院的监护系统、医院信息系统等。在以往的院前急救场景中，随车医护人员缺少对患者既往病史的了解，部分经验缺乏的随车医生无法根据患者的实时体征变化提供更加有效的急救干预；同时，院内急救部门不能在患者入院前了解患者当前状况，因此无法提早进行相关手术准备和医疗资源调配，可能会导致生死攸关的时间延误，急救效果和效率不佳。

在应用互联网+下的解决方案之后，从急救中心派出的救护车在接到病人的第一时刻起，就将救护车与急救中心和接诊医院无缝相连。车载生命监护系统集成血气分析仪、无创动力学监测仪、多参监护床边机（包括心电、呼吸、血压、血氧、脉搏、体温）等医疗设备，实现对急救车内患者体征信号的实时采集处理，并通过高速无线4G网络上传至急救中心平台并接入接诊医院的监护系统，让接诊医院的专家团队能够同步监测到患者体征信息；急救专家结合对患者实时体征参数、视频图像的观察以及以往就诊的电子病历，对患者的病状进行初步评估，与随车医生通过高清音/视频交流，提供实时指导和干预；而院内急救部门可以根据患者实际情况，安排专家会诊及相关科室提早进行抢救准备，以便患者到院后可及时展开抢救措施，提高急救效率和服务质量。

由此可见，互联网+下的解决方案应用在院前急救环节中，可从患者数据和信息共享、远程急救指导、院内急救准备等方面，实现急救过程的前移，为抢救生命争取宝贵的时间，帮助患者尽早脱离危险。

2.1.4 诊断治疗

在诊断治疗环节，互联网+下的解决方案可包括新型医疗级可穿戴及便携式诊断治疗设备（尤其关注专业医护人员开展临床工作时的痛点），基于医学知识库的自诊、问诊和干预类应用APP等[14]，以代价低、灵活便捷的方式，收集患者的生理、生化指标、影像数据和症状描述，实现对疾病的自动诊断或专业医护人员远程诊断，同时通过集成某些特定的技术手段，可在居家或移动状态下完成对疾病症状的及时缓解和治疗。

以往患者在面临一些身体不适和小病小痛时，常会去医院挂号就诊，耗时耗力，之后也只能获得几分钟与医生面对面的问诊时间，不仅患者体验不佳，也造成了医院稀缺优质资源的浪费；一些患者通过互联网搜索相关症状可能对应的疾病信息及治疗方法，也面临着网络信息杂乱，可靠性低，有可能给患者造成误导等问题。而借助问诊类 APP [15]，患者在手机上录入自己的基本信息和对症状的文字描述及相关照片，即可快速获得来自医护人员的反馈，在一定程度上解决了上述这些问题。远程问诊成本低、灵活性强，患者在出现一些早期症状时可以及时获得专业医生的远程指导，了解可能的疾病风险及可行的处理方案，在节省时间和金钱成本的同时，降低了误诊和耽误病情的风险。

另一方面，专科性强、使用便捷、小型化的医疗级检测和化验联网设备引人注目。这些设备以专业临床需求为驱动，解决医护人员临床诊治过程中的痛点问题，为他们提供新的病症观察视野和诊疗手段。例如，在产科领域，便携式孕妇及胎儿监护设备 [16] 能够采集分娩前孕妇的子宫收缩和胎心变化数据，并实时传输至负责的医护人员（如产科医生、助产士），医护人员在智能手机或平板电脑上即可进行远程监护、诊断并提供相应的干预。又如，在医院内部使用的小型化非侵入式分娩过程监护设备 [17]，基于电磁空间定位技术与 B 超成像技术，可精确测定各种分娩参数，动态显示头盆关系，自动描绘产程图，有效支持医护人员在孕妇分娩过程中的决策制定。此外，便携式联网血液检验设备 [18]，基于血液样本，可实现白血球、红血球、血小板、血红蛋白、维生素 D、细胞因子等参数的测量和数百种疾病的准确诊断，为医护人员的临床医疗决策提供支持。

2.1.5 院外康复/干预

在患者治愈出院及手术后的居家恢复、机能康复和持续干预环节，互联网 +

下的解决方案可包括可穿戴及便携式健康医疗设备、移动健康医疗 APP、数据建模和大数据智能分析、医护人员形式多样的远程服务等，建立出院患者和院内医护团队之间的紧密连接，帮助医护人员在患者出院之后继续提供延展的监护、指导和干预服务，加快患者的心理和生理康复速度，降低患者再入院的可能性及代价。

以心衰患者为例，其典型症状是肺部血液由于心脏内压力升高而发生回流受阻，导致血液中的水渗透入肺部组织的间隙中，肺部液体逐渐累积，因此，在出院后需要按照医嘱持续跟踪自己的肺积液情况，避免因肺积液增多而需再次入院治疗。以往患者大多通过每天测量体重观察其变化来进行跟踪，但该方法敏感度低，效果不佳，且对于如何应对肺积液的发展，患者缺少有针对性的专业医护指导和支持。

在互联网 + 时代下，利用可监测肺部液体成分的可穿戴设备，透视肺部获得影像 [19]，同时实时采集、处理患者的其他体征数据并传输给专业医生进行数据解读和监护。当医生发现异常时，会及时为患者提供药物、饮食和生活习惯等方面的调整建议。基于这一新型的医护模式，患者在院外的康复状况能够得到医护人员的持续关注，降低在病情严重时患者再次入院的风险，在节省医疗成本的同时，改善服务质量。

2.2 专业医疗支持方式重定义——提高工作效率和提升专业能力

上一节从患者医护路径的角度剖析了通过互联网 + 下的健康医疗解决方案实现对健康医护模式的重定义。本节，将从面向专业医护人员的角度，分析在互联网 + 时代，专业化的医疗信息共享和交流平台及各种应用，助力医护人员提高自身工作效率和专业医护水平，为患者提供更加周到细致的服务，实现对专业医疗护理支持方式的重定义。

2.2.1 临床患者管理

在住院及远程临床患者管理方面，互联网+下的解决方案可包括诸如院内信息系统的移动访问APP、电子病历管理APP、临床任务管理APP等，利用深度覆盖的无线和移动网络，医护人员可以在移动状态下，不受地理位置和时间的局限，查看医院内部的信息化系统（如电子病历系统、信息管理系统、影像系统、实验室检验系统等）中的患者诊断和治疗信息，并进一步通过患者佩戴的可穿戴及小型化移动设备收集更多的患者接受治疗前后的体征信息，从而更好地对患者进行管理，使患者与其医护团队实现高效的协同配合。

在以往的临床患者管理场景中，医护人员需要在办公室或护士站的电脑上查看院内信息系统中患者的基本信息和诊断、手术、检验信息等，而在病房查房时，他们无法在需要时快速对患者病历进行查看，只能现场测量患者特定时刻的体征数据、对医嘱和医嘱执行情况、患者状态标注等，也只能先做纸质记录，之后再输入至信息系统中实现电子化。该方法显然增加了医护人员在医疗信息查看和记录上的负担，工作效率有待提高。

通过使用智能手机或平板电脑及运行在其上的病历管理APP，医护人员之间可以快速而有效地进行沟通，医护人员也可以随时随地对患者病程、医嘱、护理计划、体征数据等进行访问和更新，例如IBM联合Apple打造的应用APP“Hospital MD”[20]。利用心电、心率、体温等可穿戴设备和床旁联网监测设备，医护人员可在护士工作站及任意位置随时监护病人的情况，提前获得异常警示。同时，基于实时获得的患者请求和实验室检验等医疗信息，医护人员可快速做出响应，为患者提供更高质量的医疗护理服务。

2.2.2 决策支持

在决策支持方面，互联网+下的解决方案可包括临床决策支持系统、医学知识库、大数据分析和挖掘等。医护人员可以获得贯穿临床诊疗路径的决策支持，包括疾病风险预测、疾病诊断、治疗方案及用药方案选择、监护方案及康复计划设计等。

在以往的临床诊疗过程中，医护人员依靠自己的经验及既有的临床指南，为患者提供诊疗服务。这对医护人员提出了较高的要求，一方面需要积累一定的临床经验，能够根据患者实际情况，给出准确的诊疗意见，另一方面需要及时跟进临床指南及其他医学知识库的迭代优化，并灵活应用于实践中。

随着医疗信息化水平的不断提高，医院内部积累了大量的医学诊疗数据、同类型疾病的病例，通过应用大数据分析和挖掘技术，同时结合医学知识库、自然语言理解和规则推理技术，建设临床决策支持系统。围绕临床诊疗路径，帮助医护人员实现最佳的临床诊疗实践，根据患者的个性化信息，预测其患某一种疾病的风险，给出最有可能的诊断结果，生成推荐的治疗方案和用药方案，以及慢性疾病监护方案和院外康复方案等，从而帮助医护人员提高诊疗决策的准确性。这些代表了未来智能医学诊断和治疗的方向。

2.2.3 知识和资源共享

在知识和资源共享方面，通过应用互联网+解决方案，包括医疗信息共享平台及社交化应用等，医护人员不再需要耗费大量时间和精力去搜索和跟进特定领域的研究和临床实践的最新进展，只要根据自己的兴趣和专科发展方向在线订阅，即可及时收到推送的定制信息，在线阅读最新的重大突破、医疗资讯和医学书籍，并撰写评论和同行交流；同时，可以快速查询疾病的临床指南和药品知识库（包括药品信息及剂量、副作用、药物之间的互作用等）；也可与其他医护人员方便地讨论案例和病情、跨科室会诊，从而提高医护人员的专业水平和医疗服务质量。

这些解决方案可以是在线医生社区[21]、临床指南 APP[22]、用药助手 APP[23]、及针对特定疾病领域类 APP 等多种形式，实现了对医学知识和资源共享模式的重定义。

2.2.4 专业能力培训

在专业能力培训方面，通过应用互联网＋解决方案，如针对特定疾病领域的诊疗培训应用[24]等，医护人员能够以更加直观且互动性强的方式，如视频短片、动画、临床病例图片等，学习和了解特定疾病领域的基础医学概念和科学研究现状，获得关于疾病的临床表现、致病的风险因素以及诊疗方案的知识和案例培训，与领域专家、教授进行互动、咨询，提高医护人员在该领域的专业知识和临床技能，支持其在临床实践中的诊疗决策。

这些解决方案可以被组合进在线医生社区，也可以是独立的移动 APP 或 Web 门户网站等多种形式，前者更可方便医护人员随时随地利用碎片时间进行学习和互动，实现了对医护人员专业能力培训模式的重定义。

2.3 医疗服务提供形式重定义——改善服务质量和管理效能

本章最后一节从面向服务专业医疗机构（如医院）和卫生管理监督部门的角度，剖析互联网＋如何对医疗服务提供形式进行重定义，即通过应用医疗服务 O2O、远程医疗、经营管理决策支持以及群体疾病监控和预测等互联网＋下的解决方案，优化医疗机构的服务内容和质量，加强卫生管理监督部门的管理和决策能力。

2.3.1 医疗服务线上线下对接

在医疗服务线上线下对接（O2O）方面，通过应用互联网＋解决方案（包括互联互通的院内信息系统、在线挂号和移动支付[25]等工具），帮助医疗机构为患者提供院内就医流程各环节（如分诊、挂号、候诊、付费、取报告单、医 -

患互动等）的 O2O 服务[26]，如图 2-2 所示，从而为患者带来很大的便利，同时提高医疗机构的运转效率，降低医疗成本，提高患者满意度。

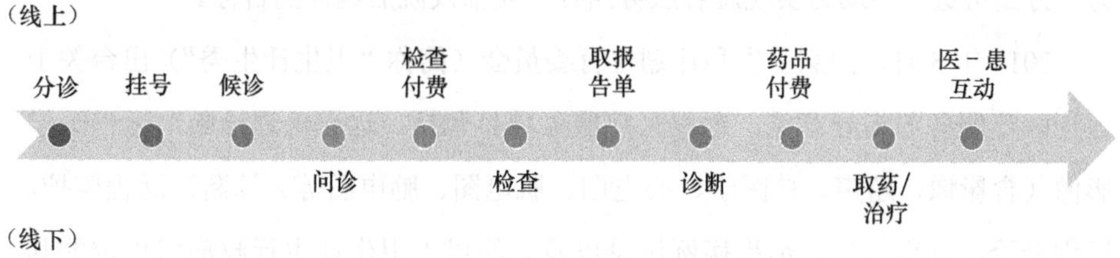

图 2-2　医疗服务 O2O 示意

具体来说，在分诊环节，医疗机构提供线上智能分诊服务，通过交互式提问，指导患者根据症状和病情正确选择就诊科室，方便对症预约挂号；在挂号环节，医疗机构通过将院内号源开放至线上挂号平台，使患者及时了解医院各科医生的出诊信息，在线选择医生完成预约挂号、付费，省去漫长的排队挂号时间；在候诊环节，医疗机构将叫号情况实时分享至患者移动应用，帮助患者跟进当前候诊排队情况，准确预估到号时间，省去不必要的排队候诊时间；在挂号、检查（如验血、拍片、活组织检查等）付费和药品付费环节，通过将院内信息系统与移动支付工具打通，实现医疗费用移动支付，并进一步推动与医保系统打通，实现医保实时结算；在取报告单环节，医疗机构将检验报告单及时推送至患者的移动应用，帮助患者在智能手机上及时查看检验结果，无需再次返回医院获取纸质报告；在医 - 患互动环节，就诊后的患者在回家后仍可通过移动应用与医生进行交流互动，进一步咨询并获得关于治疗和康复的指导建议。

由此可见，在互联网 + 时代下，患者在院内就医流程的各个环节得以改造和优化，运营效率明显提高，医疗机构的服务提供形式在一定程度上得到了重定义。

2.3.2　远程医疗服务

在远程医疗服务方面，各级医疗机构在国家政策的支持下，通过使用自建或第三方运营公司提供的远程医疗平台，以更低的成本，为更广区域范围内的患者提供诊断和医疗服务，一方面充分发挥位于中心城市的大型综合性医院和专科医院医疗资源和专家的作用，缓解基层和偏远地区医护资源缺乏的难题；另一方面可进一步助力实现患者服务路径向院前及院后延伸的目标。

2014 年 8 月，国家卫生和计划生育委员会（简称“卫生计生委”）出台关于远程医疗服务的指导意见。远程医疗服务项目包括：远程病理诊断，远程医学影像（含影像、超声、核医学、心电图、肌电图、脑电图等）诊断，远程监护，远程会诊，远程门诊，远程病例讨论以及省级以上卫生计生行政部门规定的其他项目。

通过应用上述远程医疗解决方案，医联体内的龙头医疗机构（例如三甲医院）可以更加高效地为下级医疗机构（二级医院、社区医院、乡镇医院 / 诊所）的患者以及虽有设备但缺乏专科医疗资质的其他关联医院的患者，提供远程诊断和指导服务（例如，正骨科脊椎核磁共振影像的判读、睡眠科多导睡眠图等辨识和诊断等），并在需要时与其他医疗专家进行会诊，共享患者的病理和影像数据等，提高诊断的科学性、准确性和及时性。另一方面，除了医疗机构之间的远程医疗解决方案，医护团队还可以直接向医疗机构外的患者提供服务，通过建立与患者的长期固定关系，对其健康状况进行持续跟踪，与患者远程视频互动，及早发现疾病恶化征兆，为其提供个性化的治疗方案和指导建议，改善医疗效果；对于患者来说，即使处于医疗资源匮乏地区也能够获得发达地区高水平专家的良好和及时的咨询和医疗服务，其就医的时间和交通成本大大降低，在获得优质服务的同时节约了医疗费用。

由此可见，远程医疗解决方案实现了患者、医生和医疗机构的共赢，在医护服务费用控制、服务内容拓展、服务路径延伸等方面将发挥更加积极的作用。

2.3.3 经营管理和决策支持

在经营管理和决策支持方面，随着整个医疗服务体系的信息化水平不断提高，患者进入健康医护过程所有环节的数据，以及医疗机构日常运营的各种数据都得到及时采集和存储。通过应用大数据交叉分析和挖掘技术，可以获得对于医疗机构经营管理状况和医护服务质量的丰富洞察，帮助医疗机构对医生个人、科室进行多项指标的绩效评估，辅助管理决策，同时及早发现服务提供中潜在的问题，优化临床诊疗路径。

另一方面，医疗服务提供机构收集的这些医疗和运营数据将对政府卫生管理监督部门开放，帮助其掌握和评估医院的整体运营状况、政策执行情况、违法违规情况以及总体和专项医疗指标排名等。同时获得关于就诊患者来源、医保类型和分布、疾病流行情况等的相关数据，对区域性人口的医疗健康状况进行分析和有效管理，对医疗资源的合理分配做出规划，进行必要的决策。

2.3.4 疫情监控和预测

在疫情监控和预测方面，通过应用互联网＋解决方案（如病毒感染实时报告APP、基于大数据分析的疾病预警应用等），帮助政府卫生管理监督部门实现对疫情爆发的监控和预测，从而对医疗资源进行合理配置，提前做好准备，改善疾病控制效果。

以2015年抗击在西非许多国家蔓延的埃博拉病毒为例，获取病毒感染的实时报告十分重要，其中移动设备和APP [27] 的引入起到了关键作用，有效地帮助偏远地区的一线医护人员简化该病毒的跟踪流程，促进感染数据在现场小组之间的实时共享，使得卫生管理监督部门及时了解病例发生情况并做出响应，采取有力的措施阻止潜在的病毒蔓延。

另一方面，以基于大数据的疾病预测应用为例，通过应用大数据分析挖掘技术，建立网络搜索数据和疾病流行之间的关联模型，发现其中的统计规律和变化趋势 [28]，可以为卫生管理监督部门提供疾病活跃指数的预测结果，帮助其提早进行医疗资源的优化配置，并提醒公众做好预防措施。

由此可见，互联网＋下的健康医疗解决方案，能够提高卫生管理监督部门的管理效能，在疫情发生的初始阶段就能及时发现，从而争取了宝贵的时间，实现流行病控制及预防效果的极大改善。

本章我们依次从面向服务用户与患者、服务医护人员、服务医疗机构以及卫生管理监督部门这三个角度，对互联网 + 时代下健康医疗服务的重定义进行了剖析，包括关注支持患者医护路径每个环节的一体化服务，帮助医护人员实现工作效率和专业能力的提升，帮助医疗机构和卫生管理监督部门改善服务质量和提高管理效能等。这里我们主要强调互联网 + 下的解决方案在临床医护实践中的不同应用场景，及其对健康医疗服务模式的转变和创新所起的促进作用，后续本书第二篇的第 4 ～ 8 章将结合具体的应用案例，详细讨论这些“重定义”的实际系统设计和技术实现。

参考文献

[1] Wikipedia. Health care [EB/OL]. https://en.wikipedia.org/wiki/Health_care, 2016-05

[2] WTO. Non-communicable diseases [EB/OL]. http://www.who.int/mediacentre/factsheets/fs355/en/, 2015-01

[3] STANTON M W. Chronic conditions contribute to higher health care cost [EB/OL]. http://archive.ahrq.gov/research/findings/factsheets/costs/expriach/, 2006-06

[4] The Times, Online News. Diabetes crisis "is as serious as bird flu or Sars"[N], 2016-01-05

[5] BBC News. Obesity "linked to cancer rise" [EB/OL]. http://www.bbc.com/news/health-35243170, 2016-01-07

[6] Withing [EB/OL]. http://www.withings.com/cn/en/, 2016-05

[7] Fitbit [EB/OL]. http://www.fitbit.com/cn, 2015-12

[8] 云狐 [EB/OL]. http://www.mfox.cn/goods-12.html, 2015-12

[9] 乐动力 [EB/OL]. http://www.ledongli.cn/, 2015-12

[10] MyFitnessPal [EB/OL]. https://www.myfitnesspal.com/, 2015-12

[11] 基础代谢定义 [EB/OL]. http://baike.baidu.com/view/51835.htm, 2016-01

[12] UCLA News Bulletin. $6 million grant will help UCLA–USC team develop kid-friendly technology to predict asthma attacks[EB/OL]. http://newsroom.ucla.edu/releases/6-million-grant-will-help-uclausc-team-develop-kid-friendly-technology-to-predict-asthma-attacks, 2015-11-30

[13] Bluestar, WellDoc Inc. [EB/OL]. http://www.welldoc.com/product/bluestar, 2016-01

[14] iTriage [EB/OL]. https://www.itriagehealth.com/, 2016-01

[15] 春雨医生 [EB/OL]. http://www.chunyuyisheng.com/, 2015-12

[16] AirStrip. Sense4Baby System - Wireless Maternal-Fetal Monitoring [EB/OL]. http://www.airstrip.com/fetal-monitoring, 2015-12

[17] Trig Medical. LaborProc [EB/OL]. http://www.trigmed.com/, 2015-12

[18] DMI [EB/OL]. http://www.dnamedinstitute.com/, 2015-12

[19] Sensible Medical [EB/OL]. http://sensible-medical.com/technology/products, 2015-12

[20] IBM. Giving Healthcare Teams Power to Better Team Up and Provide a New Level of Coordinated Care [EB/OL]. http://www.ibm.com/mobilefirst/us/en/mobilefirst-for-ios/industries/healthcare/, 2015-12

[21] WebMD [EB/OL]. http://www.webmd.com/mobile, 2015-12

[22] 杏树林 - 医口袋 [EB/OL]. http://www.xingshulin.com/, 2015-12

[23] 丁香园 - 用药助手 [EB/OL]. http://app.dxy.cn/, 2015-12

[24] Hopkins Medicine. Getting Enough Sleep? Johns Hopkins Mobile App Helps Physicians Identify Common Sleep Disorders in Patients [EB/OL]. http://www.hopkinsmedicine.org/news/media/releases/getting_enough_sleep_johns_hopkins_mobile_app_helps_physicians_identify_common_sleep_disorders_in_patients, 2015-12

[25] 支付宝 [EB/OL]. https://ds.alipay.com/fd-solution/indexth09b8jbq0.html, 2015-12

[26] 湘雅新闻. 中南大学湘雅医院推出手机 APP “掌上湘雅” [EB/OL]. http://www.xiangya.com.cn/web/Content.aspx?chn=284&id=25353, 2014-08

[27] Fierce Mobile Healthcare News. Mobile tech critical to Ebola eradication in Nigeria[EB/OL]. http://www.fiercemobilehealthcare.com/story/mobile-tech-plays-critical-role-eradicating-ebola-nigeria/2014-10-26, 2014-10-26

[28] 百度疾病预测 [EB/OL]. http://trends.baidu.com/disease/, 2015-12

第3章

移动健康和智慧医疗的定义内涵和生态系统

本章首先给出了“移动健康和智慧医疗”的一个定义，从技术进步的使能角度分析其内涵；接着重点介绍互联网+下的健康医疗跨界融合所形成的复杂生态系统，剖析政策、技术、服务、付费、投资等利益相关方的各自角色；最后，以行业组织作为“小生态”的具体表现形式，通过列举几个有影响的国际以及国内相关行业组织，说明移动健康和智慧医疗生态系统的条块分割。

3.1　定义和内涵

前一章讨论了互联网+下的健康医疗服务重定义，强调了面向患者，面向专业医护人员，面向医疗机构和卫生管理监管部门这“三个面向”，从提供服务的形式和用户感知角度，带来的健康医疗服务体系中各种关系变革。这里将从技术进步使能角度带来的信息系统框架实现，开展进一步讨论。

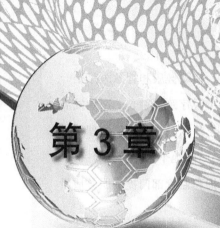

首先给出“移动健康和智慧医疗”的如下定义。移动健康和智慧医疗是一个新兴的多学科交叉的研究范畴，是互联网 + 下健康医疗跨界融合的产业发展趋势的体现，反映在现代科技进步带来的技术创新与临床医学和健康护理知识与实践的结合，可更好更有效地为用户 / 患者提供随时随地个性化的健康关爱、干预和诊治服务，同时帮助医护人员、医疗卫生机构和监管部门提高服务质量和效率，减少服务成本，提高管理和监督效能。

具体地说，“移动健康”就是通过各种贴身的微小型化、低功耗感知设备采集生命体征和情境数据，经由智能网关利用无所不在的泛在通信网络连接到健康医疗“云”服务系统，从而实现患者和健康医疗服务提供方之间端到端的远程医疗或“虚拟”健康护理服务，包括个人健康管理、慢性疾病预测和监护、出院及术后康复指导、在线咨询等[1]；“智慧医疗”则是通过建设互联互通的医疗信息化系统及数据和信息交换平台，为医护人员、医疗服务提供机构和卫生监督管理部门，分别提供临床决策支持、医疗信息和知识共享、专业能力培训等工具，以及各种经营管理数据和决策分析，实现医护服务提供、医疗机构运营和政府对医护服务监督管理的智能化。

时代的前进带来了科技的发展，包括 MEMS 纳米传感器、智能移动终端、宽带移动通信网、云计算、大数据、移动互联网等技术的成熟，推动了健康医疗革命的新思维、新理念、新手段的产生，成为引发移动健康和智慧医疗服务的使能者。

图 3-1 展示了技术视角下提供端到端移动健康医疗服务的信息系统的基本架构，从左至右，具体执行过程说明如下。

作为数据采集终端，具有嵌入式计算能力的可穿戴及便携式感知设备（如计步器、血压计、血糖仪、智能手环 / 手表等），采集用户 / 患者的多模态生命体征（如运动、血压、血糖、心电）、情境数据（如时间、地点、海拔）和环境参数（如背景噪音、温度、气压、污染指数等）。首先进行轻量级数据处理，然后，通过短距离通信技术（如低功耗蓝牙、NFC、USB 等）经由智能网关将数据上传，或者通过移动网络直接上传至健康医疗云平台。

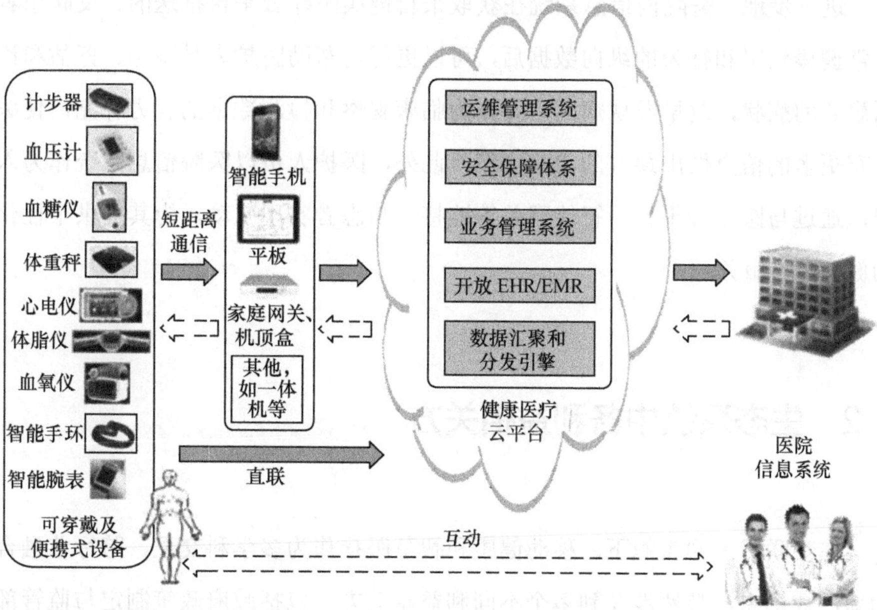

图 3-1　端到端移动健康医疗信息系统的基本架构

加载操作系统的智能网关包括智能手机、平板电脑、家庭网关、机顶盒等。运行在智能网关上的各类应用程序 (APP)，首先接收并存储采集终端传来的各式各类数据；然后，根据所设计的应用目标，对这些数据以及由网关本身汇集的反映用户行为的上下文信息进行必要的处理、建模、分析和展示，实现与用户之间的实时信息交互并给用户提供需要的服务。取决于网关的类型，用户的基本数据和应用业务数据可通过移动网络、Wi-Fi 或固定宽带（如果是家庭网关）等通信方式，上传至健康医疗云平台。

健康医疗云平台不断接收由大量用户数据采集终端直接上传或经由智能网关上传的多模态纵向数据（Longitudinal Data）和上下文信息，实现海量健康医疗数据的统一高效存储，并提供基于临床流程规范的专家系统及机器学习等多种智能分析能力，增强健康医疗服务的针对性和有效性；同时，云平台作为提供安全可靠服务和医 - 患交互的控制中心，在运营过程中对所有业务应用实现灵活和统一管控，确保数据安全和用户隐私不被泄露。

进一步地，医院内信息系统在获取来自健康医疗云平台推送的、反映患者日常健康状况和行为的纵向数据后，可以更好地帮助医护人员跟踪、评估和诊断患者的症状，及早发现病因，并作为临床观察和检测数据的有力补充，使医生有更多的信息做出最好的治疗方案；此外，医护人员以医院信息系统作为入口，通过与医疗云平台、智能网关等连接，与患者实现互动，为其提供个性化的健康医疗服务。

3.2 生态系统中各利益相关方

在互联网+的旗帜下，移动健康和智慧医疗作为多学科交叉、跨行业融合的新产业形态，必然涉及到多个不同利益相关方，包括政府政策制定与监管部门；通信运营商、平台建设和集成商、嵌入式设备及采集终端厂商、解决方案提供商等技术提供方；专业医护服务机构、制药公司、药品零售商等服务提供方；基本医疗保险、商业保险等医护服务的付费方；以及天使、风险及股权投资等投资方，如图 3-2 所示。随着国家医疗体制改革的步伐加快和深入，新的利益相关方还会出现。

注意到健康医疗行业蓬勃发展的趋势和巨大潜力，这些利益相关方凭借各自在原来行业积累的相关技术、服务、资源的优势，纷纷进军移动健康和智慧医疗服务领域。在跨界融合的全新生态系统中，这些利益相关方各自扮演的角色、发挥的作用，和原来行业相比都发生了调整和转变，为了共同的利益目标，开放合作，相互依存，推动完整、健康的移动健康和智慧医疗生态系统逐步形成。下面，将依次介绍生态系统中涉及政策、技术、服务、付费、投资等方面的利益相关方，剖析他们各自的角色及作用。后续第 9 章将选取这些利益相关方的典型代表对各自在该领域的探索、布局和实践案例等，做出详细分析和说明。

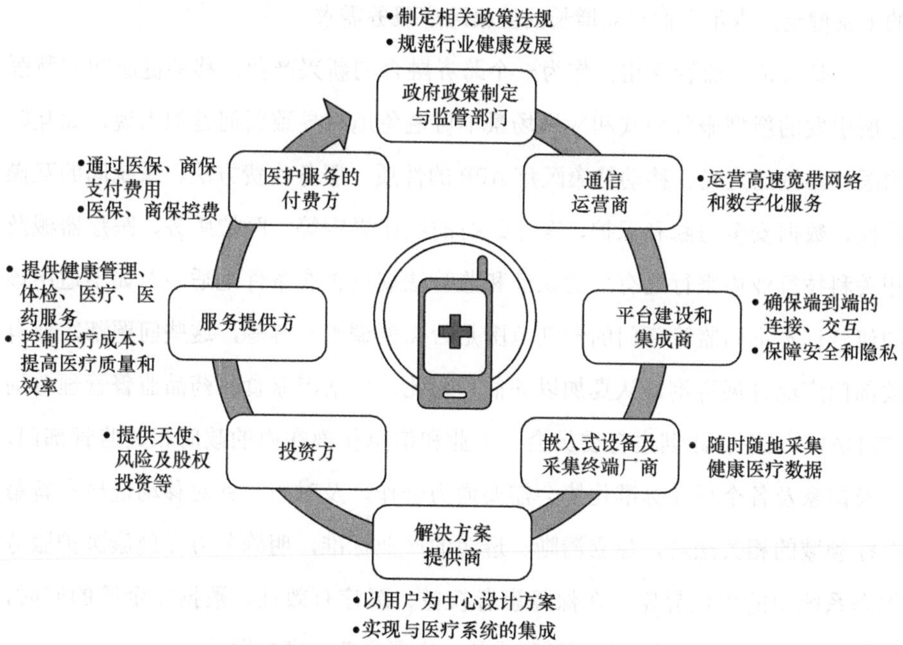

图 3-2 移动健康和智慧医疗生态系统中各利益相关方

3.2.1 政府政策制定与监管部门

在移动健康和智慧医疗生态系统中，政府政策制定与监管部门有两方面至关重要的作用。

一是激励、推动作用。政府部门通过制定一系列纲领性和激励性政策，为生态系统其他利益相关方提供引导、支持和保障，推动这个新产业形态健康有序地向前发展。例如，国务院、国家卫生计生委等部门自 2014 年以来，陆续发布了促进健康医疗事业发展的多项战略性规划和指导意见[2~5]等。这些政策一方面能够有效地加快医疗体制改革的步伐，调动传统医疗行业从业者投身移动健康和智慧医疗领域的积极性并为其提供支持和保障；另一方面，给有条件的互联网企业、科技公司及其他服务医护的相邻行业涉足这一领域带来了前所未有的机遇，从而推动产业各方积极合作共同开拓这一新兴市场，促进生态系统的丰富健全，满足人们日益增长的健康医疗服务需求。

二是规范、监管作用。作为一个跨界融合的新兴产业，移动健康和智慧医疗所引发的新型服务模式和应用场景不可避免地将导致新问题的出现，如互联网医疗器械的定义、移动健康医疗 APP 的性质、服务收费方法、系统间的互操作性、数据安全与隐私保护、医疗纠纷的法律界定等。医护服务、医疗器械及相关科技行业原来行之有效的认证和监管法规是否有条件地适用？如不适用该如何修订？不同监管部门的管辖范围是否需要调整？等等，这些问题都需要有关部门广泛开展咨询，认真加以评估。因此，包括国家食品药品监督管理总局(CFDA)、卫生和计划生育委员会、工业和信息化部在内的政府相关监管部门，以及国家及各个行业标准化协会需要通力合作，及时出台针对移动健康和智慧医疗领域的相关法规，建立清晰、透明的产业标准，明确各方在健康医护服务生态系统中的责任界定，在保障患者权益、医疗有效性、数据安全等的同时，尽量不阻碍这一新兴产业的创新和成长，实现规范有序的发展。

3.2.2 技术和解决方案提供方

对于移动健康和智慧医疗这一跨界融合产业，先进的通信、云计算、大数据、传感器、智能移动终端、移动互联网等技术是不可或缺的基础能力和推动力。因此，包括通信运营商、平台建设和集成商、嵌入式设备及数据采集终端厂商、解决方案提供商等在内的技术提供方，占据了生态系统的半壁江山。

● 通信运营商

在移动健康和智慧医疗端到端系统中，终端设备、网关、业务系统和平台之间的互联互通，需要通信运营商提供网络基础设施的支持。无所不在的 4G LTE 无线高速网络和家庭光纤宽带，使患者随时随地获得高质量的健康医疗数字化服务成为可能。除了提供安全可靠的数据传输“管道”以外，包括 AT&T、中国移动、Verizon、SK Telecom 、NTT Docomo 等在内的国内外主流通信运营商，针对健康医疗这一垂直行业，纷纷挖掘新的利润增长点，利用在各自运营市场的网络技术、行业服务、用户规模、渠道和资源等优势，构建和运营开放的健康医疗云平台，第三方应用开发者无需担心复杂的数据采集、传输和存储问题而着眼于解决方案实现和服务提供。进一步地，运营商可与专业医疗服务机构深度合作，共同打造和运营满足用户细分市场需求的移动健康和智慧医疗的特色服务。

● 平台建设和集成商

健康医疗云平台在端到端系统中承担着多重的重要角色，包括支持来自不同（移动）终端设备（如各种可穿戴设备、智能手机、平板电脑等）的健康医疗数据的标准化接入、存储和分析，支持新型应用的快速孵化和统一管控，保障数据安全和用户隐私等，因此，平台建设和集成商在技术提供方甚至整个生态系统中的地位自然不言而喻。苹果、谷歌、三星、IBM、BAT（百度、阿里巴巴、腾讯）等国内外互联网和信息技术巨头，在进军移动健康和智慧医疗这一新兴领域时，纷纷搭建自己的健康医疗云平台，通过和终端厂商、解决方案提供商、服务提供方等生态系统利益相关方的广泛合作，抢占数据和信息接入端口，获取用户的健康医疗及其他行为数据，提供平台能力和数据服务，以期在生态系统中起主导作用。

● 嵌入式设备及采集终端厂商

嵌入式设备及数据采集终端，作为用户/患者多模态体征和情境数据通向移动互联网的主要入口，为随时随地监测用户健康医疗状况并及时提供所需服务奠定基础。这些设备厂商可以是转型中的传统医疗器械厂商，其系列产品除用于高端诊疗的大型化、固定式、独立式医院设备外，同时逐渐投入更多资源转向小型化、可穿戴及便携式、网络化的健康及医疗级设备研发和生产。与此同时，一批互联网智能硬件创业公司作为移动健康医疗市场的新进入者，初露锋芒，以用户体验为导向，应用为驱动，采用最新科技成果突破，快速研发，迭代功能丰富、形态多样的可穿戴健康医疗设备，并且提供与硬件设备相匹配的应用软件产品和服务，从而为用户提供更多价值。

● 解决方案提供商

专注健康医疗领域的解决方案提供商，以最终用户（包括患者、医护人员、医疗卫生机构等）为中心，针对亟需解决的痛点问题，围绕临床医护服务流程，设计满足用户各种需求的一整套创新解决方案，并联合医疗/医药服务提供方，实现集成及改造现有医护系统和服务模式，最终为消费者 / 患者提供个性化、智能化的移动健康和智慧医疗产品及服务。

3.2.3 服务提供方

在互联网 + 下的健康医疗跨界融合中，技术和解决方案提供方的主要作用是打造完整的信息系统架构并付诸实施和运行维护，即搭好“戏台”，剩下的核心问题则是健康医护流程的制定和优化以及医学知识的运用和临床诊疗实践。因此，具有广泛医、药学背景和临床经验的服务提供方，包括专业医护服务提供机构、制药公司和药品零售商等，才是真正意义上的“主角”。

● 专业医护服务提供机构

专业医护服务提供机构主要包括医联体、大型综合性医院、专科医院、社区医院等各级医疗机构，私营医院和医疗集团，以及健康体检中心、专业护理（如养老、康复）机构、营养健康咨询机构、健身中心等。近年来，在国计民生需求的驱动和国家利好政策及资本市场的支持下，专业医护服务机构逐渐意识到（移动）互联网技术及其商业模式可能对传统医疗行业发展带来深刻的影响，纷纷寻求变革之路，积极尝试进入互联网 + 下的健康医疗跨界融合创新，通过与其他利益相关方的合作，利用移动健康和智慧医疗解决方案，丰富现有健康医护服务形态，在机构之内和之外，拓展医护服务空间，在提高医护质量和效率的同时，控制医护服务成本。

● 制药公司和药品零售商

除了专业医护服务以外，医药服务（Pharmaceutical Service）提供商也是生态系统中不可缺少的一环。一方面，制药公司为了降低新药研发成本（如新药临床试验时的患者招募和具体实施），跟踪研究药品疗效和可能产生的副作用，及时了解药品市场的需求变化，拓展传统的仅仅依赖医院和医生的销售渠道等，纷纷与生态系统其他利益相关方共建平台、合作研发，向医院和患者提供不同的移动健康和智慧医疗解决方案[6]，方便获得患者的日常用药数据及患者服药后可能产生副作用及疗效报告，同时为患者提供健康管理和用药指导以及对患者群体的比较分析报告，改善用药依从性[7]。另一方面，药品零售连锁店等药品传统分发渠道也积极拥抱互联网 +，或者开始试水线上电商服务，为患者购买OTC药品提供便利，或者自建或加盟合作伙伴的处方药竞价平台，拓展处方药销售的新渠道。进一步地，利用零售连锁店内的空间和医师 / 药师等资源，为消费者 / 患者提供健康促进、疾病初筛和慢性疾病监护管理等多种O2O增值服务[8]，从而找到新的业务增长点，并且与消费者建立更加稳定、长久的关系。

3.2.4 医护服务的付费方

我国目前的医疗付费机制主要包括社会医疗保险（三种类型）[9]、企业补充医疗保险、商业保险等，经过多年的发展和演进，已基本支持现有的在医院内就医的医护服务体系，但移动健康和智慧医疗引入了新的包括院内院外一体化的服务形态和服务项目。这些服务如何核价、从哪里支付、如何分摊支付比例等，对于这个新兴产业的规模化发展十分关键，需要在保险制度和保险产品上进行创新。目前来看，通过基本医疗保险、商业保险支付服务费用，是相对易被消费者广泛接受的方式。对于医保、商保来说，推进移动健康和智慧医疗解决方案，能够帮助其更合理地评估医疗质量、控制费用支出，通过为用户提供定制化服务与产品，提高用户的健康管理水平，从而降低保险赔付。在这方面有些商业保险公司已经积极开展探索并走在前面[10]。

3.2.5 投资方

除了国家为落实战略规划需要注入必要的初始公共资金外，任何一个新兴产业的起步和发展都离不开资本市场的积极参与和推动，这种公私互补的合作伙伴关系（Public and Private Partnership, PPP）对于移动健康和智慧医疗产业同样有着深远的意义。近年来，资本市场十分看好这一产业，各种形式的投融资活动异常活跃，为产业发展持续注入血液。除了传统的天使、风险及股权投资公司以外，相关科技产业的巨头，如谷歌、诺基亚[11]、百度、阿里巴巴、腾讯等，也纷纷直接或通过其控股的投资公司间接地开展大额投资、并购举措，整合生态系统资源。同时，房地产大鳄们也争相投资，寻找合作伙伴，联合打造所谓的“养老地产”，推行开放式的居家养老医护服务，同时，为生态系统其他利益相关方提供资金支持。

3.3 从国内外行业组织的兴起看生态系统的条块分割

近年来，随着移动健康和智慧医疗的迅猛发展，专注于这一跨界融合领域的行业组织（联盟、协会、学会、智库等）陆续成立，同时一些传统的通信、互联网、医疗领域的主流学术团体、行业协会、专业学会等也纷纷成立致力于健康管理和智慧医疗方向的二级分会及专家委员会。这些机构积极举办技术论坛、行业峰会及创业项目大赛，邀请生态系统多个利益相关方共同探讨行业发展方向[1]，推动跨领域的合作与协同创新，通过制定相关行业标准与技术和系统规范，促进信息系统之间的开放共享和互联互通。作为该跨界融合领域复杂生态系统的缩影和表现形式，下面介绍国内外较有影响力的几个相关行业组织，从中一窥生态系统的条块分割。

3.3.1 康体佳健康联盟

康体佳健康联盟（Continua Health Alliance, CHA）[12] 致力于打造可互操作并实现健康医疗关键信息共享的个人健康生态系统，关注个人健康系统技术层面的互联互通，是业界首个关注移动健康医疗系统互操作性标准的国际组织。

CHA 于 2006 年由国际主流科技公司包括通用电气医疗集团、英特尔、飞利浦、高通、IBM、法国电信运营商 Orange 等，医疗服务机构如美国的 Kaiser Permanente 和 Partners HealthCare、英国的 NHS，医疗器械公司如美敦力(Medtronic)、欧姆龙等发起成立。目前聚集了包括科技公司、健康医疗设备厂商、通信运营商、制药公司、医疗服务机构等在内的全产业链上 200 多家成员单位。

2014 年 4 月初，CHA 与 HIMSS 以及移动健康医疗峰会（mHealth Summit）联合成立了个人互联健康联盟（Personal Connected Health Alliance, PCHA），旨在培育一个“迎合生活方式需求的个性化健康管理工具”的生态系统，其行业影响力进一步提高。

自 2009 年起，通过不断完善、补充、修订，CHA 相继发布了 6 个版本的移动健康医疗系统互联互通设计指南（Continua Design Guidelines, CDGs）[13]，对端到端的健康医疗系统（如图 3-3 所示）中各个部分，包括个人健康医疗设备（PHD）、个人健康医疗网关 (PHG)、健康医疗和健身服务（HAFS）和医疗信息系统（HIS）之间的接口定义、协议标准、安全规范等提出了详细的技术指南。目前，CDGs 已经被国际电信联盟 (ITU) 采纳并发布；而在挪威、瑞典、丹麦等北欧国家政府推动的面向本国健康医疗系统改造的工程和项目中，CDGs 也被明确规定作为招标的技术标准。

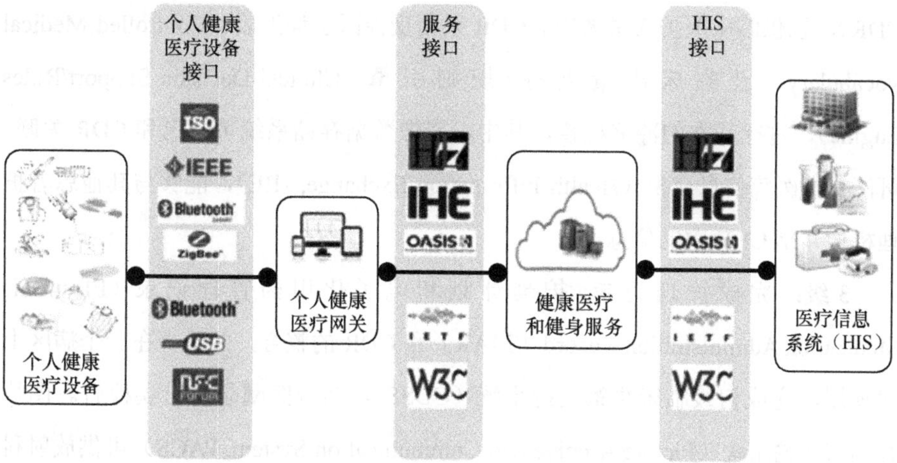

图 3-3　CHA 健康医疗系统实现架构（接口角度）

3.3.2　美国医疗信息和管理系统学会

国际非盈利性公益组织美国医疗信息和管理系统学会（HIMSS）[14]，主要面向专业医疗机构，致力于通过对信息技术和管理系统的最佳使用，推动医疗信息化的深入发展和医院内信息系统的互联互通。目前，HIMSS 在全球拥有 52000 余名个人会员，600 多家企业会员和 250 多家非营利性合作组织，并在欧洲和亚洲设立有分支机构 [15]。

HIMSS 旗下咨询和服务公司 HIMSS Analytics[16] 发布了电子病历采用模型 EMR AM（Electric Medical Record Adoption Model），用于评价医院对信息技术应用的实施和利用状况。在美国，截至 2015 年第 4 季度，已有 5454 家医院依据该模型进行了评估。该模型将医院的信息化水平划分为 8 级（0 ～ 7 级），其中 7 级代表最高水平，具体如下 [17]。

0 级：尚未完成自动药房系统（APS）、实验室信息系统（LIS）和放射信息系统（RIS）三个核心系统的建设。

1 级：完成了上述三个核心系统的建设。

2 级：主要临床系统的数据注入临床数据存储库（Clinical Data Repository, CDR），以供临床医护人员调用。CDR 采用受控医学词汇表（Controlled Medical Vocabulary）及临床决策支持/规则引擎（Clinical Decision Support/Rules Engine），进行基本的冲突检查，其中，影像数据存储系统可能已和 CDR 关联。可能支持医疗信息交换（Health Information Exchange, HIE），能够与其他患者护理机构共享 CDR 中的信息。

3 级：完成护理记录/护理计划和电子化用药管理记录（Electronic Medication Administration Record, EMAR）和 CDR 的整合，并至少在一个病区上线使用。完成初级临床决策支持系统（CDSS），实现医嘱录入错误检查。图片存档与传输系统（Picture Archive and Communication System, PACS）可供放射科以外的临床医生在医院内部局域网调阅图像。

4 级：计算机医嘱录入系统（Computerized Physician Order Entry, CPOE）供所有医护人员使用，同时加入到护理和 CDR 环境。具有基于循证医学指南的中级 CDSS。CPOE 在至少一个病区上线运行。

5 级：提供完整的放射科 PACS（完全取代胶片），供临床医生通过局域网调阅医学图像，如实现心脏科 PACS 及文档影像，则可额外加分。

6 级：至少一个病区部署包含结构化模板和离散数据的完整医疗文档。应用高级 CDSS，为与治疗方案和结果有关的所有临床行为提供指导。实现药物闭环管理，EMAR、条码或 RFID 等技术与 CPOE 和药房系统整合应用，最大限度保证患者用药安全。通过扫描条码，确保药物闭环管理的“5 个正确”，即正确的病人、药物、剂量、施药路径和时间。

7 级：实现全院无纸化。数据仓库可分析临床数据模式，用于改善医护质量、患者安全和医护效率，支持与其他医疗机构或授权实体通过标准化电子交易共享临床信息。

移动健康医疗峰会（mHealth Summit）是全球规模最大的关注移动医疗领域的年会，截至 2015 年已举办 7 次，每年在美国首都华盛顿附近召开，聚集移动健康医疗生态系统众多利益相关方，就政策和法规制定及监管、服务提供和商务模式、最新技术和解决方案进展、医学研究和医护模型、产品和业务展示等问题共同探讨行业发展方向，促进合作交流与协同创新，推动生态系统的完善健全。2014 年 4 月，HIMSS 与 CHA 及 mHealth Summit 联合成立了个人互联健康联盟。因此，自 2015 年起，HIMSS 承担主办 mHealth 峰会的责任，并组合数据安全峰会、公共健康峰会、全球移动医疗论坛，成为新的“HIMSS Connected Health Conference”。2015 年的年会有近 5000 人参加，很多是行业的决策者，来自包括梅奥诊所、克利夫兰诊所等顶尖医疗服务提供机构，辉瑞、赛诺菲、诺华等大型制药企业，AT&T、Verizon、高通、IBM 等通信和 IT 行业巨头，Walgreens、CVS 等药品零售连锁等，由此可见这个峰会的影响力和重要性。

HIMSS 主办的另一个面向医学研究、医护人员、医院、医院管理者以及医疗信息技术和系统供应链的年度展会（HIMSS Annual Conference & Exhibition），更是业界人士必须参加的旗舰会议[18]。

3.3.3 美国远程医疗协会

美国远程医疗协会（American Telemedicine Association, ATA）[19]成立于

1993年，旨在倡导利用和推广先进的远程医疗技术，实现远程医疗技术与医疗系统的集成，以期改善全球医疗服务的质量、公平性和可负担性。ATA面向全球范围的大众、健康医疗服务机构、管理者、技术专家、远程医疗产品和服务提供商等开放，目前已拥有9000余个会员，包括英特尔、思科、高通、AT&T、微软等企业会员。

在远程医疗领域，ATA的业务范围包括：

- 对政府、付费方（保险公司，健康医疗计划–Health Plan）和广大公众进行教育和引导，推动他们积极参与，消除采纳远程医疗技术及服务的各种障碍；
- 为新进入者和有经验的专家提供信息和服务的交流中心，ATA每年召开的年会是全球规模最大的聚焦远程医疗领域的教育、研究心得共享、优秀案例、成果交流的论坛和全供应链技术和服务产品的展会；
- 促进医疗、技术行业合作伙伴之间的联络和合作，ATA成立了13个特别兴趣小组（包括mHealth小组）、2个讨论小组和2个地区分会，讨论远程医疗在不同细分领域的发展和应用；
- 促进研究、创新和教育，与国际领先的期刊合作，为会员提供该领域最新的、最相关的研究；
- 制定远程医疗行业的政策和标准规范，为远程医疗服务的部署奠定基础，加速付费方、管理者、医护人员的采纳，目前ATA已完成的临床指南[20]包括《远程病理学临床指南（Clinical Guidelines for Telepathology）》、《远程ICU手术指南（Guidelines for TeleICU Operations）》等14份；
- 开展教育和宣传，推动广大消费者对远程医疗服务的认识、认可和支持等。

3.3.4 国内相关行业组织

除了上述三个在国际上有很大影响力的聚焦移动健康和医疗信息化的行业组织以外，国内通信、互联网、医疗行业的主流学术团体、行业组织也纷纷成立聚焦该跨界融合领域的二级分会及专家委员会，到目前为止有十几家之多，并且还有新的出现，但条块分割比较明显，以下简单说明其中的两个，中国通信学会智慧医疗专家委员会、中国医疗器械行业协会智慧及移动医疗分会。

● 中国通信学会智慧医疗专家委员会

中国通信学会成立于 1979 年，是面向全国通信科技工作者和通信企事业单位的非营利性学术团体，由中国科学技术协会主管，办事机构挂靠在工业和信息化部，致力于促进我国通信科技事业的繁荣和发展[21]。

自 2011 年以来，中国通信学会每年主办“中国移动医疗产业大会”，是国内最早关注与推动移动健康、智慧医疗的年度高层峰会之一。大会旨在总结行业发展情况，加强政产学研用间的交流与合作，促进产业健康可持续发展，推动智慧医疗相关技术快速普及与应用。

2015 年 4 月，在“第五届中国移动医疗产业大会”期间，中国通信学会智慧医疗专家委员会正式成立，并召开第一次工作会议。专家委员会由智慧医疗、移动医疗领域规划、运营管理、产品开发、科研教育、信息集成、技术创新、投资融资、经济法律等方面具有较高科学技术水平、丰富的实践经验并具备创新开拓精神的知名专家学者和行业技术骨干组成，为智慧医疗推进与发展提供智力支撑与咨询服务，并根据行业需求每年编辑出版《智慧医疗行业发展》白皮书。同时，专家委员会也为智慧医疗、移动医疗科技工作者提供交流与互动的平台。

● 中国医疗器械行业协会智慧及移动医疗分会

中国医疗器械行业协会成立于 1991 年，是面向从事医疗器械研发、生产、经营、投资、产品检测、认证咨询及教育培训的有关单位或个人的非营利性组织，由国务院国有资产监督管理委员会主管，致力于促进中国医疗器械行业健康发展。中国医疗器械行业协会目前拥有分会及专业委员会 23 个、各类会员 4000 余家，包括 GE 医疗、西门子、美敦力、强生、鱼跃医疗、东软等[22]。

2015 年，中国医疗器械行业协会成立智慧及移动医疗分会[23]，旨在促进互联网与医疗器械产业的深度融合，依据卫生部“十二五”规划明确提出的卫生信息化重要任务目标，支持我国的医药健康卫生改革事业的快速发展。2016年1月，中国医疗器械行业协会智慧及移动医疗分会第一次会员代表大会暨一届一次理事会在武汉举办，各会员单位对智慧及移动医疗产业现状、未来发展等问题进行了讨论，通过民主选举，华中科技大学当选理事长单位，飞利浦、华为、鱼跃医疗、武汉默联、浙江大学当选副理事长单位。该分会的成立，显示了传统医疗器械产业对互联网+下的健康医疗跨界融合的日益重视，对于推动这一复杂生态系统各个利益相关方之间的协同合作、互惠互利有着重要意义。

参考文献

[1] 吴娜，许利群. 移动医疗产业发展机遇和挑战探究 [J]. 互联网天地，2015(8)

[2] 全国医疗卫生服务体系规划纲要（2015—2020 年）[EB/OL]. http://www.gov.cn/zhengce/content/2015-03/30/content_9560.htm, 2015

[3] 国务院. 关于推进"互联网 +"行动的指导意见 [EB/OL]. http://news.xinhuanet.com/info/2015-07/04/c_134381656_2.htm, 2015

[4] 国家卫生计生委. 关于推进医疗机构远程医疗服务的意见 [EB/OL]. http://www.moh.gov.cn/yzygj/s3593g/201408/f7cbfe331e78410fb43d9b4c61c4e4bd.shtml, 2014

[5] 国家卫生计生委，国家发展改革委，人力资源社会保障部，国家中医药管理局，中国保监会. 关于推进和规范医师多点执业的若干意见 [EB/OL]. http://www.nhfpc.gov.cn/yzygj/s7655/201501/8663861edc7d40db91810ebf0ab996df.shtml, 2015

[6] MyStar—Sanofi Diabetes Management Approach [EB/OL]. http://www.mystarsanofi.com/web/newsroom/news/latest-news/the-sanofi-stance, 2014-11

[7] MobiHealthNews. eNovartis invests $24M in Proteus Biomedical [EB/OL]. http://mobihealthnews.com/6013/novartis-invests-24m-in-proteus-biomedical, 2010-01

[8] 美国药品零售连锁店西维斯微型诊所 [EB/OL]. http://www.cvshealth.com/about/our-offerings/cvs-minuteclinic, 2016

[9] 我国的医疗保险制度 [EB/OL]. http://baike.baidu.com/view/949880.htm?noadapt=1#9, 2016-05

[10] MedCityNews. UnitedHealthcare upgrades Health4Me app to include wearables integration, mobile payments [EB/OL]. http://medcitynews.com/2015/02/unitedhealths-latest-app-upgrades-include-payments-wearables, 2015-02

[11] Techcrunch News. Nokia buys France’s Withings for € 170M to ramp up in health tech and IoT. http://techcrunch.com/2016/04/26/nokia-buys-frances-withings-for-e170m-to-ramp-up-in-health-tech-and-iot/, 2016-04-26

[12] Continua Health Alliance (CHA), [EB/OL]. http://www.continuaalliance.org, 2016

[13] Continua Design Guidelines [EB/OL]. http://www.continuaalliance.org/products/design-guidelines, 2015

[14] HIMSS [EB/OL]. http://himss.org, 2015

[15] HIMSS [EB/OL]. http://www.himss.cn/?page_id=1853, 2015

[16] HIMSS Analytics [EB/OL]. http://himssanalytics.org, 2015

[17] HIMSS Analytics EMRAR Stage Criteria [EB/OL]. http://www.himssanalytics.org/research/emram-stage-criteria, 2015

[18] HIMSS Annual Conference & Exhibition [EB/OL]. http://www.himssconference.org/, 2015

[19] ATA [EB/OL]. http://www.americantelemed.org, 2015

[20] ATA [EB/OL]. http://www.americantelemed.org/resources/telemedicine-practice-guidelines/telemedicine-practice-guidelines#.VsQKqPl94dU, 2015

[21] 中国通信学会 [EB/OL]. http://www.china-cic.cn, 2015

[22] 中国医疗器械行业协会 [EB/OL]. http://www.camdi.org/, 2015

[23] 中国医疗器械行业协会 [EB/OL]. http://www.camdi.org/news/4086, 2016

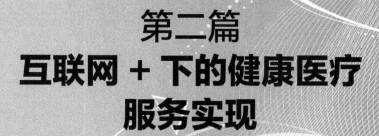

第二篇
互联网＋下的健康医疗服务实现

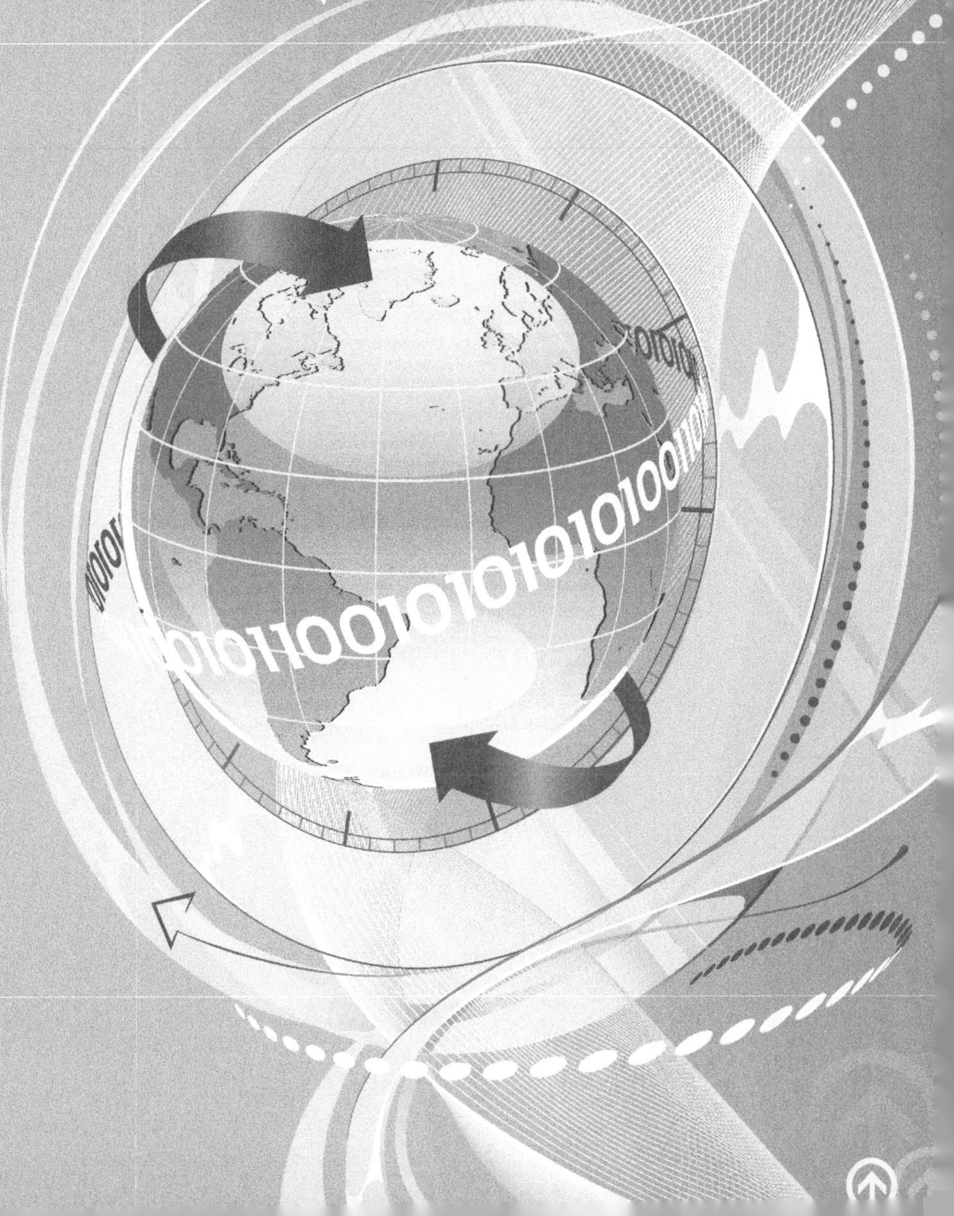

第 4 章

健康医疗的可穿戴及便携式设备：拓展个性化医护空间

在移动健康医疗领域，我们关注的可穿戴及便携式设备通常指的是那些可穿戴在身体上或易随身携带的低功耗、微小型化智能终端设备，具备对人体及情境数据的采集和一定的处理及分析功能并加载有标准通信模块。这里的“人体数据（Human Data）”广泛地说，可包括各种生命体征参数、生化检验结果（通过简单有效的体外诊断手段获取）、影像数据（通过使用手持成像设备采集，如摄像头、超声扫描、光谱仪）等。在端到端的移动健康医疗系统和服务提供中（如图 3-1 所示），可穿戴及便携式设备（以下简称“可穿戴设备”）作为不可或缺的移动互联的多模态信息来源的入口，承担着拓展个性化远程医护空间以及服务主流临床医护流程的双重角色。

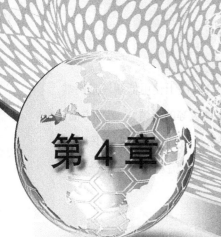

可穿戴设备具有的根据不同需求灵活采集数据的能力以及使用方便、易于携带的特点，使用户和患者随时随地获得健康医疗服务成为可能，突破了时间和空间的限制，由此也带来健康医疗服务成本的大幅下降[1, 2]。美国综合医学内容 APP 服务商 iTriage 发布的研究显示[3]，对于有潜在高血压风险的糖尿病患者，通过使用可穿戴设备进行慢性疾病管理，可将年均医疗开销从 13700 美元（引用

美国糖尿病协会统计数字）降低到 235 ～ 1525 美元（取决于使用低端还是高端的设备，包括智能手机、血压计、体重计、计步器、血糖仪等的开销）。另一方面，可穿戴设备的引入又能够激发临床医护服务模式创新，带来传统医护手段不能获得的患者数据以及更有效的诊治方法，提供与主流临床流程相结合的全新解决方案。

4.1 可穿戴设备市场概况及分类

经过几年的试水和市场培育，可穿戴设备在健康医疗领域已经表现出强大的应用潜力，在国内及国际市场上都拥有极大的发展空间。从初期功能比较单一的运动腕带、计步器等，到如今功能增强且多元化的智能手表、智能衣物、可连续采集的血糖仪 / 血压计，再到正在研发中的隐形眼镜、智能耳戴式设备、表皮传感器和可消化的微芯片药物等，在短短几年里，可穿戴设备的技术不断创新，产品系列膨胀，并逐步探索医疗级的产品，因此用户的兴趣得到激发而应用范围也大大扩展。例如，所谓的“量化自我（Quantified Self）”现象就是一种突出的表现。2007 年美国《连线》杂志编辑 Gary Wolf 和 Kevin Kelly 最早提出这个概念，即通过设备和技术手段持续跟踪、采集自己的生理 - 心理特征数据，形成生活日志 (Life Log)，探索身体健康的奥秘。《IEEE Spectrum》杂志网站曾描述了其记者通过多个可穿戴设备尝试量化自我的一个实验[4]：佩戴热量和运动感知臂带监控热量消耗，通过夹在腰带上的计步器记录运动状况，通过佩戴在右臂上的血压袖带测量血压，佩戴感知脑电的头带监测睡眠状况，通过放在浴室地板上的体重计监测体重变化，最后将这些反映个人一般健康和行为状况的原始数据，通过图表的方式清晰地展示出来（如图 4-1 所示），实现自我量化和感知。

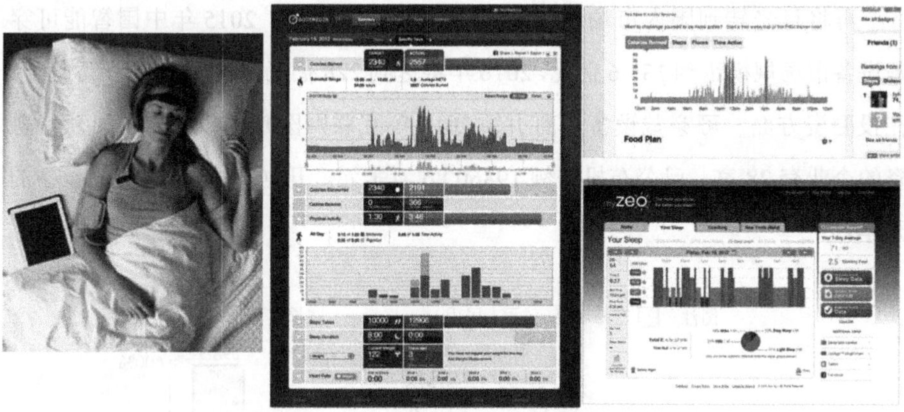

图 4–1　通过可穿戴设备量化自我的案例

4.1.1　市场概况

市场研究公司 Berg Insight 2014 年发布的调研报告[5]显示，截至 2013 年年底，全球有 300 万患者使用联网的居家医疗设备获得专业医护人员提供的远程监护服务，2018 年这一数字将达到 1910 万，复合年均增长率达 44.4%，如图 4-2 所示。值得一提的是，该统计数字并未包含那些希望培养良好生活方式的消费者开展自我健康跟踪的可穿戴设备。另一家市场研究公司 ABI Research[6]则预测，到 2020 年全球健康医疗可穿戴设备的出货量将达到 1 亿台，发展前景十分可观。

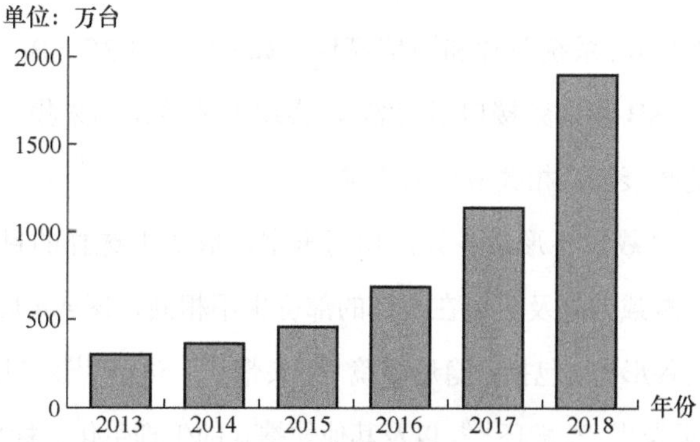

图 4-2　配有专业远程监护人员的居家医疗设备的全球出货量（来源：Berg Insight）

再将目光转到国内市场。根据易观智库[7]的预测，2015年中国智能可穿戴设备市场规模达到135.6亿元，2016年将达到228亿元，如图4-3所示。此外，在投融资方面，可穿戴设备厂商引领2014年互联网医疗的投资走向，获得融资的企业有28家，已公布投资额19860.86万美元，开创了2014可穿戴设备的元年。

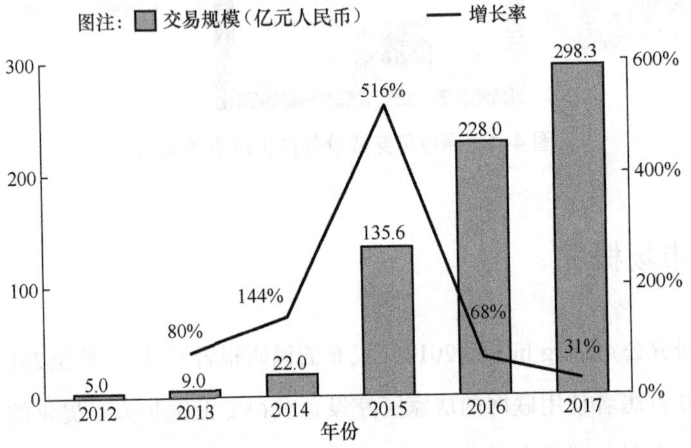

图4-3　中国智能可穿戴设备市场规模（来源：易观智库）

随着健康医疗可穿戴设备市场的兴起，各路设备制造商蜂拥而至。据2015年的统计数字[8]，国内103家企业研发了多达148款健康医疗可穿戴设备。这些设备通过集成各种不同的MEMS传感器（如加速度、光学、生物电、压力、温/湿度传感器等）、系统芯片和通信模块（如GSM/GPRS、Bluetooth、Wi-Fi、ZigBee、NFC、USB和音频接口通信等），实现人体数据的采集、处理、分析和传输，从而满足健康医疗相关应用的需求。

健康医疗可穿戴设备形态各异，功用丰富，取决于选择的目标应用，其采集的数据类型、佩戴方式及出现在人体的部位也不相同，图4-4展示了一些典型的佩戴位置和设备形态，包括：隐形眼镜[9]、头带[10]、项链[11]、马甲[12]、衣服[13]、腰带[14]、手环/手表[15,16]、脚环[17]，以及其他便携式的生理生化指标采集设备[18～20]（采集位置可在手指、额头、口腔等处）和成像设备等。

以常见的佩戴在手腕处的手环/手表[21]为例，大多数产品主要聚焦健康数据采集，如运动、睡眠、心率和周围环境参数（如紫外线指数）[22] 等，也有少数手环 / 手表通过技术攻关，实现了基于光学传感器的血压水平和血液成分的连续监测 [23]，但尚处于原型产品开发测试阶段。

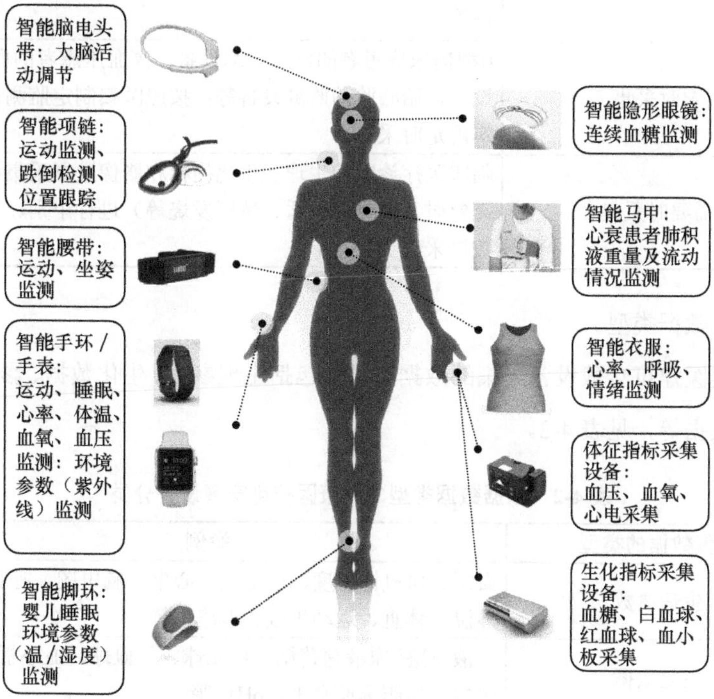

图 4-4　健康医疗可穿戴设备的不同形态及作用部位示意

4.1.2　分类

健康医疗可穿戴设备种类繁多，可从数据采集频度、数据类型、实现的功能、是否获得监管机构医疗级认证 4 个角度对其进行大致分类。

（1）数据采集频度

可穿戴设备的数据采集频度可分为不间断采集、定时采集和需要时采集，这取决于该设备被期望的具体应用场景、相应的医护服务指南和细分用户的需求等，见表 4-1。

表 4-1 依据数据采集频度的健康医疗可穿戴设备分类

采集频度	举例
（时间区段内）不间断采集	消费者/患者生活方式（运动、睡眠、饮水等）跟踪监测设备，动态心电监护设备，连续型血糖监测（CGM）设备等
定时采集	II型糖尿病患者的血糖监测设备，高血压患者的血压监测设备，胎心胎动监测设备等：按照医嘱制定监测计划，实现定时采集
需要时采集	临床医疗诊断的生理、生化指标和影像数据采集设备：需要时（如身体不适、感冒发烧等）进行个别、离散的数据采集

（2）数据类型

健康医疗可穿戴设备采集的数据类型可包括生理参数、生化数据、影像数据、综合性数据等，见表 4-2。

表 4-2 依据数据类型的健康医疗可穿戴设备分类

采集数据的类型	举例
生理参数	血压、血氧饱和度、心电图、心率、脑电图、呼吸率、体温、体重、运动步数、卡路里等
生化数据	血液/泪液/尿液葡萄糖、白血球、红血球、血小板、血红蛋白、尿胆素原水平、pH值等
影像数据	便携式B超、眼底/眼前节图片、血液影像（通过智能手机外设拍摄）、病理图片（手机拍摄）、步态视频、皮肤/伤口图片等
综合性数据	包括上述生理、生化、影像等在内的多模态数据组合

（3）实现的功能

可穿戴设备按照其在患者医护路径主要环节的作用，可分为健康促进、监测、筛查、诊断、干预、治疗等，一些例子见表 4-3。

表 4-3 依据实现的功能的健康医疗可穿戴设备分类

实现的功能	举例
健康促进	手环、计步器、手表、心率带、腰带、智能衣服等
监测	Cnoga Medical公司的TensorTip系列产品[24]：血糖、脉搏、血压、血氧等参数的连续监测； Medtronic公司的BioPatch[25]

（续表）

实现的功能	举例
筛查	美国加州大学伯克利分校UC Berkeley的血液寄生虫疾病筛查设备CellScope[26]：作为智能手机外设，自动对患者血液进行检测，判断其是否感染了寄生虫
诊断	TytoCare公司的Tyto产品[18]：在口腔、咽喉、眼睛、心脏、肺部、耳朵和皮肤等项目远程及居家检查时，通过转换探头，可方便地实现各种数据（温度、声音、图像、视频等）的采集，并将这些数据实时传送至在异地的医生，实现远程诊断和咨询
干预	美国麻省总医院和波士顿大学的“仿生胰腺”[27]：植入皮下、内含传感器的细针实时监控血糖水平，手机APP根据血糖值自动控制两个小型设备“分泌”胰高血糖素或胰岛素，在血糖过低或过高时进行干预调节
治疗	SyroLight公司的BioNette产品[28]：通过窄频红外线，实现过敏性鼻炎（花粉病）的光学治疗

（4）是否获得监管机构医疗级认证

健康医疗可穿戴设备还可以根据其是否获得相关监管机构的医疗级认证，划分为健康类消费者产品和医疗级产品。除了手环、计步器、手表、智能衣服等通常属于健康类消费者产品外，可穿戴设备的数据如果作为对患者实施诊断、治疗等环节的重要依据，则这些设备属于医疗器械的一种，必须首先经过相关医疗器械鉴定监管当局（如美国的FDA、欧洲的CE以及中国的CFDA）的认证和批准，方可在相应的市场上得到应用。尽管这些机构对传统医疗器械已有一套严格的系统化标准和检测认证方法，但面对科学发现和技术创新所赋予可穿戴设备的新功能、新特征、跨领域性、不同服务模式等的巨大挑战，以往的标准和方法需要仔细修改和补充。

例如，2015年1月，FDA发布了普通健康（General Wellness）设备[29]和医疗设备配件（Medical Device Accessories）[30]监管的两份指导草案。在普通健康设备指导草案中，FDA明确表示，不再将低风险的普通健康设备纳入联邦食品、药品和化妆品法案（Federal Food, Drug, and Cosmetic Act）的审查范围。特别地，该草案将普通健康设备分为两类：一类是与任何疾病、病症无关的设备，例如体重、睡眠和压力管理设备；另一类是能够降低患病风险，或者改善慢性疾病患者生活和症状的设备。事实上，在起草这份文件时，FDA 认真考虑采纳了相关行业组织和公众的意见，选择了一条合理的监管分界线，避免对那些帮助人们管理常见慢性疾病的产品进行监管。

4.2 互联互通标准化

在端到端的健康医疗系统中，可穿戴设备作为数据实时感知和采集的端口，同时承担着数据预处理、特性分析以及数据传输的重要作用。可穿戴设备可利用不同的短距离通信方式将数据先传至智能网关（智能手机、平板电脑、家庭网关、机顶盒等），然后再上传至云平台，或者通过广域蜂窝通信手段直接上传至云平台。平台对聚合的数据进行存储、处理、分析和展示，并结合目标应用服务对数据进行机器学习和基于知识库的智能分析，为用户提供更多的价值。

然而，可穿戴设备厂商及其产品种类繁多，功能各异，在这些设备与其他智能设备或平台交互时，就涉及数据传输协议的标准化问题。如果数据格式和通信接口标准不统一，各设备之间无法互联互通，不仅不利于健康医疗数据的共享，也会导致接口研发投入浪费，提高建设和运营成本。只有制定统一的数据传输协议，实现更广范围的互联互通，方能推动构建良好的生态环境和可穿戴设备的持续发展。

目前，国际康体佳健康联盟（3.3.1 节提到）、中国通信标准化协会（CCSA）等都致力于建立移动健康医疗系统的互联互通标准；苹果、谷歌、中国移动、腾讯等技术提供方也都基于各自的开放健康医疗平台，形成了可穿戴设备与应用及平台对接的接口标准，为构建自己的生态系统保驾护航。以下将介绍其中一些具有影响力的互联互通标准。

4.2.1 康体佳健康联盟设计指南

自 2009 年起，康体佳相继迭代发布了 6 个版本的设计指南（CDGs），对端到端移动健康医疗信息系统（图 3-3）各部分的接口定义、协议标准、安全规范等提出了详细的技术建议。2015 年发布的设计指南[31]由 8 个部分组成，其中第 2 部分《TAN-PAN-LAN Interface Design Guidelines》聚焦个人健康医疗设备（PHD）与个人健康医疗网关（PHG）之间的三种接口：触域网（Touch Area Network, TAN）、个域网（Personal Area Network, PAN）和局域网（Local Area Network, LAN）。

针对 TAN/PAN/LAN 接口的设计，康体佳给出了如图 4-5 所示的通信协议栈。其中，TAN 接口采用 NFC 作为底层传输技术，需实现 NFC PHD Class；PAN 接口可进一步划分为有线 PAN 接口、标准无线 PAN 接口和低功耗无线 PAN 接口，分别采用 USB、蓝牙、低功耗蓝牙作为底层传输技术，需实现 USB Personal Healthcare Device Class（PHDC）、Bluetooth Health Device Profile（HDP）、Bluetooth LE Attribute Profile；LAN 接口以 ZigBee 作为底层传输技术，需实现 ZigBee Health Care Profile（HCP）。

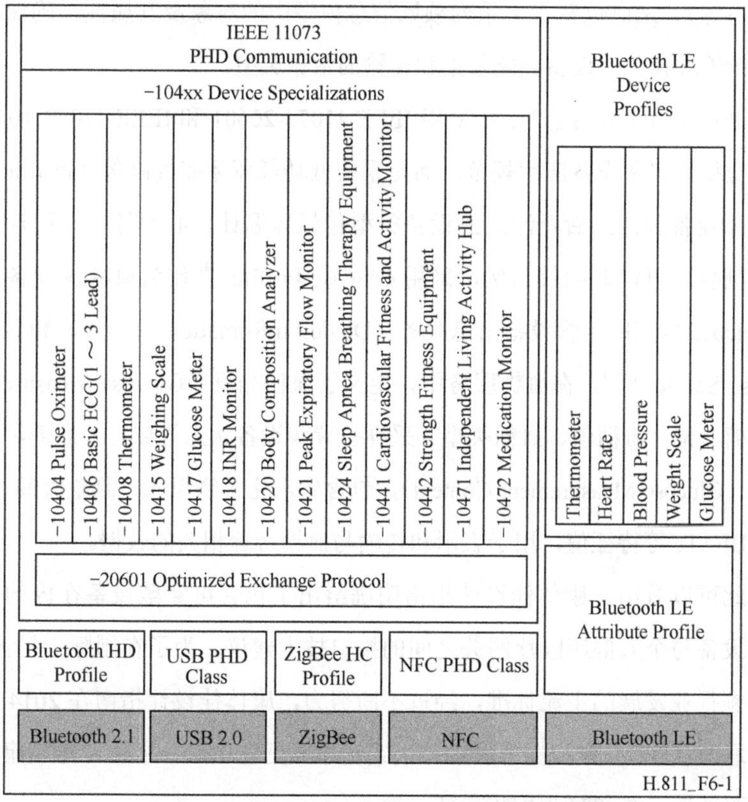

图 4-5　康体佳 TAN/PAN/LAN 通信接口协议栈

在传输层之上，除了低功耗无线 PAN 接口以外，其他接口均采用 IEEE 11073-20601 优化交换协议[32]作为数据交换协议。IEEE 11073-20601 包含三个主要内容：领域信息模型、服务模型和通信模型。领域信息模型为面向对象的模型，使用一系列对象及对象属性表示要测量的数据和状态类型等信息；服务模型定义了通用的数据交换机制（如 GET、SET、ACTION、REPORT 等）；通信模型定义了状态机和握手机制。在 IEEE 11073-20601 数据交换协议之上，采用 IEEE 11073-104XX 作为设备应用规范，针对不同设备类型的个性化需求，定义领域信息模型中该类设备特有的对象及对象属性，即需要传输的测量数据和状态类型等，同时也对服务模型和通信模型进行补充规定。IEEE 11073-104XX 系列涉及的设备类型包括血氧仪、ECG 设备、体温计、体重秤、血糖仪等。以血糖仪为例，IEEE 11073-10417 设备规范[33]定义了血糖值、糖化血红蛋白（HbA1c），患者相关联的运动、用药、碳水化合物摄入，设备及传感器状态、测量时段（餐前、餐后等）、采血位置等一系列领域信息模型中的对象及其属性，确保能够涵盖与血糖管理相关的设备可能采集和传输的数据类型。

低功耗无线 PAN 接口则不采用 IEEE 11073-20601 和 IEEE 11073-104XX 作为数据交换协议和设备应用规范，而是采用低功耗蓝牙属性画像（Profile）和低功耗蓝牙设备画像，后者涉及的设备类型包括体温计、心率计、血压计、体重秤和血糖仪。再以血糖仪为例，采用 Glucose Profile[34]作为血糖仪设备应用规范，Glucose Profile 包含设备信息服务（Device Information Service）和血糖服务（Glucose Service）[35]。在血糖服务中，定义了血糖测量（Glucose Measurement），包含血糖单位、血糖值、血糖类型、采样位置和设备状态等域，和血糖测量上下文信息（Glucose Measurement Context），包含碳水化合物摄入、测量时间、运动、用药、HbA1c 等特征值，用于表示和传输与血糖管理相关的数据。

由此可以看出，康体佳设计指南明确给出了包含可穿戴设备在内的个人健康医疗设备与个人健康医疗网关之间的接口技术建议。为了在国际上扩大影响，成为引领行业发展的主流标准，经过不断努力，康体佳设计指南在 2014 年被国际电信联盟（ITU）作为标准采纳并正式发布（见表 4-4），之后，每当康体佳设计指南更新后，在 ITU 也同步更新一次。

表 4-4　与康体佳设计指南同步更新的 ITU 标准

ITU 标准号	名称
H.810	Interoperability design guidelines for personal health systems
H.811	TAN-PAN-LAN Interface Design Guidelines
H.812	WAN IF Common Certified Device Class Guidelines
H.812.1	Observation Upload Certified Device Class Guidelines
H.812.2	Questionnaire Certified Device Class Guidelines
H.812.3	Capability Exchange Certified Device Class Guidelines
H.812.4	Authenticated Persistent Session Certified Device Class Guidelines
H.813	Health Record Network (HRN) Guidelines

在挪威、瑞典和丹麦等北欧国家政府分别推动的全国医疗系统改革的工程和项目中，包括完善全国性医疗信息网络，对医院进行深度信息化改造，提供远程医疗和移动健康管理新服务等，已明确采纳康体佳设计指南。中国信息通信研究院泰尔实验室具有资质，对厂商相应的健康医疗设备按照康体佳指南进行测试，以及对通过测试的设备进行“康体佳认证”的授权。然而，由于该技术建议涉及的相关协议比较复杂，市场准入门槛高，低成本设备实现困难，目前全球符合康体佳标准并获得认证的个人健康设备款数仍然有限。

4.2.2　其他行业标准及主流企业标准

针对国内缺乏用于个人健康管理服务的智能终端的上下通信统一接口标准的问题，中国通信标准化协会（CCSA）于 2015 年正式发布了《智能终端支持个人健康管理的技术要求第 1 部分：总体》[36] 行业标准。该行业标准参照康体佳设计指南（2013 版）、IEEE 11073 系列标准，对个人健康管理系统通用属性，以及智能终端支持个人健康管理的命名 / 术语要求、协议栈要求、底层传输技术要求、数据交换协议要求、设备功能要求、广域网协议要求等进行了规定，填补了国内基于智能终端的健康医疗互联互通要求的空白，促进了个人健康管理产业的发展。

除了国际和国内的标准化组织以外，一些运营云计算基础设施和平台的IT巨头公司基于提高行业影响力，营造有利于自身发展的健康医疗生态系统的需要，也分别推出了可穿戴设备与自身平台对接的接口规范，实现面向众多可穿戴设备厂商的设备接入，并利用各自的健康医疗平台基础能力和应用开发环境提供统一的服务。

苹果于2014年6月正式进军健康医疗领域，并推出了Health APP自有健康管理应用和HealthKit虚拟业务架构（包括平台、开放API和技术规范），力图实现健康跟踪数据在用户、医护人员、第三方设备和应用中间的共享。利用统一的HealthKit技术规范，Health APP可以收集各种第三方可穿戴设备的健康数据，并将这些数据上传至HealthKit平台。对苹果而言，HealthKit架构相当于连接硬件、应用、平台的桥梁，通过实现互联互通的标准化，推动苹果数字健康生态圈的形成。

中国移动在健康医疗行业进行了一系列的战略部署和探索实践。依托智能管道、大平台和大数据优势，该公司正在建设、完善和运营自己的医疗云平台，与产业链共同打造开放的健康医疗生态圈，提供利国惠民的健康医疗服务。在医疗云平台的建设过程中，为了方便各类健康医疗体征监测设备和应用的接入，中国移动制定了统一、开放的数据传输接口标准《中国移动医疗云平台接口规范》，该接口规范涵盖Bluetooth 4.0、3.5mm音频传输、NFC、USB等多种短距离传输方式，以及GSM/GPRS/EDGE/TD-SCDMA/TD-LTE等移动网络通信方式，对运动、心电、心率、血压、血糖、体温、体重、体脂、胆固醇、尿酸等十余个体征参数的数据接口进行了定义。该接口规范在保证与国际主流行业标准（康体佳设计指南）兼容的同时，增加了Bluetooth 4.0接口的可选实现方式、3.5mm音频接口及体征监测设备通过移动网络直接连接医疗云平台的接口要求，以满足不同解决方案和应用场景的实际需求。其中，Bluetooth 4.0接口可选实现方式区别于必选实现方式（即康体佳低功耗无线PAN接口），由体征监测设备厂商提供智能终端上的SDK，该SDK与终端APP之间的接口需满足接口规范的要求，如图4-6所示。

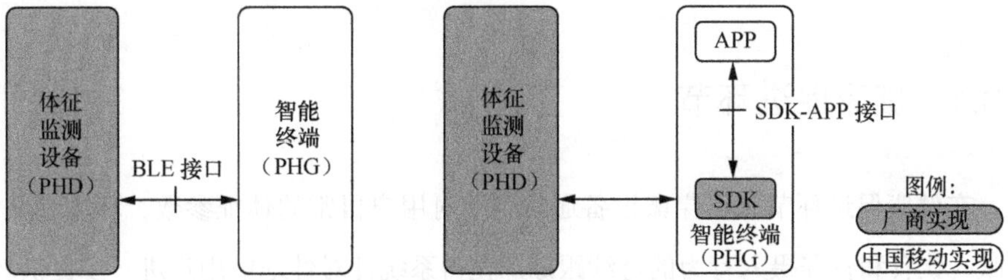

图 4-6　中国移动医疗云平台 BLE 4.0 接口的两种实现方式

微信于 2014 年 8 月开始向其公众账号开放智能硬件绑定和数据接入能力，依托腾讯的社交网络优势，建设主打社交牌的可穿戴设备平台。第三方设备厂商通过申请，获取微信提供的设备接口标准，进行产品对接开发和调试。继九安医疗（iHealth）、华为荣耀、乐心、咕咚4家厂商的产品首批接入微信平台之后，小米手环、小米体重秤、三诺血糖仪等第三方设备也陆续接入。

除了上述案例之外，谷歌、微软、三星、微软、百度等巨头都在搭建自己的健康医疗平台，并制定企业自有接口标准，凭借各自的竞争优势、特点及行业影响力，力图将企业自有标准进一步推广，向真正意义上的行业标准靠拢。然而在现阶段，还没有一个巨头强大到占据垄断地位。对于设备厂商来说，要么只选择其中一个阵营，要么投入更多的研发经费，实现与多个平台的对接。未来，我们期待看到产业层面的可穿戴设备互联互通统一标准体系的形成，通过营造清晰、有序的产业环境，在实现更广范围的健康数据共享的同时，降低设备研发和应用服务成本。

4.3　可穿戴设备与典型应用案例

以上两节初步讨论了健康医疗可穿戴设备的分类、市场成长预期及其作为移动互联网接入端口的互联互通标准要求。以下将结合具体设备案例，介绍可穿戴设备如何在贯穿患者临床医护全路径，包括健康促进、慢性疾病管理、诊断治疗、院外康复 / 干预等各个环节发挥作用，并分析说明与设备配套的智能分析算法及应用服务的重要价值。

4.3.1 健康促进环节

在健康促进环节，可穿戴设备通常用于对用户日常的体征参数、环境参数、睡眠、饮食和营养摄入行为的持续跟踪，使得系统针对性地给用户进一步提供教育资料、信息（如数据图表）反馈、提醒、行动指南和激励机制成为可能，促进培养健康生活方式。

（1）生命体征参数、安全与环境参数监测

在生命体征参数方面，可穿戴设备能够实现身体运动状态、卡路里消耗、心率、体温、呼吸、压力、情绪等的持续监测，帮助用户了解自己的生理－心理状态及变化情况。这类设备最常见的形态为手环／腕带（老人健康手环）、智能手表（儿童安全手表）、智能手机，还有专门用途的智能背心、智能袜子等。

以 2014 年 10 月发布的微软手环（Microsoft Band）[37] 为例，它搭载了多达 10 种传感器（包括环境光强度、皮肤温度、紫外线强度、电容触摸、皮电感应（Skin Conductance）、心率、三轴加速度计、陀螺仪、GPS、麦克风），可监测心率、步数、距离、卡路里消耗、体温、皮电、紫外线指数等参数，其中，皮电参数可应用于心理压力状态的评估。微软手环的外观及内部结构如图 4-7 所示。

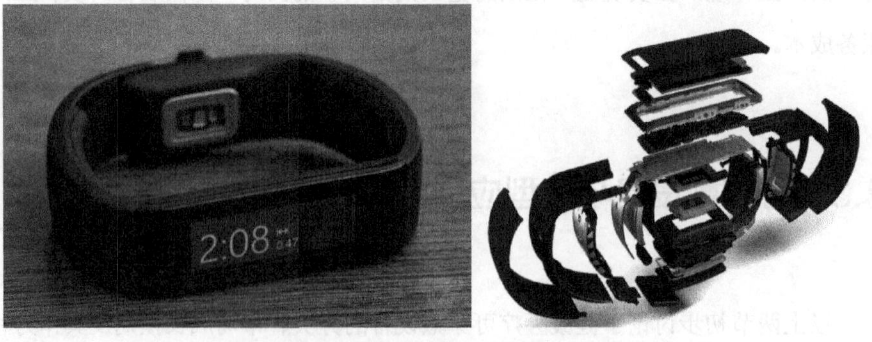

图 4-7　微软手环外观及内部结构示意

尽管微软手环能够采集如此丰富类型的人体相关参数，但对于用户来说，如果手环仅仅提供数据查看和展示功能，而不能评估用户健康状态并提供改善健康的指南和建议，则很难促使其长期佩戴和使用。因此，基于可穿戴设备采集的数据，通过智能分析算法，为用户提供可操作的信息，成为提高用户黏性的关键。微软 Health 移动健康平台中的智能引擎，正是起到了这一作用。

微软 Health 平台（如图 4-8 所示）可汇聚和存储包括微软手环在内的其他厂商设备和第三方应用采集的个人健身和健康数据，并通过智能引擎的建模和关联分析将数据转化为有价值的见解，比如：发现消耗最多卡路里的运动项目，基于锻炼强度给出身体恢复时间建议，量化舒适睡眠时间和不安睡眠时间等。此外，Health 平台还可结合日历、邮件和地理位置，提供更智能的信息，比如：工作日程安排与健身效果的关系，吃早饭是否会跑得更快，开会是否影响睡眠质量等。如此一来，微软手环用户能够基于这些信息和见解，对生活方式加以改善，真正实现健康促进。

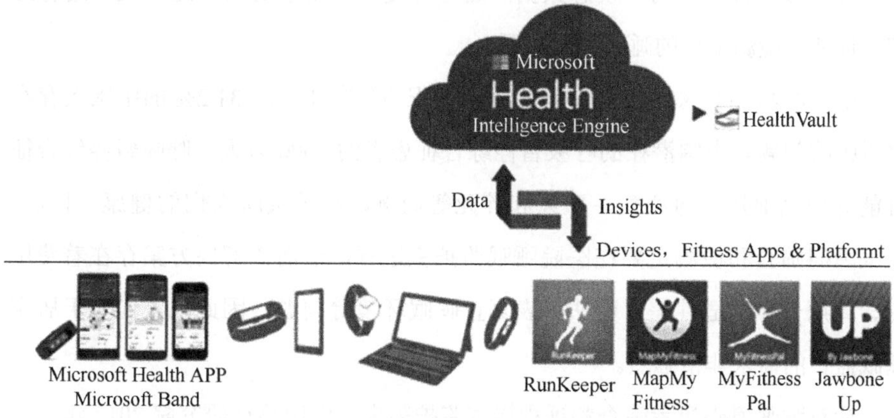

图 4-8　微软 Health 平台及智能引擎

除了监测体征参数，可穿戴设备还可同时监测用户所处在的环境特征，如海拔、气压、温湿度、紫外线、空气质量等。这些关联的上下文信息对于正确解释用户的状态非常有用。一些典型设备的案例如下。

● 云狐智能手表[38]除了记录运动、心率、卡路里消耗以外，通过内置气压传感器，提供实时的海拔、气压等环境信息，为用户开展户外活动提供帮助。

● Sproutling 婴儿智能脚环[17]可监测婴儿翻身动作、心跳及室内温度，与其配套的室内感应器还能够监测室内灯光、湿度以及噪音，这两个硬件设备通过蓝牙与 APP 相连，帮助父母跟踪婴儿的行为变化和健康情况并获得权威的改善建议（例如，把室内灯光调暗一些，孩子的睡眠质量可能会更好）。

● Netatmo June 手环[22]面向女性设计，可用于检测紫外线，提醒用户不要在日光下暴晒，并基于用户的皮肤类型，提出关于防晒霜、太阳眼镜和帽子的建议。

● 小巧的 Birdi 智能空气监测器[39]通过内置光电烟雾传感器、一氧化碳电气化传感器和颗粒传感器等，监测空气中危害健康的元素、污染和紧急情况等，包括烟雾、危险物（一氧化碳）、过敏源（花粉）和空气质量（微粒、温度、湿度、空气新鲜程度），从而保护用户处在健康和安全的环境中。

（2）睡眠质量评估和睡眠障碍检测

可穿戴设备采集的多模态数据，还可方便地应用于对用户睡眠质量进行跟踪、评估并检测常见的睡眠障碍问题。

中国医师协会《2015 年中国睡眠指数报告》[40]显示，31.2% 的中国人存在严重睡眠问题。中国潜在的呼吸暂停综合征患者约 5000 万人，呼吸暂停综合征可能导致高血压、冠心病、中风和猝死等问题，严重威胁人们的健康。目前，睡眠障碍筛查和检测主要在医院睡眠监护室进行，然而该解决方案存在着费用高、周期长、舒适性差、无法代表真正睡眠环境等问题。因此，人们对于居家睡眠监护的需求非常强烈。

针对睡眠障碍患者筛查和远程居家监护需求，中国移动研究院 2013 年研发了端到端睡眠健康远程监护系统。该系统利用可穿戴智能节点采集用户睡眠期间的心电、体温、加速度数据，经过特征处理后，通过低功耗蓝牙或者 USB 将数据传输至智能手机；与此同时，利用智能手机内置的麦克风采集用户睡眠期间卧室内的声响，应用智能分析算法，在手机上实现用户的鼾声和其他背景声的识别，以及检测阻塞性呼吸暂停事件等。这些特征数据在上传至平台侧后得到进一步智能分析，从而实现睡眠姿态判定（俯卧、侧卧、平躺）、睡眠结构分析（深睡、浅睡、夜醒）和睡眠质量评估；睡眠中心的专业医生对智能算法的分析结果加以确认，并给出专业的睡眠指导建议，最终反馈给用户，形成闭环服务。

由此可见，可穿戴智能节点作为数据感知端口，实现基础体征数据的采集，为后续应用及服务提供奠定了基础。通过进一步叠加智能手机及平台中的智能分析算法和专业医生支持，为用户提供可理解的呼吸暂停检测及睡眠质量评估结果和可执行的行动指南，形成线上线下相结合的闭环服务，最终指导其提高睡眠质量，摆脱睡眠障碍。

（3）饮食和营养摄入跟踪

合理饮食和营养摄入是人们日常生活方式的重要组成部分，引导人们养成科学的饮食习惯，对于保持健康的身心状态十分重要。通常健康管理应用APP需要用户通过勾选、拍照或者扫描二维码等方式逐次手工录入饮食日志，对用户的配合和要求严格、体验欠佳，相比之下更便捷（但仍然处于研发和改善中）的解决方案是，利用可穿戴设备的传感器，实现对饮食和营养摄入的自动、量化评估。

例如，骨传导耳机可以采集用户用牙齿咀嚼食物时的骨传导声音，分析咀嚼的频次及时间，以及摄入食物的类型、硬度和食量等；内置三维加速度计的手环或筷子则可以采集手腕或筷子的运动加速度，分析进食次数和频率，并估算摄入热量；此外，Healbe GoBe 手环[41]通过（压力传感器、阻抗传感器、加速度计）检测皮下细胞中的葡萄糖含量，试图精确计算用户摄入的热量，并及时给予用户提醒和建议。不过，这项技术的成功与否尚未可知，因为仍在测试中[42]。

4.3.2 慢性疾病管理环节

在慢性疾病管理环节，根据临床要求，利用可穿戴设备对血压、血糖、心电等与慢性疾病相关的体征参数进行每日几次或连续监测，提供关于体征变化的分析和洞察，实现有效的患者自我管理、家人护理以及专业护理团队管理相结合。以下列举可穿戴设备在糖尿病、心律失常、心肌缺血等几种典型慢性疾病管理中的应用案例。

（1）糖尿病管理

根据国际糖尿病联盟（IDF）的统计，2015 年全球糖尿病患者人数达 4.15 亿，每 11 个成年人中就有 1 个患糖尿病，而中国糖尿病患者人数达 1.096 亿，居全球首位。研究发现，近 2/3 接受治疗的中国糖尿病患者未能适当控制血糖，从而会引起各种并发症，如心脏病、中风、失明和肾功能衰竭等。因此，持续监测血糖水平变化，及时采取适当干预，对于糖尿病患者尤其是 I 型糖尿病患者十分重要，可避免出现潜在的危险状况。

美国连续血糖监测解决方案提供商 Dexcom 研发的 G5 Mobile Continuous Glucose Monitoring System [43]，是首个获得 FDA 批准的完全移动化的连续血糖监测系统，如图 4-9 所示。该系统由植入皮下的血糖测量传感器、固定在传感器上的无线（蓝牙）数据发送器以及数据显示设备（如智能手机 APP）组成，能够帮助糖尿病患者将连续血糖数据自动、安全且实时地分享给不超过 5 位的指定人员，如亲友及医护人员等。医护人员利用安装在苹果终端（如 iPhone）上的应用软件，远程监控患者的血糖水平，并接收警报提醒，如血糖值接近过高或过低的危险水平。该系统使得糖尿病患者和护理人员更加灵活方便地进行血糖管理。

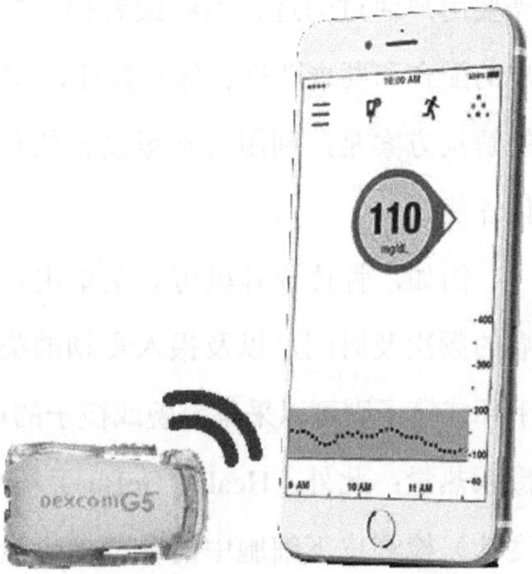

图 4-9　Dexcom G5 连续血糖监测系统

以色列 Cnoga Medical 公司研发的 Combo Glucometer 组合式血糖监测仪 [24] 包含常规的使用血样的血糖刺入式检测模块（校准模块）和通过光谱分析实现的血糖非刺入式监测模块，是首款在市场上销售且达到传统刺入式监测精度标准的设备，如图 4-10 所示。用户只需在最初的 1 ～ 2 周扎手指采血对设备进行个性化校准，之后不需要血样就可获得精确的结

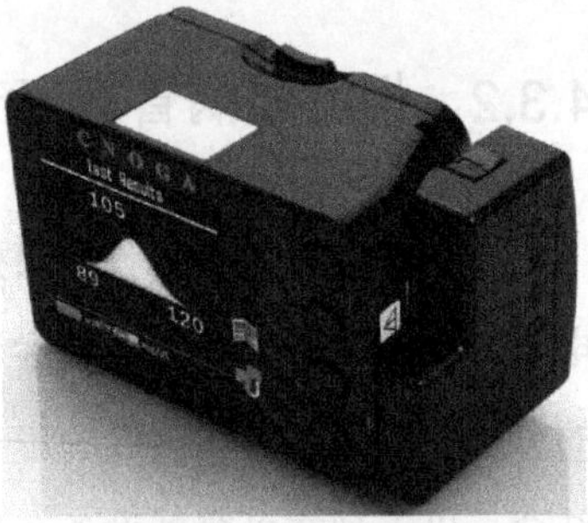

图 4-10　Cnoga 非刺入式血糖监测仪（组合式）

果。非刺入式监测大大减缓了患者的痛苦，患者可以在任何时间和场合测量血糖值，测量结果被自动记录，为血糖监测和糖尿病管理提供了方便。该设备可通过 USB 和智能手机相连上传数据。

（2）心律失常检测

根据国家心血管病中心[44]统计显示，我国心血管病患者人数高达 2.9 亿，平均每 5 个成年人就有 1 人患有心血管病，平均每 5 例死亡就有 2 例死于心血管病，死亡率居各种疾病之首。面对如此严峻的形势，如何有效预防心血管病、降低心血管病的危害已经成为社会各界关注的重点。

事实上，心律失常是心脏功能发生异常的早期症状，如果及时检测心律失常，能够及早发现、预防和治疗心脏疾病。随着可穿戴设备和移动互联网技术的发展，针对移动和家庭场景的远程心脏监护和心律失常筛查成为有效预防心血管病的手段。

基于以上背景，中国移动研究院 2014 年研发了端到端的远程心脏监护系统。该系统包括智能心电节点、智能手机 APP 和移动健康创新平台 CM-mHiP，可为用户提供集心电采集、信号质量分析、心律失常筛查及严重程度评估于一体的远程心脏监护服务，如图 4-11 所示。

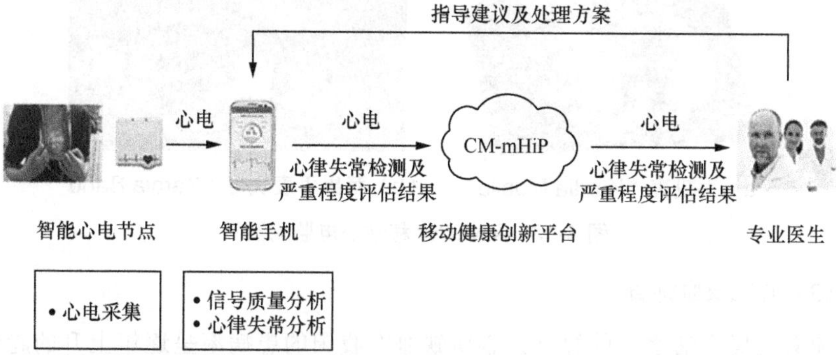

图 4-11　智能心电节点应用于心律失常筛查及严重程度评估案例

在该系统中，智能节点连续采集用户的心电数据（单导联或者三导联），并通过低功耗蓝牙实时传输至智能手机；智能手机 APP 的信号质量检测算法同步对心电数据进行分析，如信号质量不佳用户可适当调整佩戴位置；当心电数据信号质量合格后，APP 将保存一段时间（如 30 秒）的心电数据，并通过智能算法分析，实现心律失常检测（如心动过缓 / 过速、早搏、房颤等）和严重程度评估（无碍、中度、严重）；原始心电数据和算法分析结果通过移动健康创新平台共享至专业服务中心的医生进行判识，一旦情况异常，医生将及时通知用户去医院做进一步检查，从而实现疾病的早发现、早治疗。

由此可见，通过将智能心电节点、智能分析算法和专业医疗资源相结合，为潜在的心血管疾病患者提供远程监护服务，一方面减少了患者做检查的支出和时间成本，尽早发现问题；另一方面，减少了心内科医生的重复劳动，通过智能算法分析辅助人工检查，过滤心脏正常的情况，将医生的精力放在少数需要重点关注的心脏异常情况。

除了佩戴在人体上的智能心电设备形态以外，AliveCor 公司研发的移动心电监测器“Kardia Mobile”[45]可作为智能手机配件，以手机壳形态呈现，已获得 FDA 认证。该设备采集单导联 ECG 信号，并将数据传输至 AliveECG 应用和服务器。基于心电信号，AFib 算法可实现房颤的自动检测，如图 4-12 所示。此外，AliveCor 近期还推出了一款 FDA 认证的用于心脏监护的医疗级苹果手表表带，取名“Kardia Band”，表带上嵌有硬币大小的心电传感器和信号分析模块[46]。

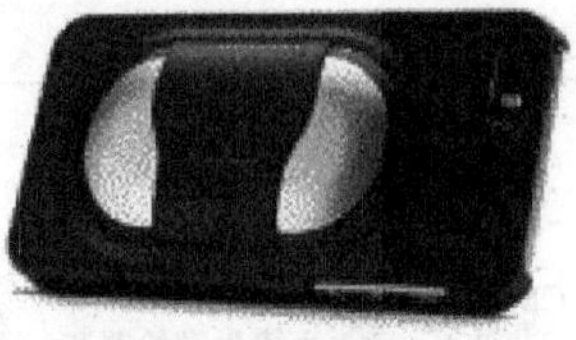

（a）手机壳“Kardia Mobile”

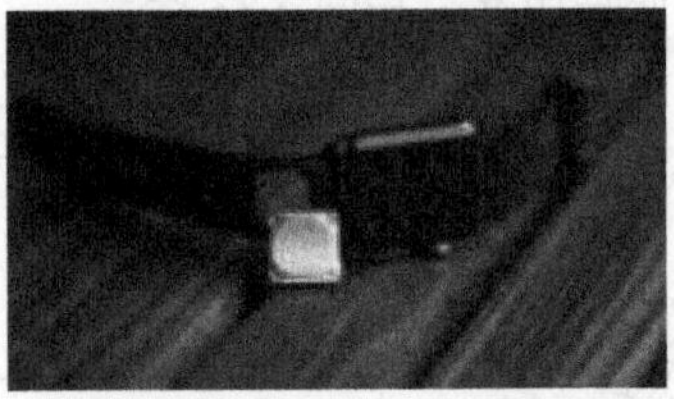

（b）苹果手表表带“Kardia Band”

图 4-12　AliveCor 移动心电监测器

（3）心肌缺血筛查

随着人民生活水平的提高，心肌缺血在我国的患病率呈逐年上升的趋势。心肌缺血是中老年人的常见病和多发病，冠心病是引起心肌缺血最主要、最常见的病因。

以色列一家创新公司 Lev El 研发了一套包括常见心电采集设备 Holter 和智能分析算法在内的端到端系统[47]，实现冠心病和心肌缺血的早期检测和筛查服务，已获得欧盟 CE 认证，如图 4-13 所示。

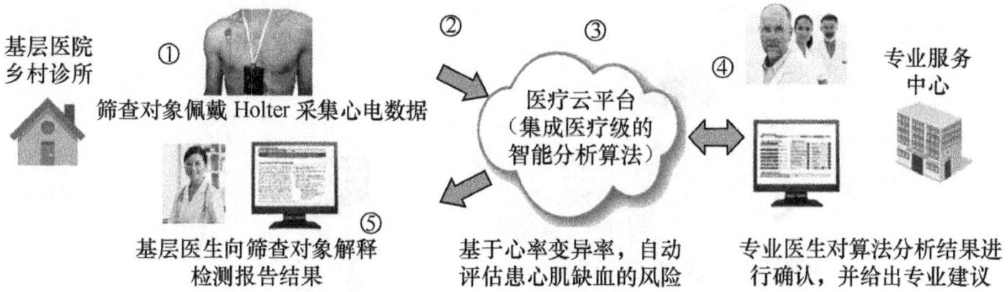

图 4-13　Lev El 心肌缺血筛查系统

基层医院和乡村诊所缺乏有资质的专业人员和分析手段，但其初级医疗的医生可指导用户正确佩戴常规的 Holter 采集 1 小时左右的心电数据，并附之以必要的患者 EMR 信息（相关心血管病史、生活习惯因素等）安全可靠地上传至专业服务中心的医疗云平台。智能算法据此自动评估用户患心肌缺血的风险，分析结果再由专家医生进行确认，并给出专业建议。基层医生很快获取完整的检测报告并向筛查对象解读。与传统的运动负荷试验（EST）相比，基于 Holter 的解决方案覆盖人群更广，准确性更高，对于老年人、孕妇等都适用。

4.3.3　诊断治疗环节

在诊断治疗环节，医疗级可穿戴设备能及时方便地采集患者的生理、生化指标和影像数据等，并分享至专业医护人员进行远程监护或诊断；此外，一些可穿戴设备通过特有技术手段，可实现对某些疾病干预和治疗。

美国创业公司 Scanadu 研发的手持式医疗检查设备 Scanadu Scout（如图 4-14 所示）[19] 只需要被放置在用户的额头上几秒钟，即可实时测量血压、血氧饱和度（SPO2）、体温、ECG、心率、呼吸率、压力状态等指标。设备将数据传送到移动端进行进一步处理分析，对身体状况（如是否发烧等）做出评价和指导。

该公司的另一款设备 Scanadu Urine [48] 可基于尿液样本，实现葡萄糖、蛋白质、硝酸盐、血胆红素、尿胆素原水平、pH 值等指标的测量，并将测量结果上传到用户的智能手机，如图 4-15 所示。

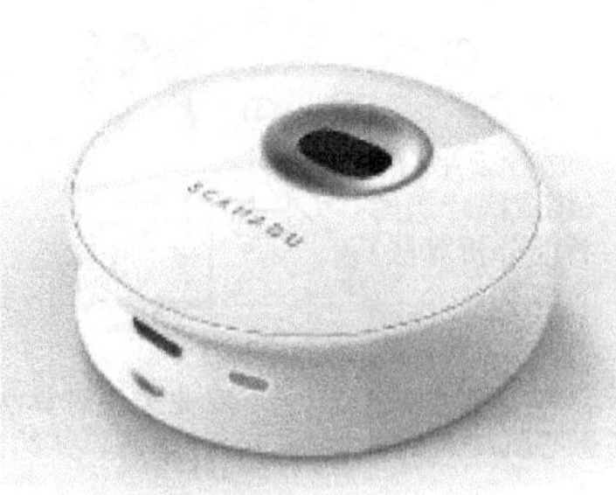

图 4-14　Scanadu Scout 手持式医疗检查设备

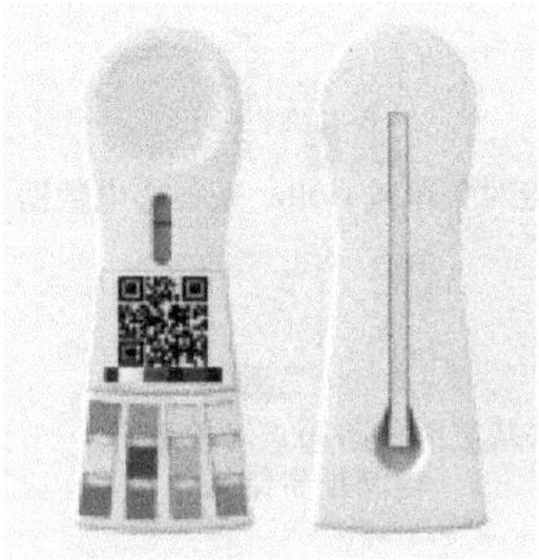

图 4-15　Scanadu Urine 尿液检验设备

Zephyr 公司的 BioPatch [25]，如图 4-16 所示，佩戴方便，小巧舒适，能够同时测量患者的心率、呼吸率、身体姿势、运动，分析、报警并传给医护团队及时处置。和医院现有的床旁监护仪相比，住院患者能够在病房内外自由活动而同时处在医护人员的持续监护中，以防身体不适。

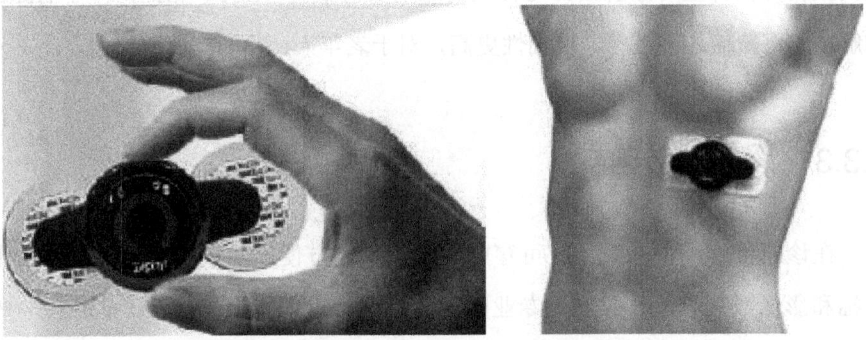

图 4-16　Zephyr 的患者状态跟踪设备 BioPatch

美国 DNA 医学研究所（DMI）研发的便携式血液检验设备 rHealth [20] 则基于血液样本，实现白血球、红血球、血小板、血红蛋白、维生素 D、细胞因子等参数的测量和数百种疾病的准确诊断，为临床医疗决策提供支持，如图 4-17 所示。

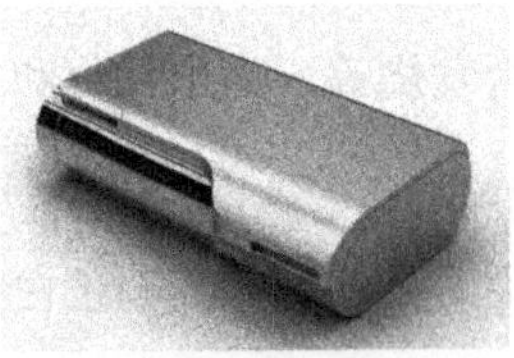

图 4-17　DMI rHealth 血液检验设备

TytoCare 公司研发的 Tyto 手持式医疗检查设备 [18]，当检查不同的身体器官和部位时，可使用不同的传感器探头，采集相应身体器官的高清图像、声音和温度等，实现口腔、咽喉、眼睛、心脏、肺部、耳朵和皮肤等身体部位的居家检查和温度测量，同时可将数据和影像等实时传送至医生，实现远程诊断，如图 4-18 所示。

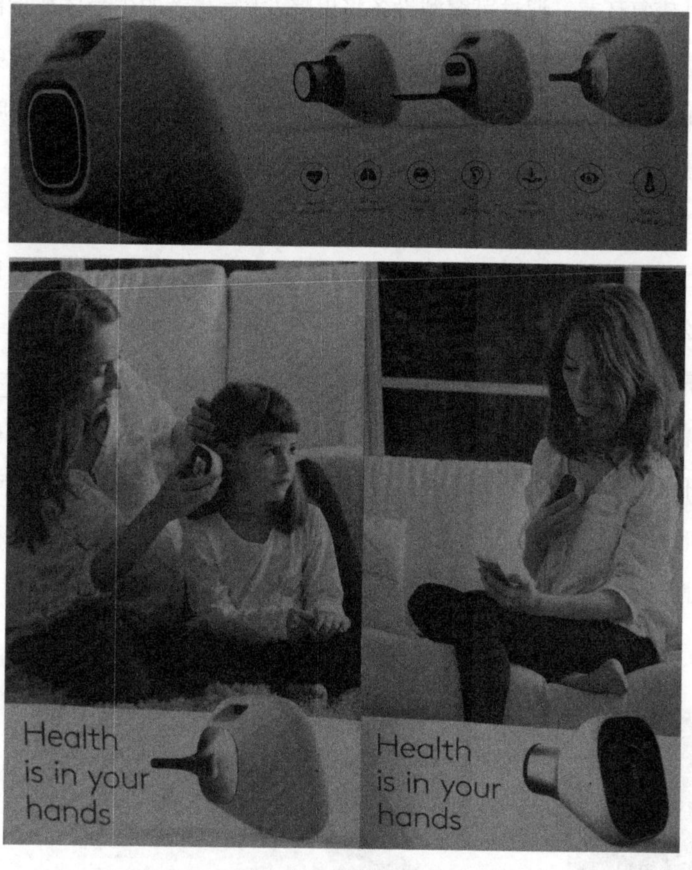

图 4-18　TytoCare 手持式医疗检查设备

除了疾病检查和诊断之外，可穿戴设备还可应用于疾病治疗。例如，SyroLight 公司研发的 BioNette 鼻炎治疗仪[28]，通过窄频红外线，实现过敏性鼻炎（花粉病）的光学治疗。此种治疗属于无副作用的物理治疗，治疗周期为每天 2 ～ 3 次，每次 5 分钟。该设备携带方便，易于使用，用户体验佳，如图 4-19 所示。

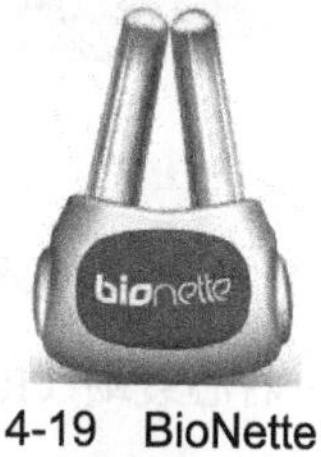

图 4-19　BioNette 鼻炎治疗仪

4.3.4 院外康复/干预环节

在院外康复环节，通过可穿戴设备将出院 / 术后患者的生命体征指标、医嘱依从性及康复进展情况实时反馈给医院的医护人员，实现院内医疗服务向院外的拓展延伸。以下将列举可穿戴设备在心力衰竭、肺动脉高压、睡眠呼吸暂停综合征等疾病的院外康复中的应用案例。

（1）心力衰竭患者（CHF）肺积液监测

2.1.5 节提到的一款非侵入式肺积液监护背心 Sensible Vest [12]，来自以色列医疗创新公司 Sensible Medical Innovations。如图 4-20 所示，该背心基于 ReDS 雷达监测和成像技术（来源于军事用途中的“墙壁透视”技术），非侵入式地动态监测心衰患者的肺部积液变化，并将数据传输给医护人员进行判断，必要时启动及时干预措施，包括服用药品、调节饮食和调整生活习惯等。临床试验表明，和标准的照护模式相比，借助监护背心检测的照护模式使得心衰病人在三个月内再入院的比例下降了 87%。

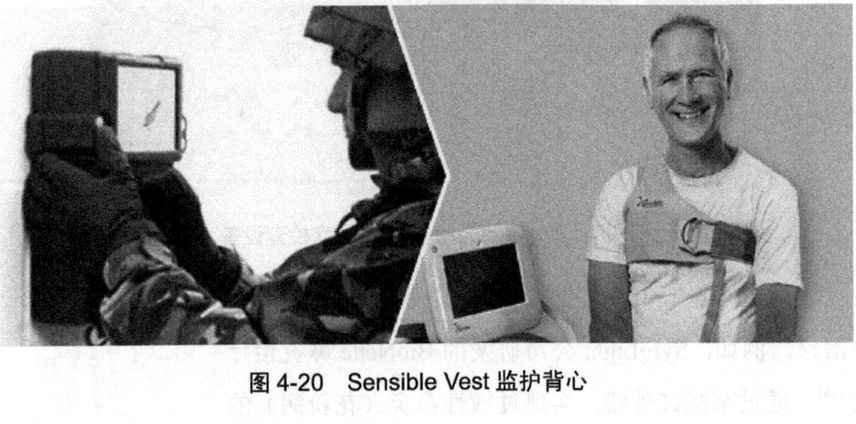

图 4-20 Sensible Vest 监护背心

（2）心力衰竭患者肺动脉压监测

右心衰竭（Right Heart Failure）是肺动脉高压的主要并发症，对于肺动脉高压引起的心衰患者，心衰病情会随着肺动脉高压的发展而发展。因此，对其实现肺动脉压的连续监测十分必要。

圣犹达医疗公司（St. Jude Medical）研发的面向心衰患者的植入式无线血流动力学监测系统“CardioMEMS HF System”[49]，如图 4-21 所示，是首个获得 FDA 批准的此类系统。在该系统中，肺动脉传感器被植入肺动脉，病人电子装置（Patient Electronics System）在激活传感器、为其供能的同时，接收传感器数据，计算患者肺动脉压和心率，并通过移动蜂窝网或固网，将数据上传至后台系统。医护人员可在网站上查看这些血流动力学数据，并对心衰患者的治疗方案进行调整。经临床验证，该系统能够显著降低心衰患者再住院率，并提高心衰患者的生活质量。

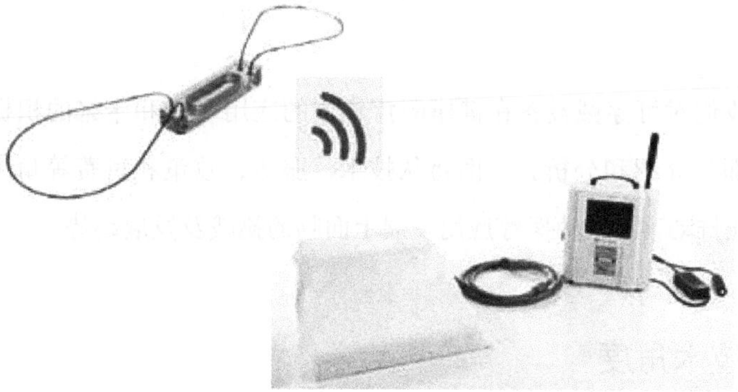

（a）植入式肺动脉传感器　　　　（b）病人电子装置

图 4-21　CardioMEMS 无线血流动力学监测系统“CardioMEMS HF System”

（3）睡眠呼吸暂停综合征患者居家治疗监测

对于中重度的睡眠呼吸暂停综合征患者来说，长期睡眠时佩戴呼吸机进行气道正压通气治疗是国际标准的治疗方案，一方面可改善睡眠质量，同时可有效减少出现心脑血管并发症的可能。然而，医生在一般情况下很难清楚掌握患者居家治疗的实际情况，因此无法及时发现患者出现的异常状况并采取相应的干预措施。

针对这一问题，ResMed 公司研发了一款带有无线通信功能的呼吸机。该呼吸机可记录患者每次治疗的开始 / 结束时间、通气时间、患者使用时间、吸气高 / 低压力等治疗数据，并通过无线蜂窝通信模块自动上传至平台。专业医护团队提供远程监护服务，跟踪患者治疗依从性，并及时调整治疗处方，患者亦可在自己的智能终端上查看数据[50]。基于该解决方案，患者居家治疗情况可以得到很好的监测，有助于提高护理效率和改善治疗效果，如图4-22所示。

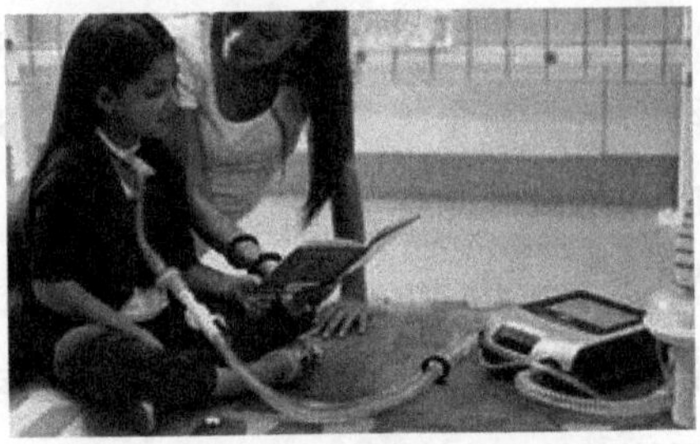

图 4-22 ResMed 呼吸机记录并反馈患者的使用情况

4.4 可穿戴设备的发展趋势

以上我们对可穿戴设备在健康医疗领域的应用现状和带来的积极效果进行了比较全面的介绍和分析。下面将从技术、服务、政策和付费等角度，探讨可穿戴设备在推动移动健康医疗应用发展上面临的挑战及发展趋势。

4.4.1 技术角度

从技术角度看，可穿戴设备将向微小型化和低功耗，精准化和一致性，外观设计及材料工艺增强，采用前沿技术等方向发展，以满足日益增多的专业医护需求。

（1）微小型化和低功耗

在微小型化方面，由于可穿戴设备需要穿戴在人体上或具备易于携带的特征，甚至可植入人体的内部，这对于设备的体积提出了较高的要求。目前英特尔已实现14nm工艺的CPU量产，10nm工艺的产品预计在2017年上市，体积更小、集成度更高的ASIC（Application Specific Integrated Circuit）芯片将会为可穿戴设备体积缩小带来进一步提升的空间；另一方面，可穿戴设备使用的主流Bluetooth 4.0芯片，如德州仪器的CC2541和Nodic公司的nRF51822，都是集成了MCU、蓝牙基带以及丰富的传感器接口的系统芯片（System on Chip, SoC），只需要很少量的外围电路，就可以实现不同的功能，这些都为可穿戴设备进一步小型化提供了有力的基础。

在低功耗方面，目前ASIC设计中的Power Gating超低功耗技术正在进一步发展成熟，例如nRF51822上实现了1.8～3.3V的多电压域动态调整，可在非通信状态降低电路电压，有效降低芯片的静态功耗，而CC2541的多级休眠模式，可利用低频时钟唤醒MCU，大大降低了芯片的动态功耗，达到微安级的超低待机功耗，这些都为可穿戴设备在电池有限的情况下实现超长待机提供了有力的保障。

未来，随着集成度和工艺尺寸的提升，不同晶体管的间距变得非常短，电流泄漏现象变得异常严重，可穿戴设备在功耗方面将面临新的挑战，而FinFET技术[51]在集成电路制造中的发展会帮助这些问题的解决；此外，随着纳米材料的发展，三维纳米薄膜微电池具有大功率、小体积、快速充电的特点，应用在可穿戴设备上能解决目前电池体积的瓶颈。这些都会使可穿戴设备在功耗和体积上取得进一步突破。

（2）精准化和一致性

在数据精准化方面，可穿戴设备采集数据的准确性仍有待提高，运动健康跟踪类产品大多没有经过专业医疗机构认证或得到专业人员的推荐。以运动监测设备为例，根据英国广播公司BBC记者的亲身测试[52]，4款知名运动手环Garmin Vivosmart、Fitbit Charge、Misfit Shine和Jawbone Up Move测量的多项运动数据差异甚大。在最坏的情况下，这些运动手环测得某一天运动距离之间的偏差多达23%；而Fitbit Charge和Jawbone Up Move测得的一周累计卡路里消耗量相差2649大卡，这一数字甚至比与该记者体格相近的成人每日卡路里摄入量还多。

此外，由美国爱荷华州立大学运动学系牵头发表在《运动及锻炼中的医学与科学》杂志的研究文章[53]也指出，运动监测设备在能量消耗评估方面的准确性并不高。研究人员测试了5款面向消费者的运动监测设备（Fitbit Flex，Jawbone UP 24, Misfit Shine, Nike+Fuelband SE, Polar Loop）和两款研究类运动监测设备（Actigraph GT3X+, BodyMedica Core），试图评估其测量有氧运动、久坐、耐力运动的能量消耗数据的准确性。研究结果表明，BodyMedica Core 的表现最佳，平均错误率为 15.3%；表现最差的是 Misfit Shine，平均错误率为 30.4%。一些设备在监测有氧运动、久坐、耐力运动三类活动时，结果要么全部偏高，要么全部偏低；也有一些设备在监测其中一类活动时结果偏高，而另外两类活动结果偏低。如果没有将这些活动区分开，这些偏差可能互相抵消，隐藏在其中无法暴露，而准确性问题却实际存在。

再以血压监测设备为例，根据发表在《美国高血压学会杂志》上的一项研究结果[54]，一些家用血压计能够与 iPhone 智能手机相连并上传数据，患者使用 APP 跟踪自己的血压，并与医护人员分享数据。不过，这类血压计的准确性有待提高，对同一个人在同样条件下不同设备的血压读数不同，与金标准（Gold Standard）相比经常过高或过低。

尽管目前有些可穿戴设备测量数据的准确性和稳定性尚未达到医疗级的要求，但随着传感器技术和工艺的发展，以及传统医疗行业的逐步开放和医护模式的创新，将会有越来越多的（由用户产生的）可穿戴设备的数据在临床医疗中得到使用，连续采集的体征数据由于提供的是历史变化而不只是特定时刻特定环境下的人体信息，将会越来越具有诊断价值。

（3）外观设计、材料工艺增强

可穿戴设备的外观设计和材料工艺直接影响设备品质和用户选择。风险投资公司 Rock Health 将“外观设计合理美观，佩戴舒适”列为可穿戴设备进一步拓展市场需要聚焦的核心因素之一[55]。暂不论功能要素，可穿戴设备的外观设计有如下三个趋势。

一是弱化存在感。未来可穿戴设备将与人体更好地融合，通过可消化 / 服用药片、皮肤贴片、服装 / 服饰、植入式微设备等多种形态，提供无感知化的用户体验。

目前，可服用的健康医疗设备正处于缓慢而稳步的发展中，其能够提高患者服药的依从性，并且对患者的体征参数和疾病状况进行监控。智能手表、运动跟踪设备和健康手环所具备的部分功能很快能够在一个嵌入药丸的芯片上得以实现，将为医护人员提供强大的洞察能力。这些被称作“Nanomeds”的微型传感器被嵌入至可吞食的药丸，并且在人体的消化系统中停留[56]，如图 4-23 所示。实际上药丸并没有被消化，而是通过和唾液或者胃酸的接触产生作用。此时，贴在患者胸前类似创可贴的传感器能够接收体内传出的信号。除了监测服药情况外，还能够监测心率。所有信息通过蓝牙传输至患者的智能手机或平板电脑，并且在患者许可的前提下，自动发送给医护人员和家庭成员。然而，这类先进技术的风险在于，由于能够在不知不觉中监控人们的行踪、饮食以及遵从医嘱的情况，如果使用不当就有可能导致医疗监视时代的正式到来[57]。

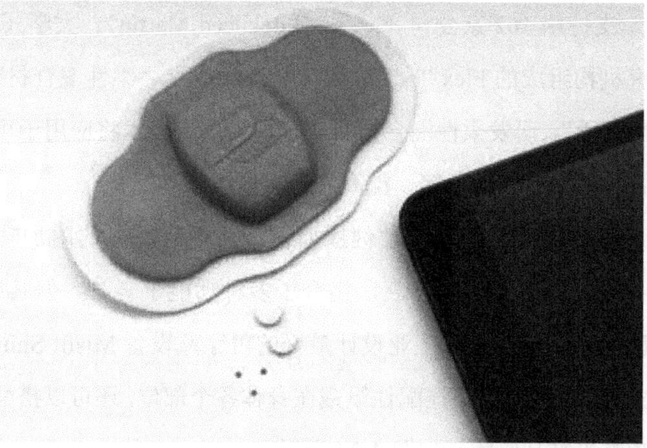

图 4-23　Proteus 智能药丸及贴片

芯片业巨头高通公司创立的无线和生命科学子公司“高通生命（Qualcomm Life）”正在研发与特定药品配合使用的贴片，以检测药物服用的有效性。同时，高通生命也在研发药盒、吸入器、注射器等智能设备，这些设备大多依靠手机 APP 实现数据的自动上传。他们希望体现与传统供应商产品的差异性，在为消费者提供药品的同时，提供包括药品补充、服药提醒、药物咨询等完整的健康解决方案。

此外，结合电子信息技术、传感器技术、纺织科学及材料科学等前沿技术的智能服装，被视为最有发展前景的可穿戴设备形态。根据技术研究与咨询机构 Gartner Research 2014 年的研究报告《全球可穿戴健身健康电子设备预测》[58]，在智能手环、运动手表、其他运动监测设备、心率监测胸带和智能服装 5 种设备形态中，智能服装将获得越来越多的使用，其出货量将由2014年的10万件迅速增长至2016年的2600万件。咨询公司Tractica 2015年发布的白皮书《可穿戴设备的10个需关注的趋势》[59]也指出，智能服装才是可穿戴设备的终极形式。目前，除了加拿大创业公司OMSignal[13]研发了可监测用户运动、心率、呼吸、压力/情绪状态的智能衣服外，英国国家物理实验室和考文垂大学[60]也在试图将导电电路内置到衣服纤维中，利用患者衣服里的传感器网络，实现特定疾病的监测。

在柔性混合材料方面，根据美国国防部官网报道[61]，美国国防部将投资7500万美元，支持由162家公司（苹果、Lockheed Martin）、大学（MIT、斯坦福等）和研究机构组成的Flex Tech联盟，在硅谷成立“柔性混合材料电子技术制造业创新研究所”，研发柔性混合材料电子技术。该技术将应用于可穿戴设备、医疗监护设备和个人健康设备等，提高设备多样性和性能。

二是与现有的产品相结合，使健康监测成为现有产品的附加功能。例如，各大科技巨头公司推出的智能手表，集合了多种功能于一身，但其载体仍是人们所熟知的腕表形态。被誉为工业设计最好的可穿戴设备Misfit Shine运动监测设备[62]，不仅可以通过磁性悬挂配件佩戴在身体各个部位，还可以搭配其他配件，当作手环和项链等饰品佩戴，如图4-24所示。

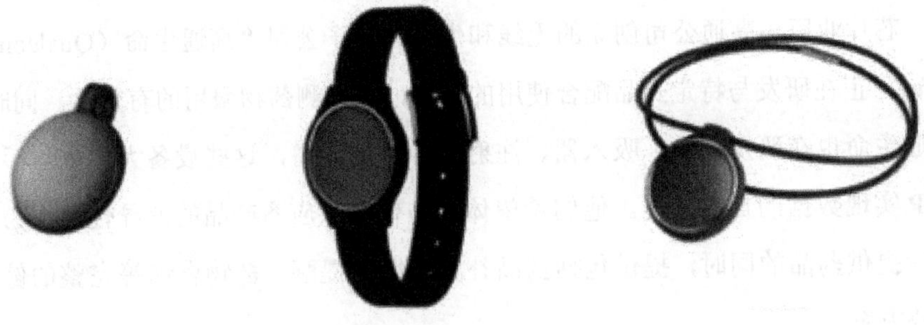

图4-24 Misfit Shine的不同佩戴方式

Netatmo公司针对女性用户设计的紫外线监测设备June[22]则采用时装设计品牌Louis Vuitton和Harry Winston的合作设计师Camille Toupet的造型设计，传感器和电池被包裹在酷似“水晶宝石”的外壳之中，同时配有黑色皮革和黑色硅胶两种材质的腕带，其中硅胶材质适合健身时采用。除了佩戴在手腕上，"水晶宝石" 还可以扣在衣服、皮带上，使用方便，如图 4-25 所示。

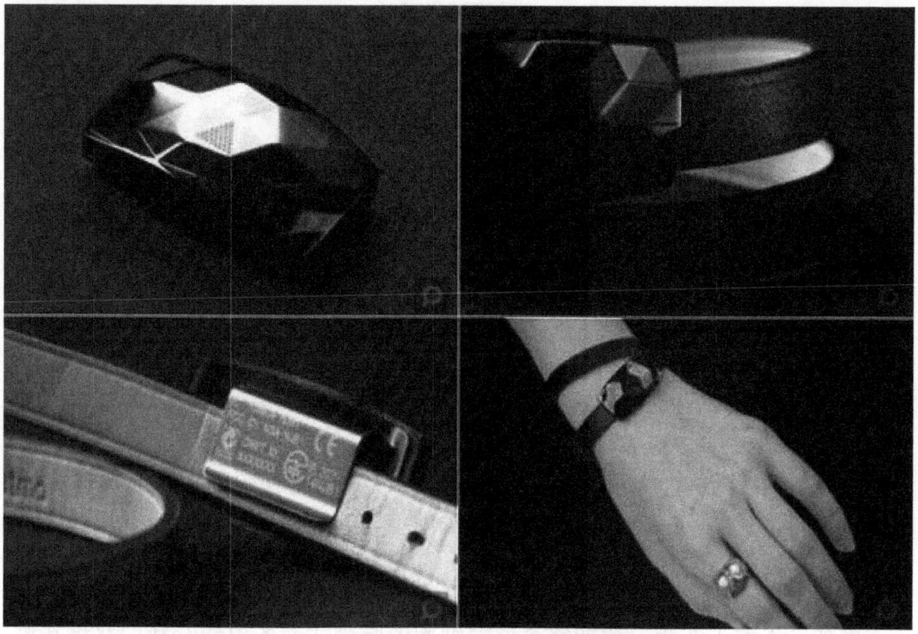

图 4-25　Netatmo June 的时尚佩戴款式

三是追求个性化设计。3D 打印技术可以为用户量身定制独一无二的可穿戴设备。中国移动研究院研发的"Aqua-fit 智能饮水助理"是手机 APP 与便携式设备结合的饮水提醒类产品，目的是督促长期伏案工作的年轻人养成健康的饮水习惯，预防肾结石、胆结石等问题的发生，如图 4-26 所示。如果将传统杯垫的设计思路直接套用在智能设备上会显得突兀，设计人员从目标人群及使用环境入手，将产品定位为可以摆在办公桌上张扬个性的装饰品。硬件的外观采用 3D 打印技术辅助，因此在造型上不受传统加工方式的限制，用户可以定制自己喜欢的造型与颜色。虽然现有的技术可以使产品造型百变，但形式还是需要服从功能，例如，杯垫侧壁的凹凸设计方便拿取，顶部的硅胶漆可起到防滑的作用。除了基于 3D 打印的个性化设计以外，设备商力推产品设计的 CMF（Color, Material, Finishing，颜色、材质与表面处理）战略也使得用户有更多的选择。例如，手环设备厂商开发一款产品，配合多套CMF方案，既能丰富产品系列化，也能减少开发成本。

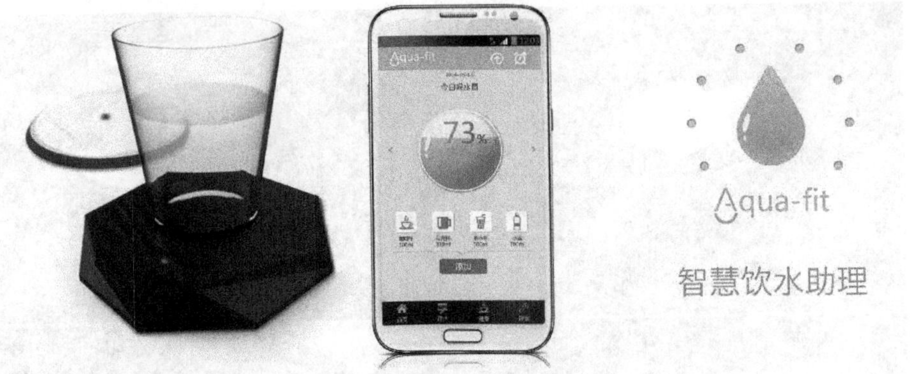

图4-26　Aqua-fit智慧饮水助理

（4）采用前沿技术以满足专业医护需求

未来，越来越多的可穿戴设备厂商将聚焦专业医护领域，致力于前沿技术的研究和应用，以满足专业医护的需求。

例如，谷歌正在为一款能够杀死癌细胞的腕带式设备申请专利，并将其描述为“纳米粒子电泳现象”[63]。腕带式设备聚焦血液中可能对人体造成负面影响的细胞、荷尔蒙、蛋白质、酶和分子，通过时变磁场、射频脉冲、声脉冲、红外或可见光信号向血管传递能量，坏细胞可以被消灭或者发生物理/化学改变，从而减少或消除负面影响。

斯坦福大学下属孵化器Start X走出的一家小型创业公司Echo Labs正在研发一款智能腕带原型[23]，其能够利用光学信号，测量血液中的血氧浓度、二氧化碳、pH值和血压值。Jawbone、Fitbit和Apple Watch的研究团队也正致力于这方面的研究，但Echo Labs率先发布了其原型产品细节。尽管目前看来该产品还有些笨重，布满了各种传感器，与上市商用还有一定距离，然而Echo Labs的联合创始人Pierre-Jean Cobut和Elad Ferber已经收到了来自制药、生物科技、医疗科技、保险等领域公司甚至汽车制造商的问询，其中大部分对该产品持续监测血液成分的能力很感兴趣。

4.4.2 服务角度

在可穿戴设备发展初期，产品开发者普遍认为消费者（患者）会主动采纳这类新技术及产品，并且会持续日常使用。然而在今天，越来越多的开发者认识到，可穿戴设备作为数据感知和采集的端口，仅仅提供历史数据的展示和任务提醒等是远远不够的，只有进一步结合专业领域的背景知识和实践经验，提供临床有效的健康医疗应用和个性化服务，才能为用户创造更大的价值，从而获得可持续发展和广泛采纳。根据美国国家卫生研究所（NIH）的官网报道[64]，NIH 考虑在精准医疗计划中引入可穿戴设备和智能手机，利用可穿戴设备采集用户的生理指标和活动情况，利用智能手机收集与用户健康相关的调研问卷回答，并进一步为用户提供基于数据的反馈和研究结果。

对于可穿戴设备厂商来说，应该积极与解决方案提供商、APP 开发商、专业医护服务提供商等深度合作，准确理解不同（类型、区域、人群）用户的需求和痛点问题，研发新颖实用的可穿戴设备产品，并联合打造杀手级、医疗级应用服务，通过多源数据融合和智能算法分析，结合用户实际需求和临床医疗经验，为用户提供可执行的反馈，激励用户持续互动，获得长远的健康和医疗价值。

4.4.3 政策和付费角度

可穿戴设备作为健身健康类产品和服务使用时，一般不受监管，是用户自己付费；如果是作为医疗级产品应用于临床医护流程中，则这些产品需要通过医疗器械鉴定和监管机构的认证批准，获得临床服务有效性认可。这种服务的付费名目及付费方式目前并不明朗，而提供服务的专业医疗机构和互联网医疗公司也是各自发掘可行且合法的渠道获得付费。因国家社保尚不包含此类服务，商业保险（包括雇主补充医疗保险）被认为是最可行的付费渠道。可穿戴设备厂商应加强与保险公司、医疗机构等相关方共同研发解决方案，通过改善医疗照护流程，降低医疗成本，提高各方参与的积极性。根据 iTriage 对其 APP 用户开展的为期 30 天调研的结果[3]，76% 的消费者愿意使用医生推荐 / 提供的可穿戴设备；68% 的消费者愿意使用保险公司推荐 / 提供的可穿戴设备。可以预见，在不久的将来，可穿戴设备将不仅仅是消费者产品，而是获得政府相关监管当局批准，可以进入医生处方且能被医保或商业保险公司报销的医疗设备。

总体来看，可穿戴设备应用于健康医疗领域是一个必然趋势，使人们的医疗照护空间得到了拓展，不再受时间、空间和资源的限制，而可穿戴设备对个人数据的灵活采集也为医护服务的个性化和精准化提供可能。与此同时，可穿戴设备必须服务于主流临床医护流程。仅提供单纯的数据采集和展示功能很难激励用户的持续参与，只有服务于主流临床医护流程，使之成为有效提供健康医疗服务的一个有机组成部分，才能发挥其真正价值。通过对可穿戴设备采集的个人纵向数据和其他上下文信息运用智能算法进行处理分析，或者由专业医疗人员辨识解读进一步提供有益见解，给用户反馈有临床意义的信息和可执行的行动指南，帮助用户改善健康和提升医疗效果，只有这样可穿戴设备及移动健康医疗应用才能获得可持续发展和广泛采纳。

参考文献

[1] Deloitte UK. Healthcare and Life Sciences Predictions 2020: A bold future? [R], 2014

[2] The Economist Intelligence Unit. Power to the patient: How mobile technology is transforming healthcare [R], 2015

[3] Health Standards. RIDDLEBERGER K. Wearables: Just What the Doctor Ordered [EB/OL].http://healthstandards.com/blog/2015/03/12/wearables/#_ftn1, 2015-03-12

[4] WALTZ E. How I quantifized myself [EB/OL]. http://spectrum.ieee.org/biomedical/devices/how-i-quantified-myself, 2012-08-30

[5] Berg Insight. mHealth and Home Monitoring [R], 2014

[6] ABI Research.The Remote Patient Management Revolution: Wearable Devices and Open Management Platform [R], 2014

[7] 易观智库. 中国智能可穿戴设备市场专题研究报告 [R], 2015

[8] 动脉网互联网医疗研究院. 盘点: 国内超 100 款监测身体状况的可穿戴设备 [EB/OL].http://www.vcbeat.net/13141.html, 2015

[9] The Official Google Blog. HOLWERDA T. Introducing our smart contact lens project [EB/OL]. http://googleblog.blogspot.jp/2014/01/introducing-our-smart-contact-lens.html, 2014-01-17

[10] Interaxon [EB/OL]. http://www.choosemuse.com/, 2015

[11] SafeNecklace [EB/OL]. http://safenecklace.com/, 2014

[12] Sensible Medical [EB/OL]. http://sensible-medical.com/technology/products, 2015

[13] OMSignal [EB/OL]. http://www.omsignal.com/, 2015

[14] Lumo [EB/OL]. http://www.lumobodytech.com/lumo-back/, 2015

[15] Fitbit [EB/OL]. http://www.fitbit.com/cn, 2015

[16] Apple [EB/OL]. http://www.apple.com/cn/watch/?cid=wwa-cn-kwb-watch-com, 2015

[17] Sproutling [EB/OL]. http://www.sproutling.com/, 2015

[18] Tyto Care [EB/OL]. http://tytocare.com/, 2016-05

[19] Scanadu [EB/OL]. https://www.scanadu.com/, 2015

[20] DMI [EB/OL]. http://www.dnamedinstitute.com/, 2015

[21] PWC Health Research Institute. Health wearables: Early days [R], 2014

[22] Netatmo [EB/OL]. https://www.netatmo.com/en-US/site, 2015

[23] Forbes. This Wearable Prototype Can See Through Skin To Scan Your Blood [EB/OL]. http://www.forbes.com/sites/parmyolson/2015/05/27/wearable-tech-blood-monitoring-echo-labs-stanford/?ss=pharma-healthcare, 2015-05-27

[24] Cnoga Medical [EB/OL]. http://www.cnogacare.co/, 2016-05

[25] Zephyr (now, part of Medtronic). BioPatch sensing unit [EB/OL]. http://www.zephyr-technology.nl/en/product/77/biopatch.html, 2013

[26] D' AMBROSIO M V, BAKALAR M, BENNURU S, et al. Point-of-care quantification of blood-borne filarial parasites with a mobile phone microscope [J]. Science Translational Medicine, 2015,7(286)

[27] RUSSELL S J, EL-KHATIB F H, SINHA M, et al. Outpatient Glycemic Control with a Bionic Pancreas in Type 1 Diabetes [J]. The New England Journal of Medicine, 2014(7):313-325

[28] SyroLight [EB/OL]. http://www.syrolight.com/index.php, 2015

[29] FDA Draft Guidance. General Wellness: Policy for Low Risk Devices [EB/OL]. http://www.fda.gov/downloads/MedicalDevices/DeviceRegulationandGuidance/GuidanceDocuments/UCM429674. pdf, 2015-01-20

[30] FDA Draft Guidance. Medical Device Accessories: Defining Accessories and Classification Pathway for New Accessory Types [EB/OL]. http://www.fda.gov/

downloads/MedicalDevices/DeviceRegulationandGuidance/GuidanceDocuments/UCM429672. pdf, 2015-01-20

[31] Continua. Continua Design Guidelines[Z], 2015

[32] IEEE. IEEE Std 11073-20601[S], 2008

[33] IEEE. IEEE Std 11073-10417[S], 2009

[34] Bluetooth. Bluetooth Profile Specification Glucose Profile[S], 2012

[35] Bluetooth. Bluetooth Profile Specification Glucose Service[S], 2012

[36] 中国通信标准化协会. 智能终端支持个人健康管理的技术要求第 1 部分:总体 [S], 2015

[37] Microsoft [EB/OL]. http://www.microsoft.com/microsoft-band/en-us, 2015

[38] 云狐 [EB/OL]. http://www.mfox.cn/goods-12.html, 2015

[39] Birdi [EB/OL]. http://www.getbirdi.com/, 2015

[40] 中国医师协会. 2015 年中国睡眠指数报告 [R]. 2015

[41] Healbe [EB/OL]. https://healbe.com/us/, 2015

[42] KELION L. CES 2015: GoBe calorie counter wearable put to test [EB/OL]. http://www.bbc.com/news/technology-30681002, 2015-01

[43] Dexcom [EB/OL]. http://www.dexcom.com/g5-mobile-cgm, 2015

[44] 国家心血管病中心. 中国心血管病报告 2013[R], 2014

[45] AliveCor [EB/OL]. http://alivecor.com/, 2015

[46] BERGEN M. Building a heart monitor for the Apple Watch [EB/OL]. http://www.recode.net/2016/3/16/11587010/medical-startup-alivecor-bakes-heart-monitor-into-apple-watch-poaches, 2016-03-16

[47] Lev El [EB/OL]. http://www.levhm.com/, 2015

[48] Scanadu [EB/OL]. https://www.scanadu.com/urine, 2015

[49] St. Jude Medical [EB/OL]. http://www.sjm.com/cardiomems, 2015

[50] ResMed [EB/OL]. http://www.resmed.com/us/en/healthcare-professional/products/monitoring-and-data-management.html, 2015

[51] SEO K, HARAN B, GUPTA D, et al. A 10nm platform technology for

low power and high performance application featuring FINFET devices with multi workfunction gate stack on bulk and SOI [A]. 2014 Symposium on VLSI Technology (VLSI-Technology): Digest of Technical Papers [C]. Electrical and Electrics Engineers Inc, 2014

[52] LEWINGTON L. Why activity trackers deliver mismatched fitness data [EB/OL]. http://www.bbc.com/news/technology-31113602, 2015-02-10

[53] YANG B, GREGORY J W, HO N Y, et al. Comparison of Consumer and Research Monitors under Semistructured Settings [J]. Medicine and Science in Sports and Exercise, 2016, 48(1)

[54] GRIM C E. Home blood pressure devices for the iPhone do not get the same readings on the same person [J]. Journal of the American Society of Hypertension, 2014, 8(4)

[55] Rock Health. Future of biosensing wearables[R], 2014

[56] Proteus Digital Health [EB/OL]. http://www.proteus.com/, 2015

[57] BROWNING F. Fantastic Voyage: Tiny Sensors May Soon Monitor Seniors' Medicines From Inside [EB/OL]. http://khn.org/news/next-step-for-tech-savvy-aging-boomers-belly-robots-to-monitor-health/, 2014-12-25

[58] Gartner Research. Forecast: Wearable Electronic Devices for Fitness, Worldwide, 2014 [R], 2014

[59] Tractica. Wearables: 10 Trends to Watch [R], 2015

[60] WILLS K. The future of remote healthcare could be woven you' re your clothes [EB/OL]. http://www.theguardian.com/healthcare-network/2015/jul/14/the-future-of-remote-healthcare-could-be-woven-into-your-clothes, 2015-07-14

[61] U.S. DoD. DoD Announces Award of New Flexible Hybrid Electronics Manufacturing Innovation Hub in Silicon Valley [EB/OL]. http://www.defense.gov/News/News-Releases/News-Release-View/Article/615132/dod-announces-award-of-new-flexible-hybrid-electronics-manufacturing-innovation, 2015-08-28

[62] Misfit [EB/OL]. http://misfit.com/, 2015

[63] Sophie Curtis. Is Google working on a cure for cancer? [EB/OL]. http://www.telegraph.co.uk/technology/google/11477104/Is-Google-working-on-a-cure-for-cancer.html, 2015-03-17

[64] NIH. Using mHealth for the Precision Medicine Cohort [EB/OL]. http://feedback.nih.gov/2015/07/06/using-mhealth-precision-medicine-cohort/, 2015-07-06

第 5 章

移动健康医疗 APP：从新奇应用到主流服务之路

上一章讨论了丰富的健康医疗可穿戴设备分类集合及其在端到端健康医疗服务系统中所承担的数据感知、采集和初始处理的端口作用；同时指出可穿戴设备真正的价值是通过运行在与其相连的个人健康网关（智能手机、平板电脑等）上的应用程序（APP）实现的，为用户及患者提供随时随地的个性化健康医护服务（如图 3-1 所示）。本章将聚焦这些移动健康医疗应用程序（以下简称为移动健康 APP），讨论其如何基于可穿戴设备采集的数据和其他上下文信息，结合实际用户需求和临床医疗知识与实践，为用户提供各种有效的健康医疗服务。

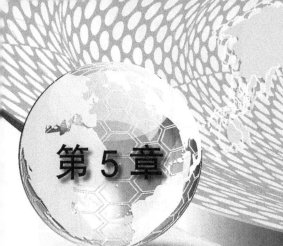

近年来智能手机、平板电脑等的迅速普及，为移动互联网 APP 的蓬勃发展奠定了基础。目前，移动互联网及其服务模式已经向各个垂直行业延伸，渗透到我们生活的方方面面。与其他垂直行业的移动 APP 相比，移动健康 APP 的特点之一是，要与用户 / 患者的可穿戴设备或其他感知终端保持“连接”，接收其采集的各类健康医疗和情境数据，并对这些数据进行必要的处理、展示、分析，然后上传至云平台，接受进一步处理、指令以及反馈结果，从而促成用户与医护团队之间有效的数据和信息交互，并获得基于智能分析的知识库和数据服务，

满足用户个性化医疗护理服务的需求。

根据美国IMS健康医疗信息学研究所（IIHI）2015年的统计[1]，已经有10%的移动健康APP实现了与设备和传感器的集成。这一连接的建立，不仅提高了APP采集数据的准确性和便捷性（相较于用户手工输入数据的方式），同时有利于保持用户的黏性。除了从设备、传感器采集数据以外，移动健康APP本身借助其智能网关的硬件和操作系统也可作为数据/信息采集的端口，实现对健康调研问卷以及其他文本、图像、视频等形式信息的收集。进一步地，移动健康APP营造了新的服务模式，在保证数据安全和用户隐私的基础上，将数据信息分享至医护团队及医院信息系统（HIS）、基层医院、患者社区和社交网络，并为患者提供便捷的支持、指导和参考，最终促进健康医疗效果的改善。此外，还有一类重要的移动健康APP以专业医疗护理人员为服务对象，为其提供标准的医护路径、临床管理、医学知识和技能培训等，从而大大提高医院及专业机构的工作效率和专业能力。

5.1 移动健康医疗APP市场概况及分类

智能手机、平板电脑等移动设备和移动互联网应用的广泛流行，患者参与健康管理的意识和主动性的提升，以及资本市场的火热态势，都为移动健康APP的市场发展提供了足够的驱动力。2013年以前，移动健康APP或许还被认为是一类新兴的移动互联网垂直应用，但在短短两年时间里，iOS、安卓等应用市场中移动健康APP的数量迅速增长。这些APP不仅得到了更多患者/消费者的了解和采纳，也在一定程度上获得了专业医护人员的青睐。特别地，一批善于思考、勇于创新的专业医护人员总结自己多年临床经验，从传统医护流程中发现瓶颈问题，而创造了相应的APP解决方案，从推荐给患者使用到作为“处方”与处方药一起开具给患者，未来有望无缝集成至主流临床医护系统，获得医疗保险的广泛覆盖，实现从新奇应用到主流服务的蜕变。

5.1.1 移动健康医疗APP国内外市场概况

根据市场研究公司 Research2Guidance 的预测[2]，全球移动健康 APP 的市场规模将由 2013 年的 24.5 亿美元迅速增长至 2017 年的 265.6 亿美元，如图 5-1 所示，其中主要的收入将来自于医疗机构提供的专业医护服务 (69%)，其他收入来源还包括设备销售（21%）、付费下载（5%）、电子商务（如药品销售等，4%）和广告（1%）。

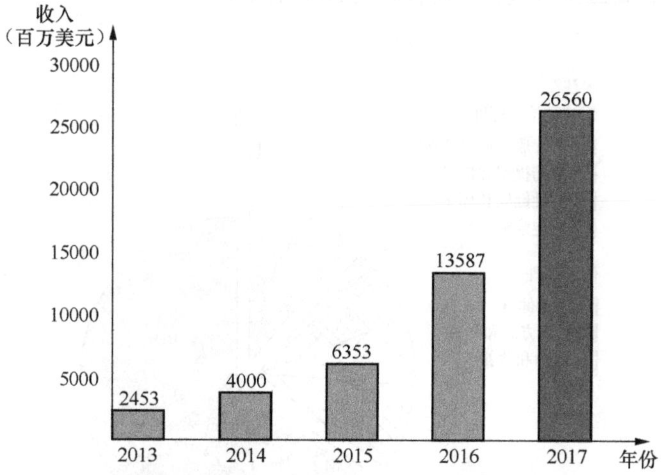

图 5-1　移动健康 APP 市场规模（来源：Research2Guidance）

在 APP 数量方面，根据 IIHI 的统计[1]，在美国两大应用市场苹果的 APP Store 和谷歌的 Google Play 中开放下载的移动健康 APP 已从 2013 年的 4 万余个增长到了 2015 年 6 月的 16.5 万个，其中 APP Store 中的移动健康 APP 达到 90088 个，相比于 2013 年的 43689 个，增长了 106%（如图 5-2 所示）。在整个移动 APP 市场中，移动健康 APP 的数量增长率达到了一般移动 APP 的两倍[3]。

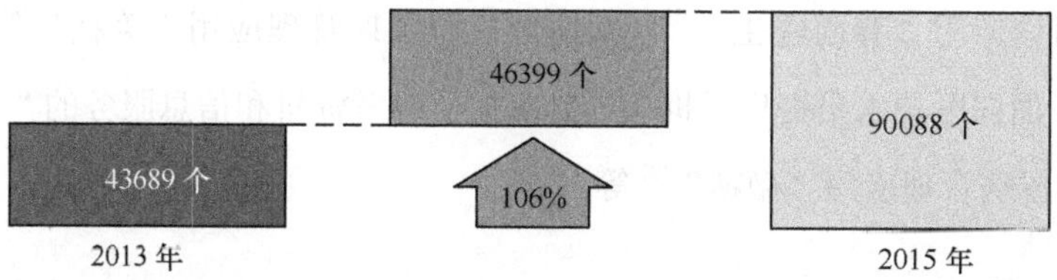

图 5-2　2013 年与 2015 年移动健康 APP（iOS）数量对比（来源：IIHI）

如图 5-3 所示，在超过 16 万个移动健康 APP 中，大部分是面向患者 / 消费者的 APP，也有一小部分是面向专业医护人员，帮助其提高工作效率和专业能力的 APP。在面向患者 / 消费者的 APP 中，以关注运动健身、生活方式和压力、饮食和营养的健康管理类 APP 最为普遍，共占 65%；另外还有 24% 的 APP 聚焦疾病和治疗管理，例如，针对特定疾病的管理，女性健康和怀孕，用药提醒和信息，医疗服务提供和保险等。针对特定疾病的 APP 占 9%，其中以心理疾病和糖尿病、高血压等慢性疾病管理的 APP 居多。

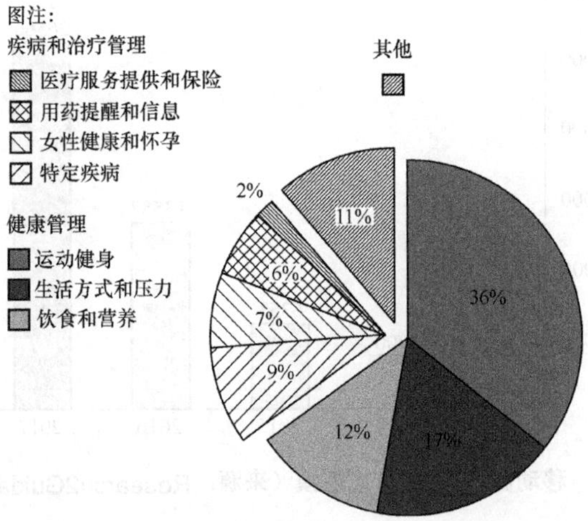

图 5-3 面向患者 / 消费者的移动健康 APP 数量分布（来源：IIHI）

再看国内市场的情况，2015 年数据显示，国内移动健康 APP 数量已超过 2000 款。在投融资方面，根据动脉网互联网医疗研究院的统计 [4]，2014 年国内获得融资的移动健康 APP 开发商有 26 家，已公布的融资额高达 26999.11 万美元，这一统计涵盖了健康类 APP 和医疗类 APP。2014 年融资额排名前列的 APP 包括：轻问诊应用“春雨医生”[5]，女性健康和经期管理应用“美柚”[6] 及“大姨吗”[7]，面向医护人员提供手机病历夹及医学参考资料和信息服务的“杏树林”[8] 以及糖尿病管理应用“微糖”[9] 等。

5.1.2 移动健康医疗APP分类

国内外移动健康 APP 市场近年来发展迅猛，技术和服务模式创新层出不穷，面对大量涌现的移动健康 APP，有必要对其功用和有效性进行理性的分析和认识，首先从服务对象、功能、应用复杂度、是否获得医疗级认证等角度对其进行分类。

（1）服务对象

移动健康 APP 的服务对象主要分为两大类：消费者（包含患者）和专业医护人员。前者出现在患者临床医护路径的各个服务环节，促进、管理、干预和改善患者健康；后者主要帮助专业医护团队提高对住院及门诊病人服务的工作效率和专业能力，表 5-1 给出了相应的案例。

表 5-1 依据服务对象的移动健康 APP 分类

服务对象	举例
患者 / 消费者	贯穿患者临床医护路径的各个环节。 ●健康促进：运动、饮食、体重、睡眠、情绪 / 压力管理、女性健康、戒烟戒酒； ●慢性疾病管理：糖尿病、高血压、用药依从性管理； ●自诊问诊：基于症状描述、图片、视频等的自我诊断和远程诊断； ●疾病治疗：认知训练、耳鸣治疗等； ●院外康复 / 干预：心衰、哮喘、心理疾病等的出院后监护和康复
专业医护人员	帮助专业医护人员提高工作效率和专业能力。 ●提供临床护理及管理工具，帮助专业医护人员更好地管理自己的（住院及院外）病人，合理安排临床任务，并实现和其他医护人员及团队的协同工作，提高工作效率； ●通过在线共享知识和资源，帮助专业医护人员获取最新的权威临床信息、案例分析，提供通用性或针对特定疾病的培训课程，提升专业能力

（2）功能

移动健康 APP 的主要功能包括健康医疗信息提供、教育培训、数据收集、数据显示、健康指导、提醒 / 报警、沟通交流、临床管理等，表 5-2 解释了相应的案例。

表 5-2　依据功能的移动健康 APP 分类

功能	举例
信息提供	为患者和医护人员提供不同形式（文本、图片、动画、视频等）的健康医疗相关信息和指南
教育培训	为患者和医护人员提供健康医疗相关的知识教育和互动培训
数据收集	收集患者（包括手动及其关联设备自动）输入的健康医疗数据，结构化及非结构化问卷答案，来自第三方应用的数据等
数据显示	以图形化方式显示和输出患者输入的数据，平台返回的自动分析结果，医护团队的专业分析
健康指导	基于患者输入的数据，为其提供个性化的健康指导和行动指南，或者进一步给出诊断，建议其咨询医生或接受治疗
提醒/报警	为患者提供提醒和警告，包括服药提醒、久坐提醒、运动提醒，以及数据异常时的报警等
沟通交流	建立患者与患者之间、患者与医生之间、医生与医生之间的沟通交流渠道
临床管理	帮助医护团队进行患者及临床任务的组织、协调和管理

（3）应用复杂度

根据复杂程度的不同，移动健康 APP 可被划分为 4 类：单一用途、社交化、集成化和复杂应用 [10]，见表 5-3。

表 5-3　依据复杂度的移动健康 APP 分类

复杂度	举例
单一用途	聚焦于单一的用途，如运动、减重、饮食控制类APP，帮助用户设定目标，跟踪运动、体重和卡路里，并提供指导、建议和“奖惩”措施
社交化	基于游戏化和社交化机制，提供支持、鼓励和动力，如运动类APP通过社交网络分享用户的跑步数据，并开展竞赛、排名，激励用户实现设定的目标
集成化	APP与可穿戴设备和传感器、电子病历系统等医疗信息系统对接，并由医护团队提供监护、咨询、干预等服务，如将APP收集的数据集成至院内的电子病历，以便医生全面了解患者的状况
复杂应用	利用平台侧的先进的大数据分析技术，提供辅助决策支持，如集成数据分析和挖掘算法，实现基于移动设备采集数据的个人行为模式分析，实现个人健康管理

（4）是否获得医疗级认证

类似可穿戴设备，当其采集的数据被用作对患者实施诊疗的重要依据时，这些设备属于纳入政府监管范围的医疗器械；如果移动健康 APP 对本身所收集的以及聚合来自关联设备的数据进行分析处理的结果，被用于疾病诊疗或声称具有特定的功效时，那么这类 APP 软件（算法）通常也被认为是医疗器械的一种，需要获得监管部门的医疗级认证。不过，目前市场上大部分的移动健康 APP 仅属于运动监测、健康生活方式培养和饮食管理等大众健康类应用，这些 APP 不需要经过医疗级认证。

根据 2015 年 2 月 9 日美国食品和药品管理局（FDA）发布的移动医疗应用监管指导[11]，FDA 将监管那些属于医疗器械且一旦无法正常工作可能会对患者造成伤害的移动医疗应用。2014 年，FDA 共批准了 16 款移动医疗应用，2015 年上半年经过批准的应用又增加了 10 款，其中包括罗氏（Roche）的糖尿病管理应用 ACCU-CHEK Connect[12] 和德康 Dexcom Share2/Follow[13]，以及 AirStrip 公司的胎心监测应用 Sense4Baby[14] 等。

5.2 移动健康医疗APP设计原则

个性化消费的时代，人们对产品精神方面的需求达到了前所未有的高度。用户从单纯对产品功能的诉求——产品的可用性，逐渐转变为关注产品的易用性。一款优秀的 APP 产品不仅要在功能上满足用户的需求，更要在使用体验中令人感到舒适或愉悦。这种体验是纯主观的用户在使用过程中建立的心理感受。需要明确的是表现模型、实现模型、心理模型分别代表产品的行为外表、系统实现机制、用户心理预期；而 APP 产品作为功能实现模型与用户心理模型之间的“表现模型”[15]，其意义在于实现与用户的交互功能。当表现模型越接近于用户心理模型时，用户会感觉到程序越容易理解。因此，APP 的用户界面设计应该基于用户的心理模型，而不是基于实现模型，此是产品设计的前提。设计者要将应用实现的复杂过程和情况隐藏在简单的外表之下，所以和用户心理模型一致的用户界面远远比仅仅能够反映出现实模型的界面要卓越的多。

以下将着眼于移动健康 APP 的设计原则，结合移动健康 APP 所独有的特点，列举 6 条能够优化用户体验的设计建议，并以我们自主开发的“我尚孕期——妊娠期孕妇监护”产品为例，详细解读其从产品开发到优化的过程。

5.2.1 APP的交互设计原则

这里所说的设计原则是关于行为、形式和内容的普遍适用法则，促使产品行为支持用户目标与需求，创造积极的用户体验。移动健康 APP 除遵循前面所述的以用户心理模型为导向的原则外，尚有其他决策可成就优秀的产品解决方案。以下 6 条设计建议按重要程度排序，其中第 1、2、5、6 条来自交互设计之父 Alan Copper 的著作中提到的普适性设计原则[15]。这几条原则已广为业内熟知，这里将结合其在移动健康领域的有效应用加以具体说明。第 3、4 条建议由中国移动研究院团队长期在移动健康领域的设计开发经验转化而来，实践中积累总结的结论更贴近我国用户的使用情况。

（1）符合用户在现实中的使用习惯

设计原则的主要目的之一就是优化用户的产品体验，对于移动健康 APP 这类工具型的应用，需将工作负荷降至最低。具体表现为使用用户的语言，包括用户熟悉的结构、概念、视觉形象，避免用户的经验盲区，以减少对应用的学习过程。使用人们熟悉的模式、图标和呈现风格，增加用户的亲近感。

（2）提高可信度

中老年用户普遍存在对手机的不信任感，一是不习惯手机应用的实现方式，所以智能手机就像一个“黑箱”，缺乏系统状态的可视性。优秀的 APP 会在适当的时候提供适当的反馈，以便用户随时掌握运行状态，更加清楚自己的操作状态。因此，需要将操作步骤提炼并展示在用户面前，减少认知摩擦，在要求用户完成任何操作前，一定要尽量帮助他们理解为什么需要进行这项操作。每个步骤都给出诚实明白的说明，让用户接下来的操作更容易做出选择。消除用户的疑虑是一种不可见的体验。随着信息和流程的公开化，产品使用起来也会变得更加简单和可信赖[16]。

（3）提供“实用”的工具

只有提供能解决实际问题的工具才能使产品具备核心竞争力。这里提到的工具可以是与 APP 配套使用的硬件设备，如糖护士[17]作为一款糖尿病管理 APP，其主要功能之一是可以通过智能手机音频接口，自动接收与之配套的血糖仪采集的血糖数据，使血糖的测量和记录更加便捷。另一种“工具”是智能手机本身，合理地利用手机内设硬件（传感器）设备使其提供附加功能，如利用加速度传感器记录步数、监测睡眠，拾音器检测环境声，或闪光灯光源检测心率等。第三种工具是提供与 APP 内容相关的服务，例如，药品查询的应用除了列举药品信息，还提供购买链接和附近药房的配送服务；寻医问诊的应用可以使患者直接对话医生、咨询病情。这些工具监测到的数据、分析出的结果和提供的服务，会让用户倍感受用，大大超出了使用一般手机 APP 的心理预期，因此移动健康 APP 最好可以提供实用类工具，以提高用户黏度。

（4）个性化界面设置，灵活的可扩展模块

传统的 APP 界面对所有用户展示的都是同一种形式，不能对不同的用户进行适应。健康类应用往往提供的是针对个人的定制服务，用户因其个体差异明显而对个性化界面需求比较强烈。同时，任何一款 APP 都需要在用户的多次测试、反馈中扩展新功能，迭代新版本，这意味着很多界面功能是不断变化的。所以在产品的设计之初就需要考虑扩展模块或界面个性化定制的可能性，以满足不同用户的特点及其随时间不断变化的需求。一个好的设计案例是苹果的 Health 应用[18]，其可汇集来自可穿戴设备、传感器及其他第三方应用的多种与健康相关的体征数据；但由于个体的差异巨大，不可能采用通用的固定界面，所以 Health 应用的首页采用仪表盘的概念，每项健康数据都以卡片的形式收起，并平铺排列。用户可灵活地添加、移动或删除“数据卡片”，设置个性化的仪表盘（如图 5-4 所示）。

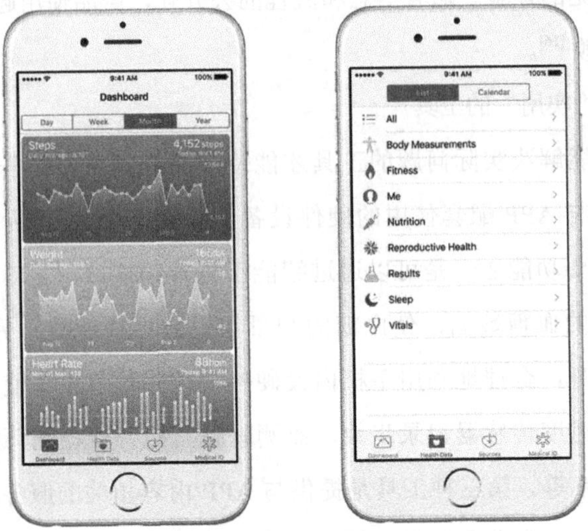

图 5-4 苹果公司的 Health 应用

（5）容易理解的层级结构，合理的警示提醒

在移动健康 APP 的目标人群中，有一部分是中老年人，他们对智能手机的接受度不如年轻人高。合理的设计可以帮助用户理解操作，不需要花费很大精力就能够明确 APP 所要表达的意图。这条原则不仅要求设计人员写出清晰易读的文案，还要求文案的展现方式能够突出重点。例如，在某些情况下，用户需要一些指导来支持决策，但指导的文字说明不易过长。如果把文字信息通过字号、颜色、图标等方式排出层级，突出重点，有助于让用户在最短的时间内找到自己需要的内容。移动健康 APP 尤其需要考虑到中老年用户的使用习惯，尽可能降低用户做决策的难度，才能提供更好的体验。

（6）场景塑造，“讲故事”让用户沉浸其中

20 世纪 90 年代，场景剧本的概念出现在人机交互专业领域，意为通过具体化使用过程解决设计问题的办法。APP 作为一款连接使用者、设备的产品，如果能塑造出一个合理的使用场景，则免去了用户对 APP 的学习过程，因为围绕故事设计出的体验，用户更容易理解，也更容易投入。以前段时间竞争最激烈的运动监测类应用为例，因其与日常生活息息相关，各个厂商纷纷推出智能硬件抢占市场，但这类 APP 本质过于简单，同质化严重。Walkup 应用 [19] 作为以

计步为基础的应用之一，其创新点在于融入了虚拟环游世界与互动游戏的创新型社交。用户打开应用即被引导页提示，Walkup 使用计步功能计量步数，步数会转换成环游世界的能量值，消耗能量则获得前进的动力。每当带着 Walkup 行走时都会看到不同城市的页面展示，令枯燥的行走变得有趣。通过讲故事的方式将用户带入其中，所有的功能点用户都顺理成章地熟悉，如图 5-5 所示。

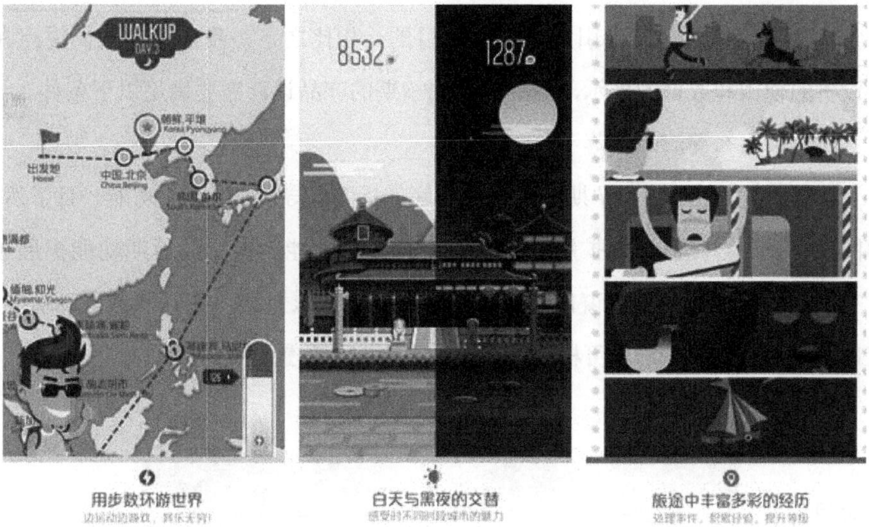

图 5-5　Walkup 应用功能亮点

5.2.2　设计案例

移动健康 APP 的目标用户群通常有着鲜明的特色，如特定疾病患者、运动爱好者、肥胖人群、孕期女性等。相对其他通用性较强的 APP，设计流程与方法大同小异，但健康类 APP 在设计之初会更加重视用户研究，从而有针对性地应对用户痛点。下面以一款母婴健康 APP 为例，详细说明上述设计原则如何应用于实际的产品设计过程，并对其他一些值得推敲的细节进行补充分析。

“我尚孕期”是中国移动研究院自主研发，针对孕妇及胎儿提供全方位的体征监测与孕期管理服务的手机 APP。通过对多名孕妇的深度访谈，设计人员详细分析了用户的孕期习惯及体征监测设备使用流程，明确了用户的基本需求，包括胎心测量、孕检记录、咨询医生和知识查看。用户利用已有的胎心监测设备连接智能手机，实时采集胎儿心率、胎动等胎儿体征数据，并记录血压、血糖、体重、腹围等孕妇体征数据。同时，用户可通过手机记录产检提醒，并对每次检查结果进行电子化存档，轻松管理孕期。

目前市面上的母婴类APP产品多为社交或电子商务性质，页面结构复杂，视觉风格花哨，大多以吸引用户点击为目的。相比之下，我尚孕期的侧重点在于设备的使用和数据的展示，因此，我尚孕期的产品设计需要满足以下条件。

（1）页面布局清晰利落

在信息构架上，我尚孕期采用传统的底部标签式导航，使产品功能一目了然。如图5-6所示，首页采用扩展性分区，集合多种功能入口，为后期功能扩展预留空间。功能栏中的工具窗口默认显示最后一次录入数据，兼具信息呈现功能。窗口之间相互独立，用户可根据使用频次更换窗口位置。

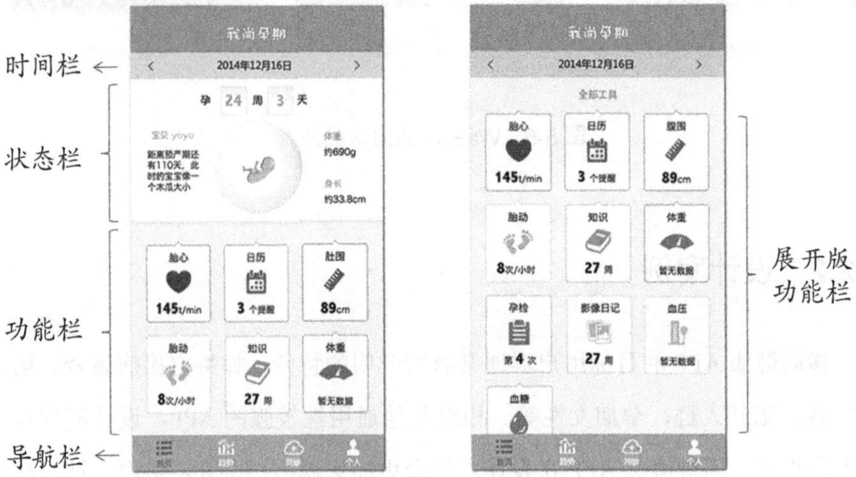

图 5-6　我尚孕期首页结构

（2）捆绑设备，确保体验流畅

移动健康APP需为用户提供实用的工具。我尚孕期的核心功能之一是捆绑胎心监测设备，帮助妊娠晚期（28～40周）的孕妇每日监测胎心。对于需要配合硬件设备使用的 APP，重点在于优化操作流程，加强引导功能，并为用户考虑多种异常情况及补救措施。将帮助页置于胎心监测页面右上角，用户在使用过程中如有意外情况，可随时查看注意事项和问题反馈（如图 5-7 所示）。

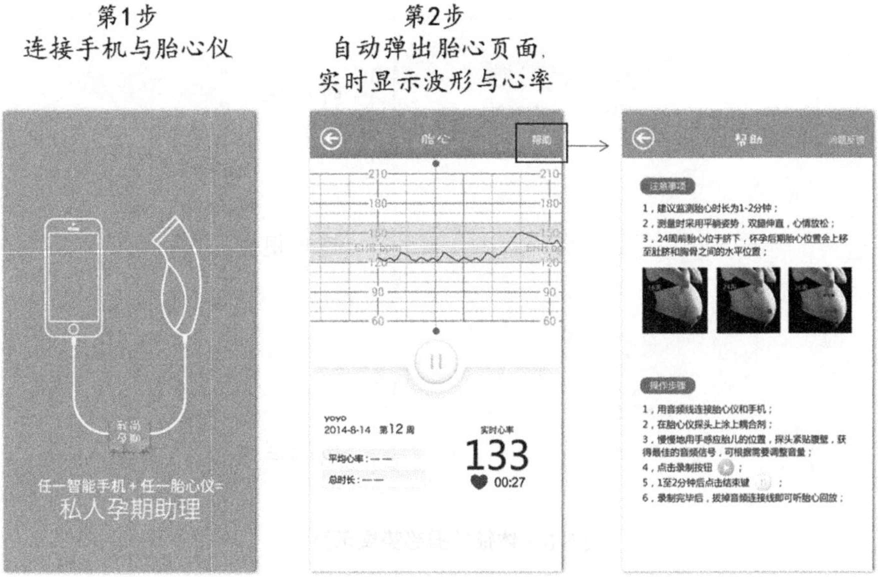

图 5-7　连接胎心仪的监测页面

（3）有效信息展示

我尚孕期大部分页面都是以数据展示为主导的，注重有效信息的布局和呈现。首先，按照使用情景来分析和决定哪些控件和数据需要立即被理解和访问，哪些次之，从而创建视觉层次的排布；然后，通过使用颜色、饱和度、尺寸和位置区分层次结构中的子层。最为重要的元素即尺寸最大，颜色的饱和度 / 对比度也相应加大。如图 5-8 所示的体征数据趋势页面，最先被用户注意到的是中心的趋势视图，其次是时间栏，再次为功能栏。

（4）视觉规范由用户决定

为了解用户对母婴类产品视觉风格的喜好，设计人员选取了 10 款典型产品请 30 名潜在用户进行测评，测评项包括界面配色、胎儿形象、字体字号、辅助图形等。结果发现，用户的审美差异较大，没有风格倾向的中规中矩的页面反而接受度更广，视觉图像尽量抽象化，太过写实的画面会引起反感。因此我尚孕期的页面保持层次分明的排布方式，视觉元素参考婴儿用品的主流配色和形象的特点，选择用户在现实生活中所熟悉的物品可增加亲切感。

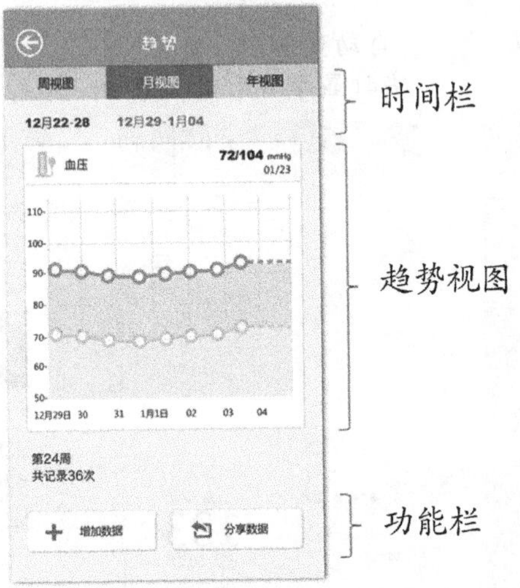

图 5-8　体征数据趋势展示页面

5.3　应用案例

上一节介绍了移动健康 APP 的设计原则，并结合“我尚孕期”的典型案例，给出 APP 设计的具体分析和说明。下面将详细介绍移动健康 APP 的各种应用案例，包括面向患者 / 消费者的 APP 提供贯穿患者临床医护全路径的服务，以及面向专业医护人员的 APP 帮助其提高工作效率和专业服务能力。

5.3.1　贯穿患者临床医护路径

面向患者 / 消费者的移动健康 APP 贯穿了患者临床医护路径的各个环节，包括健康促进、慢性疾病管理、自诊、问诊（和辅助诊断）、疾病治疗和院外康复监护和干预等，目的是帮助患者培养健康的生活方式，更好地实现慢性疾病的自我管理和医护人员的监护及干预，提高医疗服务的可及性和便捷性，并改善医疗服务效果。

（1）健康促进环节

在这一环节，移动健康APP基于可穿戴设备、传感器自动采集以及用户手工录入的健康相关数据，对用户日常的运动锻炼、饮食营养、体重、睡眠状况、情绪/压力、行为习惯等进行持续监测和管理，并结合专业知识和经验，为用户提供个性化的指导建议，改善用户的健康状态。

● 运动锻炼类

运动锻炼类APP是目前市场上最常见的一类移动健康APP，这类APP往往与计步器、智能手环、智能手表等可穿戴设备相连，或者通过智能手机内置的加速度传感器和GPS功能，自动采集用户的运动步数、距离、速度、位置等数据。美国知名运动社区MapMyFitness旗下的系列应用（包括MapMyRun，MapMyRide，MapMyWalk，MapMyHike等）[20]已经实现了与400多种运动监测设备的集成。而2016年被诺基亚纳入旗下的Withings公司的Health Mate（如图5-9所示）[21]，Fitbit（如图5-10所示）[22]，Jawbone Up[23]和小米运动[24]，都是运动监测设备厂商研发的、与自家设备配套使用的APP，这些APP通过低功耗蓝牙等短距离通信方式从设备上同步运动数据，并在APP上实现图形化显示和统计管理。

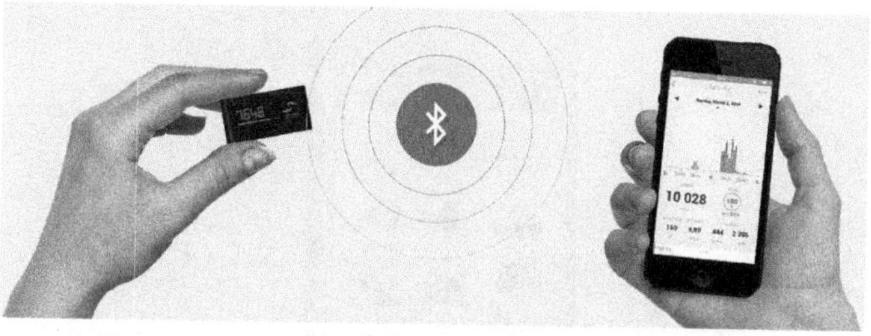

图5-9 Withings Health Mate应用及Pulse Ox设备

除了运动数据的采集、显示和统计管理，一些运动锻炼类APP还为用户进一步提供个性化的运动目标设置及运动指导建议，如Runtastic Pro[25]、乐动力[26]等。这些APP尝试基于用户的个人信息和历史运动数据，采用智能分析算法，为其推荐每天的运动目标和完成方式，给出科学合理的运动指导建议，帮助用户改善运动效果。

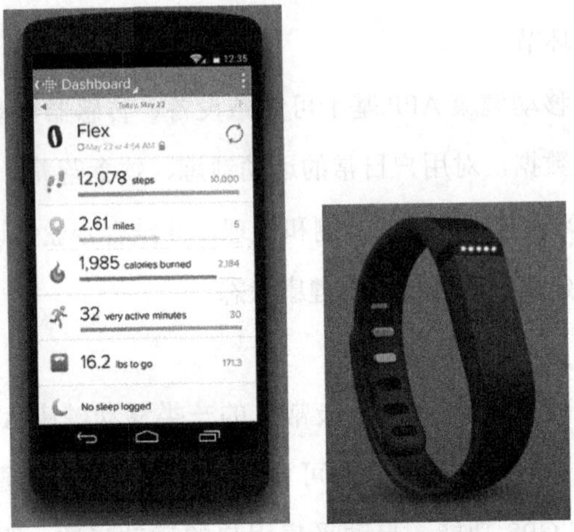

图 5-10　Fitbit 应用及 Flex 手环

此外，在 APP 中加入社交功能，也是激励用户持续参与，提高用户黏性的重要手段之一。咕咚（如图 5-11 所示）[27]、悦跑圈 [28] 等 APP 通过将数据分享至微信等社交网络，建立好友 / 地区 / 全国排行榜，组建运动圈和俱乐部，发起竞赛活动等方式，调动用户的积极性，促进用户之间的分享、互动与交流，为枯燥乏味的运动锻炼增加了趣味。

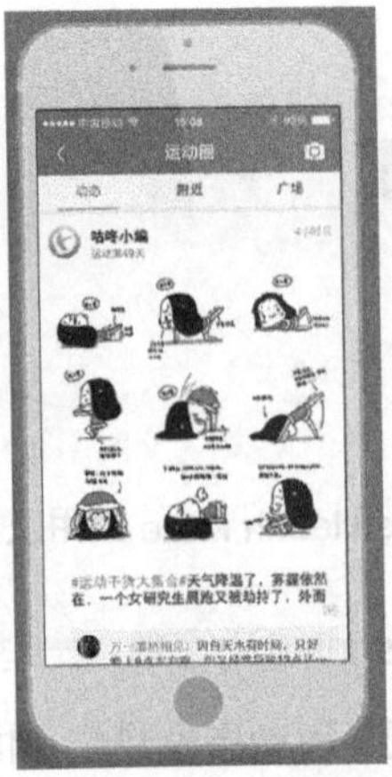

图 5-11　咕咚应用“运动圈”功能

中国移动研究院研发的“我尚运动”APP，一方面可与多个厂商的计步设备以不同通信模式灵活地相连，同时实现了 iPhone 和安卓手机的计步方式，完成对运动情况的有效跟踪和管理，并进一步通过后台的智能分析算法，准确识别步行、跑步、锻炼等活动，检测作弊步数，自动记录身体活动日志，提供运动指导建议；另一方面，作为运动社交平台，提供丰富的社交功能，可组织企业团队活动，提供好友运动排名和竞赛 PK 等功能，增强企业凝聚力和健身娱乐性，如图 5-12 所示。

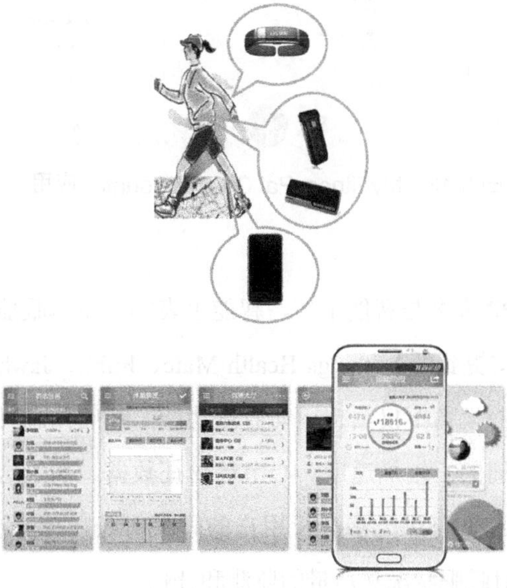

图 5-12　中国移动研究院“我尚运动”APP 及计步方式示意

● 饮食营养类

饮食营养类 APP 对用户日常饮食的卡路里及营养成分摄入、（运动造成的）卡路里消耗、体重变化趋势等进行持续跟踪，为用户量身定制合理饮食的知识和指导建议，帮助用户养成健康饮食习惯，保持健康体重。

MyFitnessPal 公司研发的 Calorie Counter（减肥宝）应用[29]可通过扫描（包装食品袋上的）条形码等方式记录饮食，拥有 400 万种以上食品的数据库，可跟踪所有主要营养成分，包括热量、脂肪、蛋白质、碳水化合物、钠等。此外，该应用还提供体重跟踪和运动日志功能，记录每天的运动量及卡路里消耗，从而实现用户卡路里平衡状况和减重效果的全面评估，如图 5-13 所示。

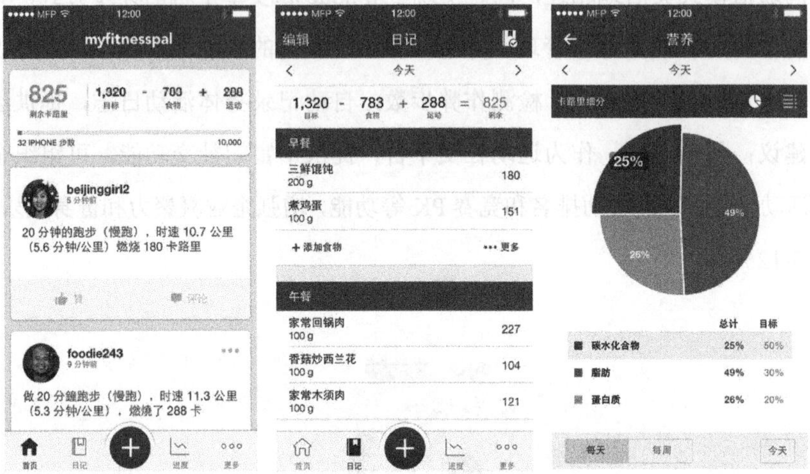

图 5-13　MyFitnessPal Calorie Counter 应用

● 睡眠监测类

睡眠监测类 APP 大多与智能手环、智能手表等具备睡眠监测功能的可穿戴设备配套使用。前文提到的 Withings Health Mate、Fitbit、Jawbone Up 等运动锻炼类应用，其连接的设备不仅具有运动监测功能，晚间休息时也能够开启睡眠模式，采集睡眠期间的三轴加速度、心率等体征数据。基于这些数据和睡眠科学的知识和实践，APP 可进一步分析用户的睡眠时长、夜醒次数、深睡时长、浅睡时长等，实现对睡眠状况和质量的监测和评估。

此外，也有一些睡眠监测类 APP 不依赖于其他设备，而是利用智能手机自带的麦克风，采集用户睡眠期间的声音（包括鼾声及环境声），并进一步利用智能分析算法，实现鼾声识别和呼吸暂停事件检测。例如，Reviva Softworks 公司研发的 SnoreLab[30]（鼾声分析器，如图 5-14 所示）应用集成先进的鼾声检测算法，可记录鼾声样本，分析打鼾时间和鼾声强度，并统计不同治疗方法的有效性和酒精等因素对打鼾的影响。

之前提到过中国移动研究院研发的睡眠健康远程监护系统中，“我尚睡眠”APP 基于先进的信号处理算法在智能手机上实现居家睡眠环境下的鼾声及环境声的可靠识别，并对阻塞性呼吸暂停事件进行检测判断，其性能指标优于国外同类研究。图 5-15 是该应用客户端界面。

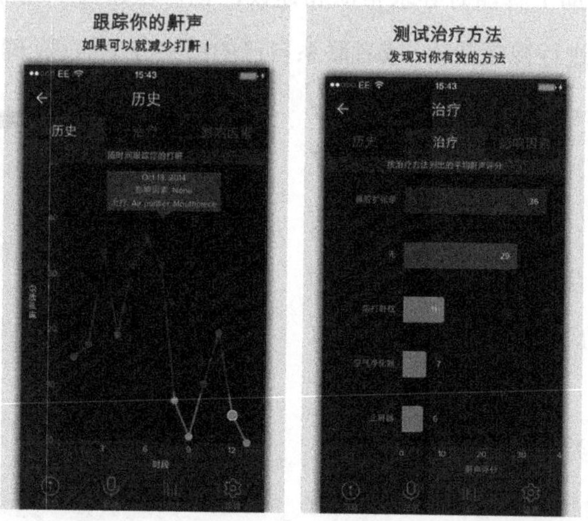

图 5-14　Reviva Softworks 公司的 SnoreLab 鼾声分析应用

● 情绪 / 压力类

情绪 / 压力类 APP 利用可穿戴设备及传感器采集用户的运动、心率、脉搏、皮电等体征参数、所处的环境光照参数及地理位置，同时收集用户的智能手机使用情况（通话、短信、社交网络 APP 使用等）和用户主动提交的调研问卷回答。基于这些数据，APP 采用智能分析算法，评估用户的情绪和压力状态，并进一步提供改善情绪、缓解压力的方法和建议，或者及时告知用户的家人朋友。

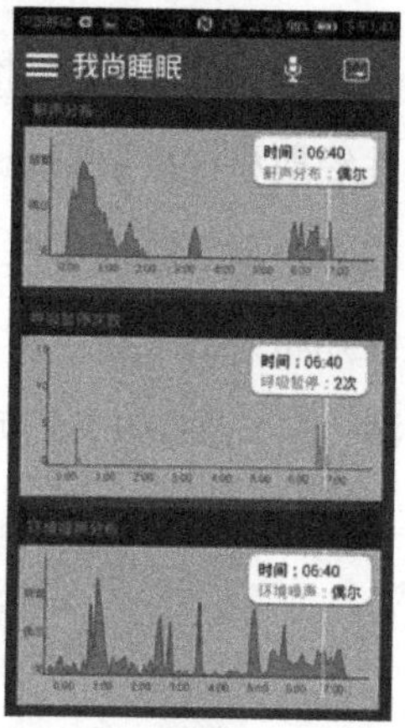

图 5-15　中国移动研究院“我尚睡眠”APP

根据美国西北大学研究人员发表在《医疗互联网研究》杂志上的文章[31]，用户使用智能手机的时间以及所处的地理位置，可以作为判断用户是否抑郁的重要指标，准确性达到 87%。

健康行为分析公司 Ginger.io 研发的 APP[32]，昵称为“辅导员（Coach)”，通过分析用户每日活动的时间、和多少人通话、通话频次分布，并且向用户询问几个简单的问题，评估用户的心理健康状态。用户情绪不好时，可以利用“辅导员”提供的自助工具随时寻求帮助和建议，也可以通过“辅导员”联系有资格的心理治疗师进行视频互动，或者联系自己的医生分享信息，确定是否就医等。

“三十七度公司”研发的 37° APP[33]，基于与之配套使用的 37° Light 手环采集的脉搏波数据，分析用户的情绪和疲劳状态，并进一步给出解读。同时，用户也可将自己的监测数据分享给亲友，如图 5-16 所示。

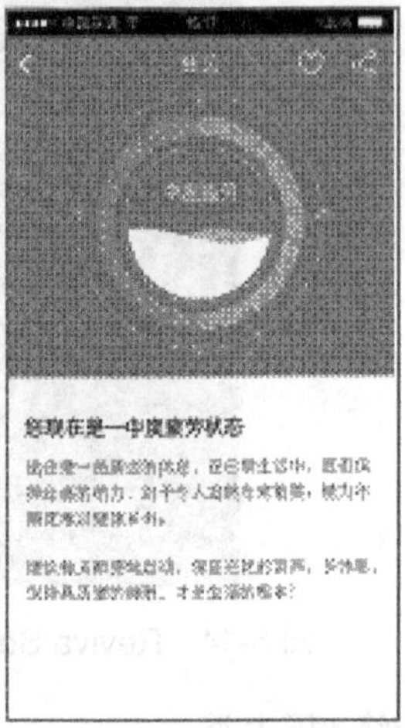

图 5-16　三十七度公司研发的 37° 应用

● 女性健康类

聚焦女性健康的经期管理和孕期管理 APP，在移动健康市场中占据了不小的比重。

康智乐思公司于 2012 年推出了国内首款女性经期和健康数据记录 APP“大姨吗”[7]。如图 5-17 所示，大姨吗从提供简单的经期记录解决女性的刚性需求开始，逐步引入新功能引导用户输入更多维度经期相关的数据，并采用大数据分析挖掘，为用户提供个性化的精准的经期预测。本书后续 9.3.5 节将对大姨吗进行详细分析。

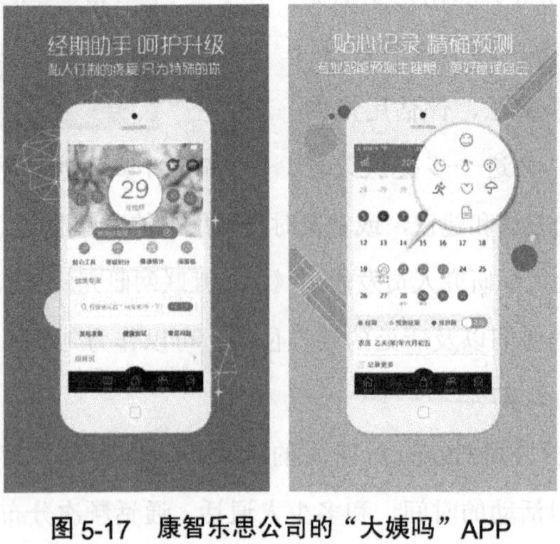

图 5-17　康智乐思公司的“大姨吗”APP

康智乐思公司研发的另一款孕期管理 APP“好孕妈”[34]，提供体重、胎动、运动、饮食等孕期健康记录功能，并根据记录详情，为孕妇提供专业的健康建议。同时，建立同龄圈、备孕圈、怀孕圈、产后圈等垂直细分社区，让用户分享真实孕产经验，增强互动性，如图 5-18 所示。

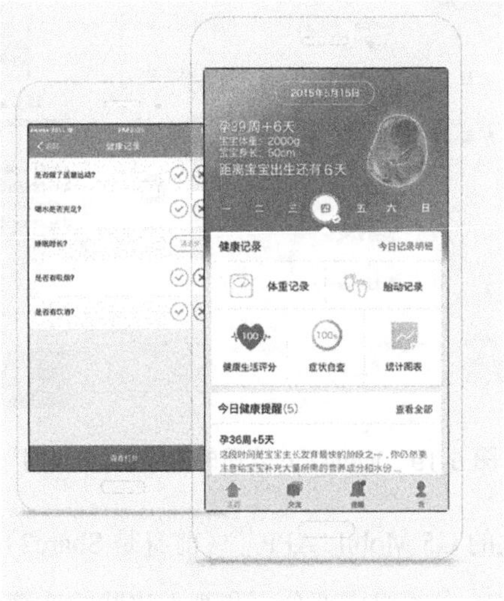

图 5-18　康智乐思公司的“好孕妈”APP

（2）慢性疾病管理环节

在这一环节，移动健康 APP 一方面收集与慢性疾病相关的体征数据，结合专业的临床知识和智能分析算法，向用户反馈健康状况和行动指南，实现患者的自我管理；另一方面，建立与医护团队的联系和交互，为用户提供远程监护、咨询和干预服务。以下将列举几类常见的应用于慢性疾病管理环节的 APP。

糖尿病管理专家 WellDoc 公司研发的面向Ⅱ型糖尿病患者管理的 BlueStar 应用[35]是第一款通过 FDA 审批的，经过临床试验证明有效可作为处方“药”的移动 APP，也是唯一符合美国糖尿病学会定义的糖尿病全新治疗路径“移动处方治疗”的产品，获得了医疗保险公司的认可。如图 5-19 所示，该应用收集患者录入的血糖、用药、饮食、运动信息，并利用包含海量规则知识库的自动专家分析系统，实时生成个性化的行动指南，包括血糖监测方案、饮食和运动调节方案、胰岛素和用药指导、激励等。同时，患者可以将数据分享至自己的医疗团队，以便医生了解两次随访之间患者的健康状况和治疗效果，从而优化医疗决策，提高医护质量。

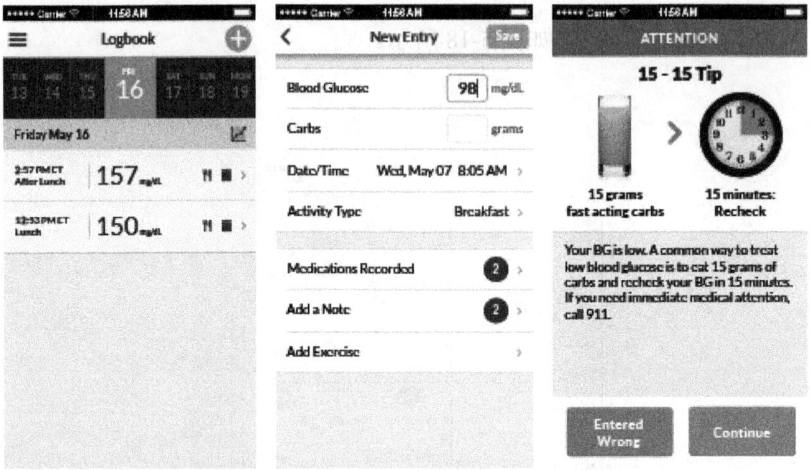

图 5-19　WellDoc 公司的 BlueStar 应用

Dexcom 公司研发的 G5 Mobile APP [36]（前身是 Share2），作为其完全移动化的连续血糖监测系统 G5 中的组成部分，和刺入皮肤的连续血糖监测传感器（见 4.3.2 节）配套使用，已于 2015 年 8 月获得 FDA 的审批。G5 Mobile APP 通过蓝牙接收传感器采集的连续血糖数据，以图形化方式实时展示给患者，并提供血糖异常提醒，帮助患者及时发现危险情况，如图 5-20 所示。

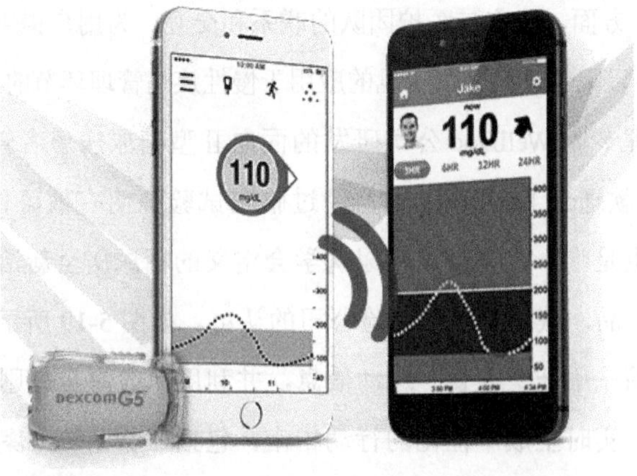

图 5-20　Dexcom G5 Mobile APP 及 Follow APP

此外，患者可以指定不超过 5 个希望共享连续血糖数据的人员（如亲友及医护人员等），这些远程共享人员安装 Dexcom 的 Follow APP，即可实时查看该患者的血糖数据，帮助患者更好地进行血糖管理。

中国移动研究院研发的面向慢性疾病和亚健康人群的“我尚健康”应用（如图 5-21 所示），可实现对血压、血糖、体重、运动和睡眠等多个体征参数的数据采集、趋势展现和异常管理，并提供自我管理和辅助专业管理的服务。在个人管理及基于家庭成员的管理中，用户自主制订体征监测和用药的计划和提醒，记录体征参数和日常饮食运动用药情况，与好友分享自身的体征数据和健康状况，同时可进行家庭成员之间的相互管理。进一步地，可由专业医疗机构提供定制化的健康干预，建立有专业资质的医生与患者之间的实时在线交流平台，为患者量身定制体征监测、用药、饮食、运动等方案计划，并进行远程诊断、干预和方案调整。

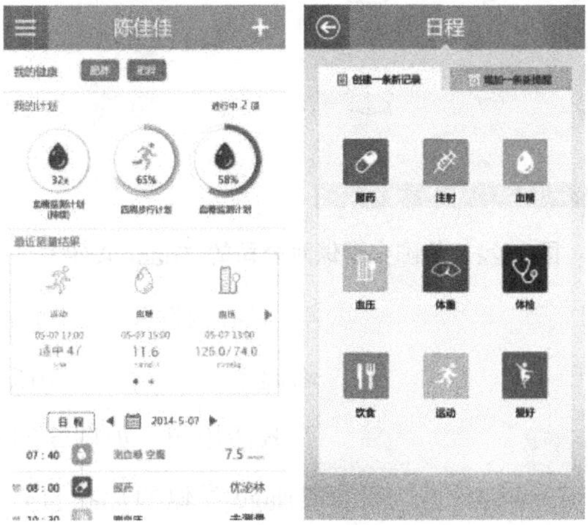

图 5-21　中国移动研究院“我尚健康”APP

（3）自诊、问诊和辅助诊断环节

在这一环节，移动健康 APP 通常基于患者对症状的描述，引导患者由表及里、由浅入深地一步一步进行自查，给出有针对性的诊断意见和支持信息。此外，对于特定的专科问题，也有 APP 借助智能手机的摄像头（及其他配件）采集图片、视频等可反映疾病特征的信息，通过智能算法实现疾病的自动诊断或者医护人员的远程诊断。下面分别举例加以说明。

美国安泰保险公司旗下的 iTriage 应用[37]，为患者提供综合性的症状自查功能，拥有上千种症状、疾病及药物的数据库，配以直观的人体三维解剖模型，帮助患者描述症状出现的部位，了解症状出现的潜在病因、最恰当的治疗方式和相关医学知识信息，并提供附近的医疗机构和医生信息，实现在线预约挂号，从而形成完整的院前服务，如图 5-22 所示。

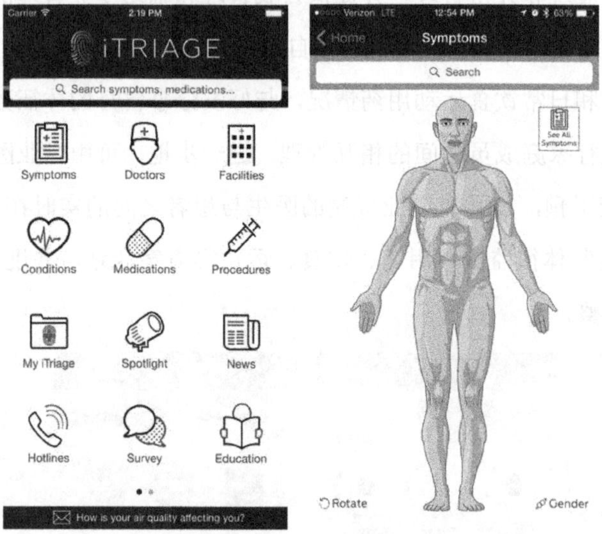

图 5-22 美国安泰保险公司的 iTriage APP

“春雨医生”应用[5]是国内最早的移动健康 APP 之一，2015 年已经积累 9200 万激活用户。如图 5-23 所示，在提供与 iTriage 类似的症状自查功能的同时，春雨医生还聚焦“轻问诊”模式，由 41 万名公立二甲医院以上的专业医生，为患者提供在线问诊服务，在 3 分钟内解答患者关于身体不适的提问。春雨医生下一步还将提供线上线下一体化的私人医生服务，建立医患之间的强关系、长期关系，全面推动商业化进程。

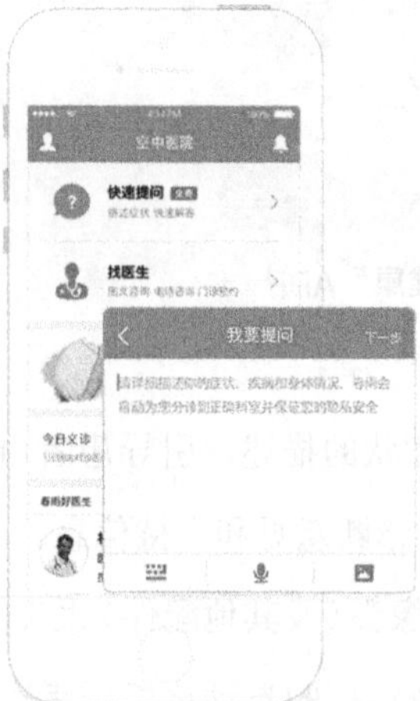

图 5-23 “春雨医生”APP

华盛顿大学和南卫理大学（Southern Methodist University，Dallas，TX）研发的 BiliCam 应用[38]，如图 5-24 所示，利用智能手机摄像头和纸质的颜色校准卡来判断新生儿是否患有黄疸，其原理是过量的胆红素和旧血（Old Blood）细胞回收产生的化学副产品导致黄疸患者的皮肤颜色偏黄。临床试验表明，该方法的有效性可与在医疗机构使用的经皮胆红素测定设备 TcB 相媲美。

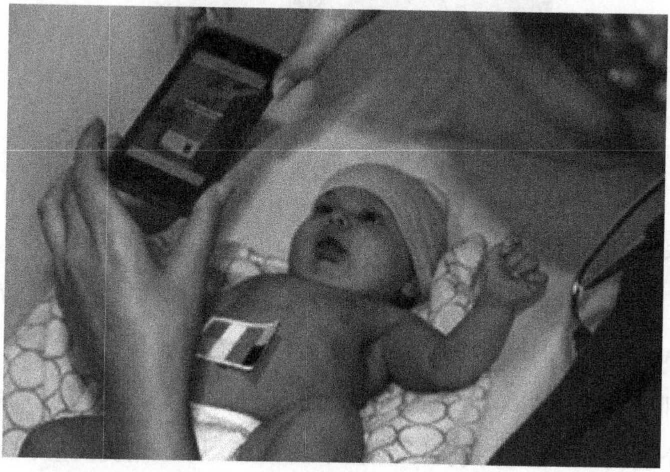

图 5-24　华盛顿大学和南卫理大学研发的 BiliCam 应用

美国山间（Intermountain）医学中心研发的一款移动 APP[39]，利用智能手机及其配件，测试唾液样本，实现更低成本的皮质醇激素测量，而皮质醇激素能够反映用户的心理压力及抑郁状态。用户将唾液置于检验条上，并将其放入与手机相连的读取器中。透镜和发散光装置与手机的摄像头和闪光灯对齐，APP 通过图像分析算法，实现对皮质醇激素的测量。

麻省总医院研发的数字衍射诊断应用 D3（Digital Diffraction Diagnosis）[40]，可在 1 小时以内实现癌症的快速诊断，降低患者对可能存在疾病的焦虑，促进更及时的治疗。通过安装在智能手机摄像头上的小型设备，把手机摄像头转化为高倍显微镜，加以智能手机 APP 的图像处理和模式识别算法，帮助医生评估和分析来自血液、细针活检或者子宫颈抹片的样本细胞，从而实现癌症诊断，如图 5-25 所示。

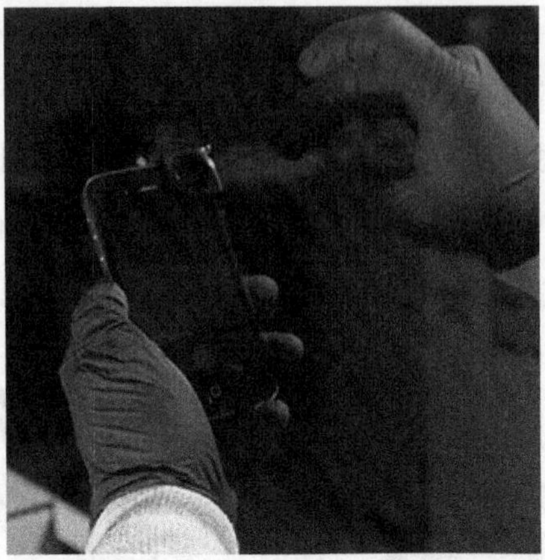

图 5-25　麻省总医院研发的数字衍射诊断应用 D3

（4）疾病治疗环节

在这一环节，移动健康 APP 可作为部分特定疾病及症状的治疗方法，通过使用这类 APP，患者的疾病症状可得到缓解甚至治愈。

认知训练程序提供商 Cogmed 研发的 Cogmed APP [41] 可以用于治疗镰状细胞病的一个症状——记忆力衰退。如图 5-26 所示，该应用提供基于临床知识的经验设计并获得有效性证据支持的工作记忆训练程序，患者在使用过程中产生的数据实时上传给医护人员，使他们了解和检查患者的状况。美国国家儿童健康体系（Children's National Health System, CNHS）已经尝试将 Cogmed APP 用于镰状细胞病儿童患者的治疗中。

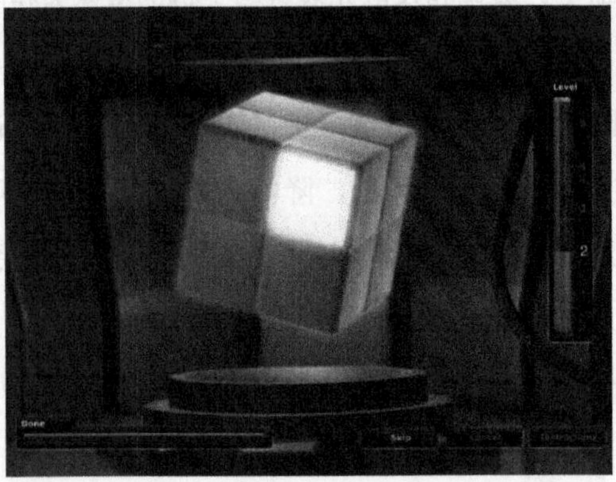

图 5-26　Cogmed 公司的 Cogmed 应用（for Pad）

专业耳鸣耳聋诊疗解决方案公司贝泰福与中国移动研究院合作研发的“我尚听力”应用，可为耳鸣患者提供居家的耳鸣掩蔽治疗服务。如图 5-27 所示，该应用运行在定制化的平板电脑（称为耳鸣移动治疗仪）上，可联网下载医生对患者的耳鸣诊断结果、治疗方案及个性化的音频处方（即与患者耳鸣声相近的音频文件）。该音频处方通过特制的耳机播放给患者，实现对患者耳鸣声的全部掩蔽或部分掩蔽，从而达到缓解耳鸣甚至使耳鸣消失的治疗效果。

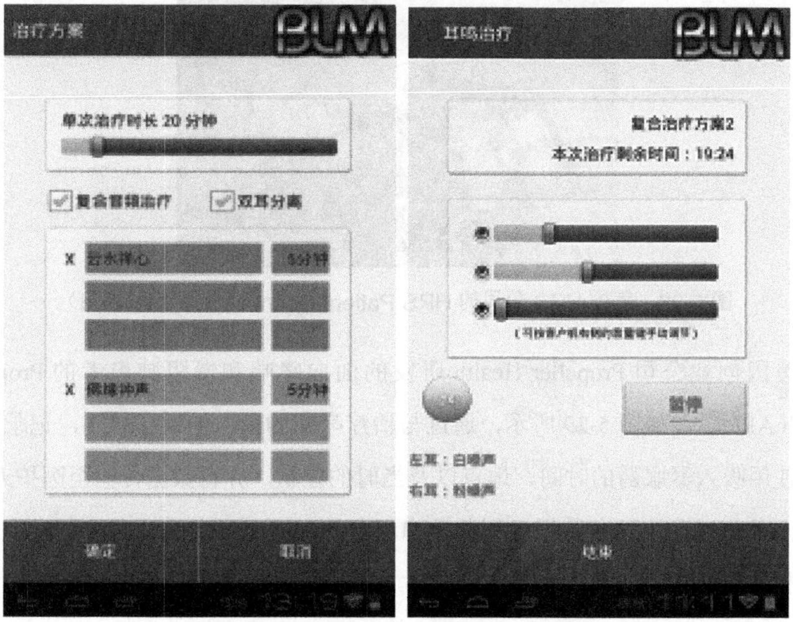

图 5-27 “我尚听力”应用（for Pad）

（5）院外康复监护和干预环节

在这一环节，移动健康 APP 通过建立医患之间的连接，由医护团队为出院患者提供院外的延续服务，监控患者关键指标和康复状况，及时发现异常并进行干预，降低再入院的可能性及代价。

美国远程医疗服务商 Health Recovery Solutions 研发的 HRS Patient Connect APP [42]，可为出院患者提供关于保持健康生活方式的综合性指导意见、用药指导、教育视频和个性化护理方案，将患者记录的康复进展情况（包括体征参数、症状和与用药相关的副作用）分享至护理团队，辅助其制订患者的护理目标和策略。如图 5-28 所示，经过宾夕法尼亚大学医学院的临床试验[43]，使用该 APP 使得 130 名心衰患者（院后 30 天）的再入院率降低了 53%。

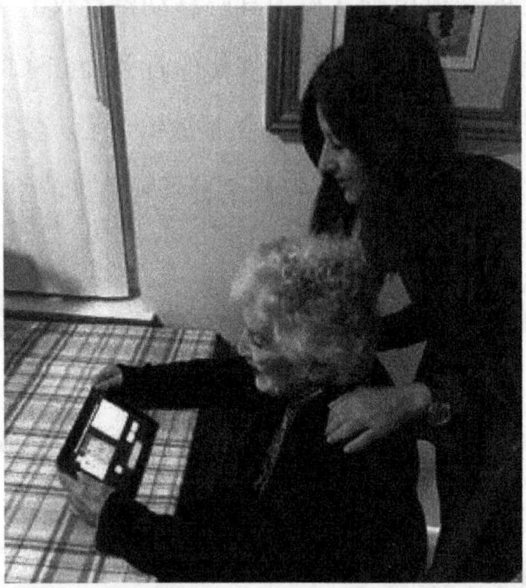

图 5-28　美国 HRS 公司的 HRS Patient Connect 应用（for Pad）

美国创业公司 Propeller Health 研发的面向哮喘和慢阻肺患者的 Propeller Health APP[44]，如图 5-29 所示，通过与治疗哮喘的吸入器设备相连，记录患者每次使用吸入器服药的时间、地点以及当时的症状，并将数据传输至医护人员。医护人员可以利用这些数据远程监控患者症状，随时掌握病情和控制进度，及时调整治疗方案，降低再入院风险。

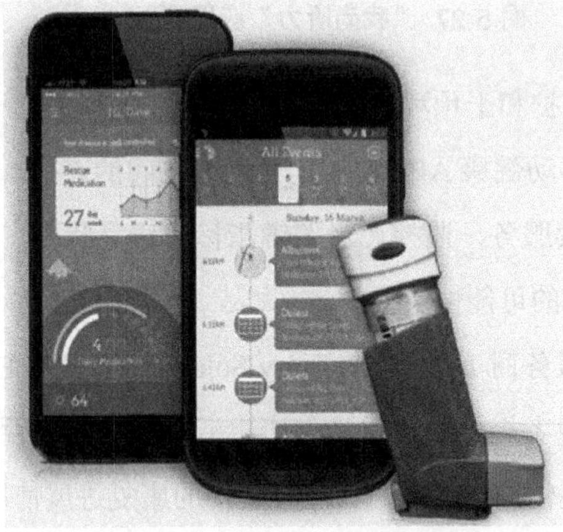

图 5-29　Propeller Health 公司面向哮喘和慢阻肺患者的解决方案

美国密歇根大学研发的面向精神疾病（如躁郁症、精神分裂）患者的Priori APP [45]，可在智能手机后台持续运行，监控患者的行为、声音、谈话内容、情绪状态和社交活动，并为负责该患者的医生提供及时预警和提醒。当患者讲话声音大、语速快且话题跳跃时，则有可能躁狂症发作；当患者长时间保持安静时，则有可能陷入抑郁。

美国达特茅斯学院精神病学研究中心研发的CrossCheck APP [46]，同样利用智能手机传感器监控精神疾病患者的行为，并通过智能分析算法，实现对患者病情复发的预测。在患者病情复发之前，及时通知患者及其医疗团队，从而达到减少病情复发次数、延长两次复发相隔时间的目标。

5.3.2 帮助专业医护人员提高工作效率和专业能力

本节将聚焦面向专业医护人员的移动健康APP，这类APP可大致分为临床护理及管理，临床知识提供及培训两类。临床护理及管理类APP可提供病人信息查看和管理、任务安排、协同工作等功能，帮助医护人员提高工作效率和护理质量；临床知识提供及培训类APP则提供权威的临床知识资源，促进信息的在线共享，并提供通用性或针对特定疾病的培训课程，帮助医护人员提升专业能力。

（1）临床护理及管理

IBM和苹果于2015年4月联合发布的4款移动健康应用Hospital RN、Hospital Tech、Hospital Lead和Home RN [47]，旨在为医护人员提供患者护理和管理事务方面的帮助，从而提高工作效率和护理质量，如图5-30所示。

Hospital RN：护士通过该APP快速查看患者病历，包括基本信息、诊断信息、护理计划、患者状态等。该应用采用iBeacon技术，自动定位病床位置，并且可以实时推送患者请求、实验室状态、安全警告等关键信息，以便护士快速响应。

Hospital Tech：护理助理通过该APP组织和安排任务，以便腾出更多的时间用于患者护理。

Hospital Lead：护士长和护理管理人员通过该iPad APP更好地管理护士和其他员工，合理地组织和安排任务。

Home RN：家庭护理员通过该 APP 获取推荐的康复护理方案和出院指导，与医院护理团队共享照片、视频、文字和声音等信息，更好地沟通患者康复进展，改善护理协同。

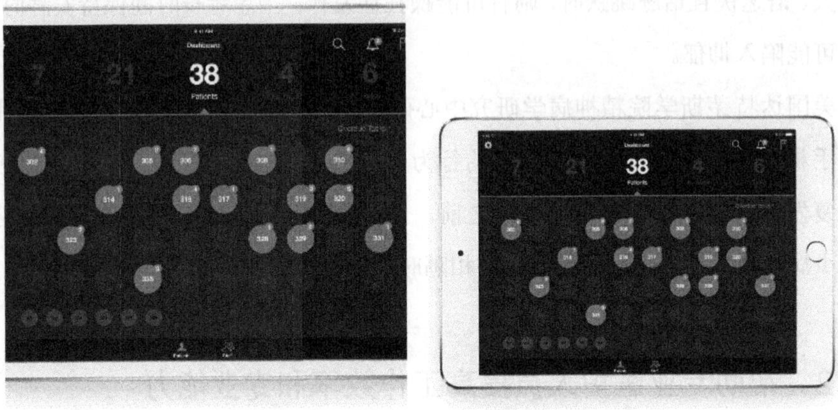

图 5-30　IBM 的 Hospital RN 和 Hospital Lead（for Pad）APP

“杏树林”公司研发的病历夹 APP [8]，帮助医生使用智能手机快速方便地记录、管理和查找患者的病历资料，实现对患者的全程智能管理。其中，病历录入的方式包括拍照、视频、录音等，通过智能算法，实现基于图片、语音的医学专业术语的精准识别。此外，该应用通过构建诊疗圈，为医生提供讨论病情和跨界会诊的场所，提高医疗护理服务质量，如图 5-31 所示。

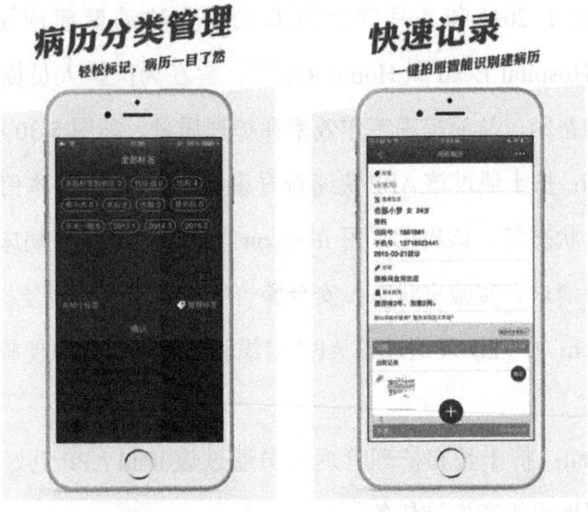

图 5-31　杏树林公司的病历夹 APP

（2）临床知识提供及培训

覆盖美国40%以上医生的健康医疗服务网站WebMed旗下的Medscape APP[48]，为医生提供丰富且权威可靠的健康医疗信息资源，医生可快速查询药品信息及剂量、副作用、药物相互作用等，及时了解最新的医疗新闻及总结报告，并获得针对不同疾病及症状的临床决策支持，如图5-32所示。

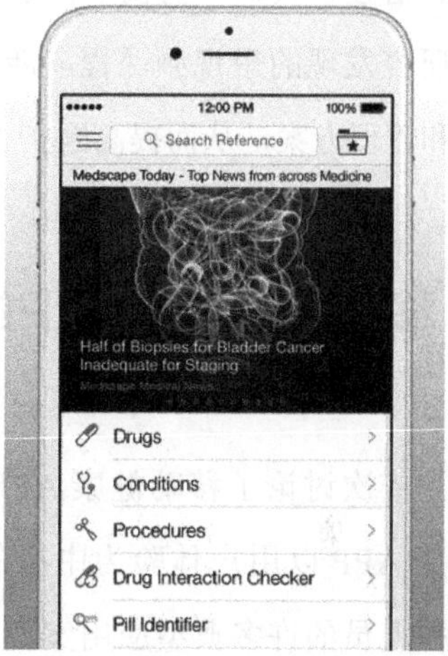

图5-32　WebMed公司的Medscape APP

国内最大的医生在线社区“丁香园”旗下的系列应用丁香客、医学时间和用药助手[49]，帮助临床医生获取最新医药资讯、临床指南和医学书籍，收录数万种药品说明书、数千种临床用药指南，结合临床医生的实际工作流程，为其提供临床决策参考。医学时间APP如图5-33所示。

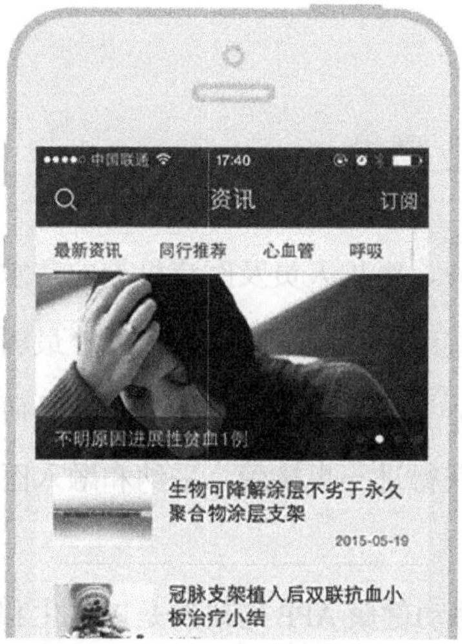

图5-33　丁香园的医学时间APP

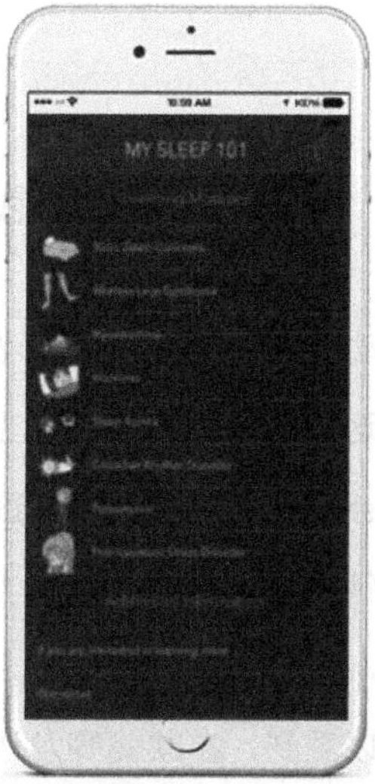

图5-34　美国约翰霍普金斯睡眠中心的My Sleep 101 APP

美国约翰霍普金斯睡眠中心研发的 My Sleep 101 APP [50]，为医护人员提供临床支持和培训工具，帮助其识别常见的睡眠障碍，包括睡眠脚动症、睡眠呼吸暂停、嗜睡、失眠、昼夜节律紊乱和创伤后应激等，提供关于睡眠基础概念和科学研究发现的短视频课程，涉及睡眠障碍的临床表现、风险因素、症状以及治疗和管理方案，从而提高医护人员的专业能力，如图 5-34 所示。

5.4 移动健康医疗APP的发展趋势

以上依次讨论了移动健康 APP 的市场发展概况、多种分类方式，强调了移动健康 APP 以用户体验为中心的设计原则，以及面向患者 / 消费者和面向专业医护人员的许多典型应用案例。尽管目前发展形势喜人，涉足这一领域的移动互联网创业公司不断涌现，但必须认识到，处于跨界融合旋涡中的健康医疗服务，易受医疗改革政策和环境变化的影响，且消费者（患者）对医护服务的个性化、动态化需求和体验大相径庭，要使移动健康 APP 获得更广泛的采用并进入主流医疗护理流程等，还有很多困难要克服，以下将从 4 方面进行分析。

5.4.1 从医疗护理实践中挖掘专业需求

移动健康 APP 的设计开发，必须以患者、医护人员及医疗机构的需求为驱动，而这些需求往往需要从主流医疗护理实践中挖掘，发现其中的“最弱链接（Weakest Link）”和潜在的瓶颈问题。因此，与专业需求相结合，在产品研发初期就已锁定目标人群的解决方案，将容易获得进一步接受、采纳和融入医疗护理流程，大有成长空间。

可以看到，在欧美等发达国家，一些移动健康 APP 的研发是以医生和医疗机构为主导的，针对在临床实践中遇到的各种各样的问题，医生提出解决方案的具体思路，与研发人员反复沟通、设计，并由后者对其加以实现。在这种情况下，APP 能够满足目标人群的实际需求，解决医护流程中面临的痛点问题，一旦完成开发并验证有效后，就可以直接实现市场化应用。

本章 5.3 节中列举的 WellDoc BlueStar 血糖管理 APP，其创始人 Suzanne Clough 就是一名医生。在研发该应用之前，她在临床实践中发现，仅仅依靠每年几次 12 分钟的随访无法满足 II 型糖尿病患者的需求。患者十分关心加强日常健康状况的管理，但这些需求实现不了，很多人感到沮丧，部分患者没有依从她的指导，理由是因为他们看不到成效。这样一来，她为患者提供的指导就失去了价值。Clough 开始思考是否 7×24 小时的实时糖尿病管理服务会对患者更有帮助。此后，她花费了 10 年的时间，潜心研究、总结、整理与糖尿病管理相关的知识、规则和实践经验，研发了面向 II 型糖尿病患者的 BlueStar APP。该 APP 目前已成为最成功的血糖管理应用之一，获得了医疗机构、保险公司和患者的广泛认可和采纳。

5.3 节列举的另一款癌症诊断应用 D3，由美国麻省总医院系统生物学中心主任 Ralph Weissleder 及其同事 Hakho Lee 设计。他们在以往的临床调研中发现，很多非洲国家都缺乏医疗资源，取样后的实验室检验结果通常要等待多日。患者步行 20 多英里赶到医院，只为了解致病的原因，他们甚至不能在次日赶回家。这一滞后现象在美国同样存在，活检结果通常需要一周时间才能获得，加重了患者的焦虑。Weissleder 博士认为，如果能够加快癌症的检测速度，并且增强检测工具的可及性，无论是落后偏远地区还是像美国这样的发达地区的患者，都将十分受益。此后，他们开始了 D3 产品的研发，最终实现了基于智能手机的癌症检测，并将检测时间缩短至 1 小时。

此外，美国疾病控制与预防中心（Centers for Disease Control and Prevention）、美国糖尿病协会（American Diabetes Association）、美国临床肿瘤学会（American Society of Clinical Oncology）、英国国民医疗服务体系（National Health Service）等医疗行业学会和组织机构，都基于相关领域内的专业需求，集中了该领域最优秀的医学和临床专家的最佳实践，研究、开发、测试并发布了面向特定人群（如糖尿病患者、肿瘤患者、抑郁症患者等）的移动健康 APP。

即使 APP 的研发不是由医生、医疗机构和医疗行业组织等主导，一些移动健康APP开发商也会通过招聘医疗领域的科学家和工程师，将医生和精通技术的医疗专家的经验结合进产品设计，确保产品完成后能够解决用户的痛点问题，且其中所实现的健康管理和监护流程合理可靠。例如，苹果公司积极地和梅奥诊所、杜克大学医院、斯坦福大学医院、克利夫兰诊所等美国著名医疗机构合作，获得专业医疗知识和临床经验的支持，确保苹果提供的APP工具符合患者和医生的需求。

不过，目前国内移动健康市场很大一部分APP仍以技术为主导，一旦资金到位，先开发出一款产品，然后再投入市场上观察反响，同时寻找医生和医疗机构进行试点应用。在这种情况下，由于APP在设计初期没有与医生和医疗机构进行深入地沟通，因而没有针对医疗护理流程中所面临的问题及用户的痛点，很难说服医生或医疗机构接受，有可能陷入乏人问津的尴尬境地。

未来越来越多的移动健康APP的研发，将汲取以往的失败教训，从医疗照护实践中挖掘专业需求，倡导融合创新或协同创新，与包括医生和患者在内的使用者在设计初期进行深入沟通，发掘用户的潜在需求及产品的价值主张，并在开发过程中不断改进完善，最终打造有市场应用前景、为用户所采纳和推崇的成功产品。

5.4.2 与主流临床流程及信息系统集成

目前，移动健康APP已经能够采集患者的日常健康数据，并可分享至医护人员，对患者进行远程监护和干预。然而，对于医护人员来说，只有将这些数据无缝集成至现有的临床工作流程中，才能更有效地发挥出预期的作用。在这种情况下，医生能够更加及时地了解到患者病情的恶化情况，辅助其做出诊断、治疗决策，同时他们也会更加愿意向患者推荐这些APP。由此可见，移动健康APP若要获得更大范围的推广和采纳，必须与主流临床流程相融合，实现与HIS、EMR等院内医疗信息系统的集成，使之成为有效提供健康医疗服务的一个有机组成部分。

根据2014年市场研究公司Research Now在美国开展的调研[51]，移动健康

APP 从消费者使用到将其整合至医疗流程仍存在距离。60% 的 APP 用户没有将 APP 的使用情况与医护人员分享，其中 73% 的人表示目前还没有考虑过这样做，11% 的人认为医生不会重视这些数据。同时，有 34% 的人表示如果医生推荐，他们会更加愿意使用这些 APP。

事实上，在与主流临床流程及信息系统集成方面，苹果公司做出了很好的示范，通过与 Epic Systems、Cerner、Athenahealth、Allscripts 等主流电子病历供应商合作，苹果 HealthKit 平台收集的来自各个 APP 的健康数据可以单向流入患者的电子病历系统，实现日常健康数据与院内诊疗数据的整合。如此一来，医生可以在已经习惯使用的临床信息系统中，方便地查看和利用这些日常健康数据，掌握两次随访之间患者的身体状态，从而做出更好的诊断和治疗决策。在此之前，临床医生并没有一个系统化的方法来获取患者 APP 中的数据，一旦能够实现这一点，那么这些 APP 将实现从个人健康管理的工具到作为整个医疗流程中一个有机部分的转变，后续 9.2.1 节将对苹果的案例展开详细讨论。

随着健康医疗体系向以患者为中心、以证据为基础和注重有效性的方向转变，移动健康 APP 应该完整集成至日常照护的工作流程和临床信息系统中。尽管不会取代医生成为医疗服务提供的主要角色，但移动健康 APP 作为一个有力的支撑工具，在帮助患者实现从被动健康管理向积极参与并寻求主动健康管理转变的同时，也帮助医护人员更好地管理患者的健康、预测疾病风险、优化医护流程，做出更加明智的决策。

5.4.3 开展临床试验收集有效性证据

近年来，移动健康 APP 逐渐得到了越来越多医护人员的认可，他们对于这些 APP 能够给健康医疗服务带来的有益作用有了感性的认识，开始愿意向患者推荐甚至作为“处方”开具给患者使用。然而，也有一部分医生始终对移动健康 APP 持谨慎态度，认为其缺乏有效证据，需要进一步开展严格的临床验证工作。对于医疗服务监管机构和保险公司来说，移动健康 APP 的有效性证据收集不可或缺，可以作为监管审批和纳入报销覆盖范围的重要支持因素。因此，通过开展临床观察试验或随机对照试验（Randomized Controlled Trial, RCT），证明移动健康 APP 提醒或干预的及时性、有效性，以及对不同利益相关方的价值提议（Value Proposition），如降低再入院率，减少医疗开销，提高投资回报率等，将成为移动健康 APP 的一个发展趋势。

根据 IIHI 的统计 [1]，在 2014—2015 的两年里，应用移动健康 APP 的临床试验数量从 135 增加到了 300。按照 APP 聚焦的疾病或健康问题划分，开展临床试验最多的是聚焦心理疾病、糖尿病、心血管疾病、体重管理、肿瘤、戒烟的 APP。在这些临床试验中，移动健康 APP 的有效性都得到了不同程度的验证。

WellDoc 公司针对其第一款 Diabetes Management APP，在 2006 年开展了首次为期三个月的 RCT 试验，招募了 30 名 18 ～ 70 岁的Ⅱ型糖尿病患者。试验结果表明，干预组的糖化血红蛋白值下降了 2.03%，而对照组仅下降了 0.68%，可见该 APP 的降糖效果显著。此外，干预组患者在饮食、用药、运动方面表现得更好。2008 年，WellDoc 又开展了一次长达 12 个月、覆盖 163 名患者的临床试验，进一步验证了该 APP 的有效性：干预组患者的糖化血红蛋白值下降了 1.9%，显著低于标准护理组的 0.7%。此后，WellDoc 还进一步开展了示范项目，验证该 APP 所能带来的经济效益：Ⅱ型糖尿病患者在使用该 APP 后的 12 个月内，住院和看急诊的次数相较于之前减少了 58%。正是以上临床试验和示范项目的开展，为 WellDoc 产品的商业化奠定了基础，推动了医护人员及医疗机构对其的认可，以及保险公司的报销覆盖。

再看国内移动健康 APP 开展临床试验的情况，吉林大学中日联谊医院骨科赵长福医师在《中华临床医师》杂志上发表论文《应用微信和病历夹软件协助管理股骨干骨折术后患者的临床观察》[52]，以杏树林病历夹 APP 作为研究对象，通过对照试验证实了该 APP 能够为患者临床结果和满意度带来正面效益：应用软件协助管理组患者每天平均功能练习时间、沟通次数、沟通总时间均显著高于非应用软件协助管理组；住院时间、出院后医疗及时性时间、每次复查平均用时、每次复查平均交通费用则显著低于非应用软件协助管理组患者；应用软件协助管理组患者满意度较高，而两组患者术后 6 个月临床愈合标准均达到 100%，无统计学差异。

5.4.4 游戏化和社交化

移动健康 APP 聚焦健康生活方式的养成、慢性疾病的管理和疾病的治疗及康复，对患者 / 消费者来说，往往是漫长又枯燥孤独的过程。通过在移动健康 APP 中引入游戏化元素，能够让这一过程变得更加有趣和简单。而社交化元素更能够增加同事、朋友、医患之间的互动，加强督促和信息及经验的相互分享，帮助用户获得更多和其类似的人的认同感，在改善用户体验的同时，提高用户黏性，降低流失率。因此，游戏化和社交化将成为移动健康 APP 未来的发展趋势之一。

TechTarget 网站专栏文章《健康医疗领域中的游戏化不仅仅是玩游戏》[53] 深入分析了游戏化成为移动健康 APP 发展策略的 4 方面原因。首先，游戏技术已经被用户所熟悉和习惯，大部分人已经会玩 1 ～ 2 个手机游戏。其次，游戏化 APP 可以很有趣，具有挑战性，符合人们的好胜天性。例如，用户可以预付一定的金额（即赌注），如果他们没有按照既定的运动或健康方案执行，那么这些钱将不再返还，而是奖励给其他完成目标的用户；同时，APP 亦可以组织开展竞赛，鼓励用户之间的比较和竞争。再次，游戏化 APP 能够为用户提供驱动力和支持。例如，当用户没有实现目标或者需要加快步伐时，APP 可以像私人教练一样提供针对性的鼓励和支持。最后，游戏化 APP 能够以趣味互动的方式，为用户提供最新的医学、保健和治疗信息，让用户愿意阅读，从而改善教育效果。

在 GymPact 公司研发的运动锻炼类应用 Pact [54] 中，游戏化和激励元素得到了充分的发挥，如图 5-35 所示。用户首先需要在 APP 上承诺自己每周要跑步 / 锻炼的次数并设置 PayPal 支付账号；其次，

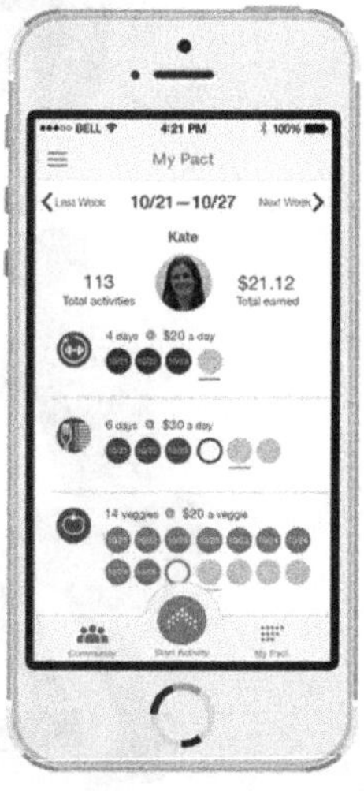

图 5-35 GymPact 公司的 Pact 应用

APP 通过跟踪 GPS 监督用户是否每天跑步或是否在健身房呆了足够长的时间。如果用户一周锻炼次数没有达到承诺的次数，该 APP 会从 PayPal 账号上按照没达到的次数进行罚款，每次 10 美金。如果一周锻炼次数达到了承诺次数，就给予用户奖励，每周 3 ～ 5 美金，具体金额与锻炼次数有关。通过这种游戏化方式，该应用最大限度地调动了用户的积极性，帮助其达到运动目标，最终改善健康状态。

BioGaming 公司研发的居家物理康复类应用 YuGo [55]，将个性化的物理锻炼方案自动转换为交互式的视频游戏，使患者体验到更加轻松有趣的理疗过程，提高患者的依从性，加快康复速度；通过 Microsoft Kinect（3D 摄像头）识别患者动作并提供实时的反馈，确保患者动作的正确性；同时，通过进一步分析给出临床评分报告，评估患者的恢复情况，医护人员可据此调整康复方案，促进患者状态的持续改善，如图 5-36 所示。

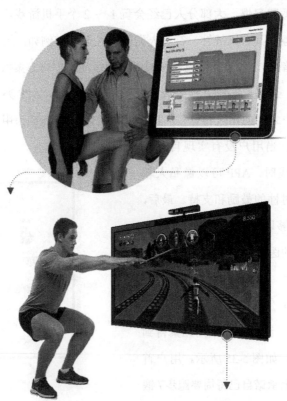

图 5-36　BioGaming 公司的 YuGo 应用

以上对移动健康APP的4大发展趋势进行了分析阐述。移动健康APP正在逐步实现从新奇应用到主流服务的转变：通过从医疗护理实践中挖掘专业需求，确保APP满足用户和患者的刚性需求和解决痛点；与EHR等医疗信息系统集成，融入主流临床工作流程，为医护人员提供统一的健康和医疗数据的访问入口，以便及时作出干预，辅助临床决策，改善医疗服务效果；开展临床试验收集移动健康APP提高医疗质量，降低医疗成本的有效性证据，推动医生、医疗机构、保险公司对APP的认可和采纳，从而进一步推动广大患者的采纳；通过集成游戏化、社交化元素，为用户提供支持、鼓励和动力，进一步提高用户黏性，激励用户的持续参与。未来，移动健康APP将更深入地介入到患者/消费者的日常生活和专业医护人员的日常工作中，成为不可或缺的改善健康医疗效果，降低医疗成本，提高工作效率的有力手段和工具。

参考文献

[1] IMS Institute for Healthcare Informatics. Patient Adoption of mHealth [R], 2015-09

[2] Research2Guidance. mHealth App Developer Economics 2014: The State of the Art of mHealth App Publishing [R], 2014

[3] High50. Wearable technology and health apps: our future healthcare, coming soon [EB/OL]. http://www.high50.com/health/wearable-technology-and-healthcare-our-future-healthcare-coming-soon, 2014-09-29

[4] 动脉网互联网医疗研究院. 2014 年中国互联网医疗投融资报告 [R], 2015

[5] 春雨医生 [EB/OL]. http://www.chunyuyisheng.com/, 2016-07

[6] 美柚 [EB/OL]. http://www.meiyou.com/, 2016-07

[7] 大姨吗 [EB/OL]. http://www.dayima.cn/, 2016-07

[8] 杏树林 [EB/OL]. http://www.xingshulin.com/index.html, 2016-07

[9] 微糖 [EB/OL]. http://www.welltang.com/index. php, 2016-07

[10] Deloitte Center for Health Solutions. The four dimensions of effective mHealth: People, places, payment, and purpose [R], 2014

[11] FDA. Mobile Medical Applications Guidance for Industry and Food and Drug Administration Staff [EB/OL]. http://www.fda.gov/downloads/Medical Devices/…/UCM 263366.pdf, 2015

[12] Accu-chek [EB/OL]. http://www.accu-chek.de/, 2016-07

[13] FDA. FDA permits marketing of first system of mobile medical apps for continuous glucose monitoring [EB/OL]. http://www.fda.gov/NewsEvents/Newsroom/PressAnnouncements/ucm 431385.htm, 2015-01-23

[14] AirStrip [EB/OL]. http://www.airstrip.com/fetal-monitoring, 2016-07

[15] COOPER A, REIMANN R, CRONIN D. 交互设计精髓 about face 3：the

essentials of interaction design[M]. 北京: 电子工业出版社, 2008

[16] 胡飞. 聚焦用户: UCD 观念与实务 [M]. 北京: 中国建筑工业出版社, 2009

[17] 糖护士 [EB/OL]. http://www.dnurse.com/V2/, 2016-07

[18] iOS9 health [EB/OL]. http://www.apple.com/ios/health/, 2016-07

[19] Walkup [EB/OL]. http://www.walkup.cc/, 2016-07

[20] MapMyFitness [EB/OL]. http://www.mapmyfitness.com/app/, 2016-07

[21] Withings [EB/OL]. http://itunes.apple.com/cn/app/withings_health_mate/id542701020?mt=8, 2016-07

[22] Fitbit [EB/OL]. https://www.fitbit.com/cn/app, 2016-07

[23] Jawbone [EB/OL]. https://jawbone.com/, 2016-07

[24] 小米运动 [EB/OL]. http://app.mi.com/detail/68548, 2016-07

[25] Runtastic [EB/OL]. https://www.runtastic.com/, 2016-07

[26] 乐动力 [EB/OL]. http://www.ledongli.cn/, 2016-07

[27] 咕咚 [EB/OL]. http://www.codoon.com/, 2016-07

[28] 悦跑圈 [EB/OL]. http://www.thejoyrun.com/, 2016-07

[29] MyFitnessPal [EB/OL]. https://www.myfitnesspal.com/, 2016-07

[30] SnoreLab [EB/OL]. https://itunes.apple.com/cn/app/han-sheng-fen-xi-qi-da-han/id529443604?mt=8, 2016-07

[31] SAEB S, ZHANG M, KARR C J, et al. Mobile Phone Sensor Correlates of Depressive Symptom Severity in Daily-Life Behavior: An Exploratory Study [J]. Journal of Medical Internet Research, 2015,17（7）

[32] Ginger.io [EB/OL]. https://ginger.io/, 2016-07

[33] 三十七度 [EB/OL]. http://www.37body.com/default/index.html, 2016-07

[34] 好孕妈 [EB/OL]. http://haoyunma.com, 2016-07

[35] WellDoc [EB/OL]. http://www.welldoc.com/product/bluestar, 2016-07

[36] Dexcom [EB/OL]. http://www.dexcom.com/dexcom-with-share, 2016-07

[37] iTriage [EB/OL]. https://www.itriagehq.com, 2016-07

[38] GREEF L D, GOEL M, SEO M J, et al. BiliCam: Using Mobile Phones to Monitor Newborn Jaundice[R], 2014

[39] Reuters [EB/OL]. http://www.reuters.com/article/2014/07/04/us-cortisol-testing-smartphones-idUSKBN0F91R820140704, 2014-07-04

[40] Massachusetts General Hospital. Smartphone Device Can Quickly Diagnose Cancer [EB/OL]. https://giving.massgeneral.org/smartphone-device-can-quickly-diagnosis-cancer/, 2015-09

[41] Cogmed [EB/OL]. http://www.cogmed.com/, 2016-07

[42] Health Recovery Solutions [EB/OL]. http://www.healthrecoverysolutions.com/, 2016-07

[43] Business Wire. HRS PatientConnect® Tablet Reduces Congestive Heart Failure Readmissions by 53% at Penn Medicine' s Penn Care at Home [EB/OL]. http://www.businesswire.com/news/home/20150408005312/en#.VS8zE039kdX, 2015-04-08

[44] Propeller Health [EB/OL]. http://propellerhealth.com/, 2016-07

[45] University of Michigan. Listening to bipolar disorder: Smartphone app detects mood swings via voice analysis [EB/OL]. http://www.uofmhealth.org/news/archive/201405/listening-bipolar, 2014-05-08

[46] ALBA D. How Smartphone Apps Can Treat Bipolar Disorder and Schizophrenia [EB/OL]. http://www.wired.com/2014/11/mental-health-apps/, 2014-09-20

[47] IBM [EB/OL]. http://www.ibm.com/mobilefirst/us/en/mobilefirst-for-ios/industries/healthcare/, 2016-07

[48] WebMD [EB/OL]. http://www.webmd.com/mobile, 2016-07

[49] 丁香园 [EB/OL]. http://app.dxy.cn/, 2016-07

[50] Hopkins Medicine. Getting Enough Sleep? Johns Hopkins Mobile App Helps Physicians Identify Common Sleep Disorders in Patients [EB/OL]. http://www.hopkinsmedicine.org/news/media/releases/getting_enough_sleep_johns_hopkins_mobile_app_helps_physicians_identify_common_sleep_disorders_in_patients, 2015-03-30

[51] White Paper by Research Now. Get Mobile, Get Healthy: The Appification of Health and Fitness [R], 2014

[52] 李强, 赵长福, 亓玉彬, 等. 应用微信和病历夹软件协助管理股骨干骨折术后患者的临床观察 [J]. 中华临床医师杂志, 2015(4)

[53] KIM J. Gamification in healthcare isn't just about playing games [EB/OL]. http://searchhealthit.techtarget.com/opinion/Gamification-in-healthcare-isnt-just-about-playing-games, 2014-04

[54] Pact [EB/OL]. http://www.gym-pact.com/, 2016-07

[55] BioGaming [EB/OL]. http://yugonow.com/, 2016-07

第6章 健康医疗云平台：培育安全开放的健康医疗服务

前述两章分别详细讨论了实现移动健康医疗服务的系统架构中两个重要组成部分：具有嵌入式计算和通信能力的可穿戴及便携式设备以及用户客户端智能服务程序APP。前者是作为实时感知并采集人体和情境数据的入口，后者运行在具有智能操作系统的个人健康网关上，实施面向患者医护路径不同阶段的特定健康医疗服务。本章将聚焦系统架构中另一重要环节——健康医疗云平台，如图6-1所示。

从价值服务提供的角度来看，这是一个需要对来自多源异构纵向数据（Longitudial Data）进行高效服务并提供存储和各种公共处理能力的资源池，也是保证用户（患者）与医护人员（医疗机构）进行需求对接，提供安全可靠服务和交互的控制中心。为了培育安全开放的健康医疗服务，这个平台必须满足开放性、模块化、灵活性和可扩展性等未来发展的明确要求，其多重重要角色体现在以下5个方面。

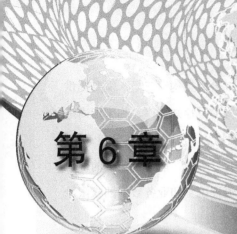

一是，需要支持多种可穿戴设备和数据类型的标准化接入，采用国内外标准化组织、行业通用的标准化协议和规范，并具备大规模接入并发处理能力。二是，需要实现多模态、不同时间颗粒度的海量健康与医疗数据的统一高效存储，

并提供易于扩展的健康与医疗数据的离线计算和批处理架构。三是，需要提供对健康和医疗数据的智能分析能力，通过权威机构的医疗知识库、临床指南进行决策支持，以及通过数据建模、机器学习和挖掘算法，实现个性化健康管理、用户行为分析、疾病预防和预测等。四是，在运营过程中，能够对所有的健康和医疗应用业务实现灵活和统一管控，包括业务流程统一和业务数据的权限分配。五是，要采取有力措施，保证数据的高效和安全处理。

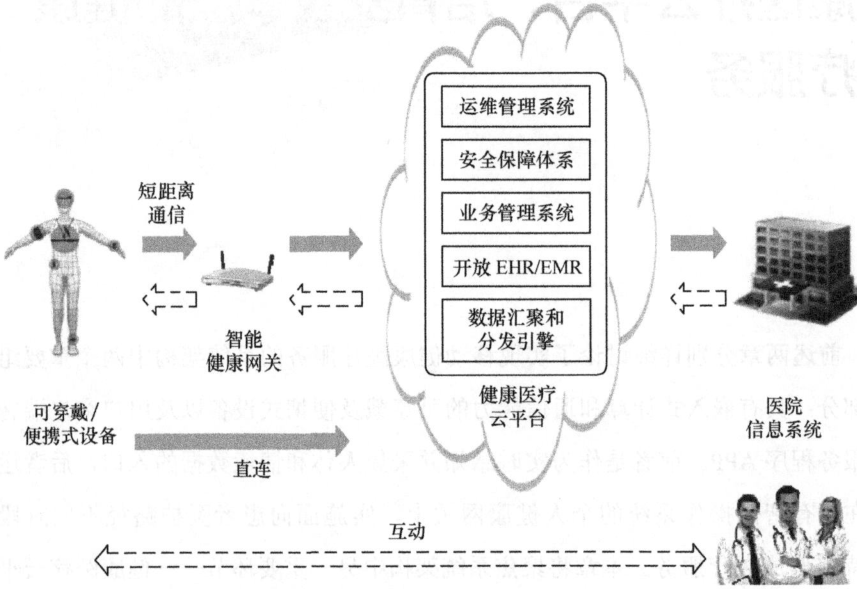

图 6-1 健康医疗云平台在端到端移动健康医疗服务系统架构中的位置

借助健康医疗云平台的这些核心服务能力，应用系统开发者可以快速孵化相关自有健康跟踪类业务，同时也能与健康医疗专业机构和其他价值链上的伙伴进行深度合作，设计并实现专业级的新型医疗护理解决方案。

6.1 健康医疗云平台需求分析

随着移动健康、虚拟看护、远程医疗等新型医护服务模式的引入，以及数字化和信息化医疗设备的广泛使用，健康医疗云平台（以下简称“医疗云平台”）面临业务创新在种类和数量上持续增长的趋势，以及随之而来的满足海量数据的产生、收集、存储与高效处理能力的需求。同时，该平台要保障系统和数据传输各个环节的安全，保护用户隐私，灵活接入功能多样、形态各异的可穿戴及便携式设备，其开放和模块化的架构须支撑新型应用的快速孵化等。

6.1.1 数据灵活接入和分发

从第 4 章的讨论中已知可穿戴及便携式设备在健康医疗领域正表现出越来越明显的应用潜力。这些设备通过集成各种不同类型的传感器、处理芯片和通信模块，实现人体和情境数据的采集、分析处理和传输。因此，为了高效及灵活接入这些功能各异，数据格式及传输协议不同的设备，位于医疗云平台前端的“数据汇聚和分发服务（DADS）”引擎需要解决以下三个问题。

（1）数据传输协议的多元化

可穿戴设备在与 DADS 引擎交互健康医疗数据时，涉及数据传输协议多元化的问题。不同的设备厂商通常使用不同的传输协议（如 TCP、UDP、HTTP 等）上传数据。对于采用单一、固定网络协议的平台，当接入新的可穿戴设备时，由于传输协议的类型不同，要重新开发接收模块或接口，浪费时间和资源。

（2）采集数据类型的多样化

可穿戴设备采集的数据类型具有多样性，计步器、衣服饰品、手环 / 手表等主要采集健康类数据，如运动步数、睡眠、心率和周围环境参数等。而血压、血糖、血氧、呼吸率、心电数据等是慢性疾病监护和术后康复中不可少的，加上不断涌现的各种小型化医疗级诊断设备所产生的影像、检验数据等。针对不同的数据类型或者数据格式（如 JSON、XML 等），其数据处理和解码的方式是不同的。因此，DADS 引擎需采用多层次的接入数据分析方法，以满足多样化的需求。

（3）传感设备交互流程的差异性

在解析数据包的过程中，DADS 引擎需要设置每一次数据包交互的状态。由于不同设备和 DADS 引擎的交互流程（通常包括登录数据包、校正时间数据包、发送传输数据包、退出包的发送顺序和规范）不同，平台侧的交互状态设置会因设备而异，有些情况下某个状态会缺失，会使得状态切换不具备可扩展性。因此，为了实现多模态健康医疗数据与DADS引擎间的标准化接入，平台必须兼容常见的数据传输协议（如TCP、UDP、HTTP等）和数据格式（如JSON、XML等）。同时，需要在平台中引入负载均衡技术，规范数据传输接口，以提高其并发处理能力并实现健康医疗数据的可扩展性设计。

6.1.2 海量数据的管理和利用

医疗行业数据量每年以48%的速度增长[1]，是增速最快的行业之一，这些数据可包括：一是，产生于医院临床诊治、科研和管理过程的HIS、电子病历（EMR）、影像系统（PACS）、检验信息系统（LIS）、放射信息系统（RIS）等；二是，前述讨论的各种健康医疗可穿戴设备获取的有关生命体征及情境描述的纵向数据；三是，互联网应用、电子商务过程所产生的与人群社会化活动有关的公共卫生信息。由于不同类型数据文件的格式、形态以及大小差别很大，分别基于结构化、非结构化和半结构化方式设计，这就要求在实际存储和传输管理上，对不同类型的数据提供不同的传输带宽和存储保障，给存储、查询和处理都带来了相当大的复杂性。面对每年总量已达EB量级的健康医疗数据，且要求更为灵活的计算和存储环境，能够快速、自动地扩展，以支持大数据的计算分析和存储，这一挑战传统的IT设施无法应对。

传统的SQL服务器如果处理更大的数据集则需要一个足够大的机器，甚至昂贵的高端机"数据库级的服务器"，它无法承受同时应对每秒数以万计的读写请求。医疗云平台必须满足这些需求，具备高效的数据运算和处理能力，以支撑当前业务及其发展的需要。

关于海量数据存储，以EHR为例，其中的数据是以用户为中心建立的，包含用户的个人信息、体检筛查、生活方式跟踪、慢性疾病监护和诊断、干预等大量数据，在患者医护路径的服务环节中，各种不同的应用业务需要对这些数据进行访问。因此，需要在云端设计和部署新型分布式数据库，从而实现海量数据存储及各类数据的统一保存，通过配置方式快速扩展新的数据类型；支撑多种数据类型的管理，实现数据的容灾和备份；针对不同部门的不同角色实现多级权限管理和服务管理；通过数据的存储过程技术，按照健康数据分析规则，对高危人群、慢性疾病或者特殊群体的大数据集进行智能计算，获取新的洞察。

传统的数据分析平台通常是分散、孤立的，难以进行不同数据集之间的关联分析，主要依赖专业医护人员的知识、经验、观察和分析，能够提取的价值有限。健康医疗大数据的智能分析，涉及综合应用统计分析、机器学习、人工智能等多方面技术，建立以用户 / 患者为中心的海量数据统一存储模型，即围绕用户健康档案，按照统一的格式和规范，实现对体征、体检、病历和住院数据的统一存储，从而真正地提高数据孤岛之间的数据共享能力，从海量、高复杂的数据中获取洞察力。

6.1.3 新型应用的快速孵化

接下来的另一需求是关于云平台服务的集中化和统一化，建立核心能力集和资源池，以便为合作伙伴及第三方开发者提供开放式的新型应用业务孵化环境，降低合作技术门槛；方便各种健康医疗设备及应用接入；促进解决方案提供商、专业医疗机构开展创新服务（如图 6-2 所示）。

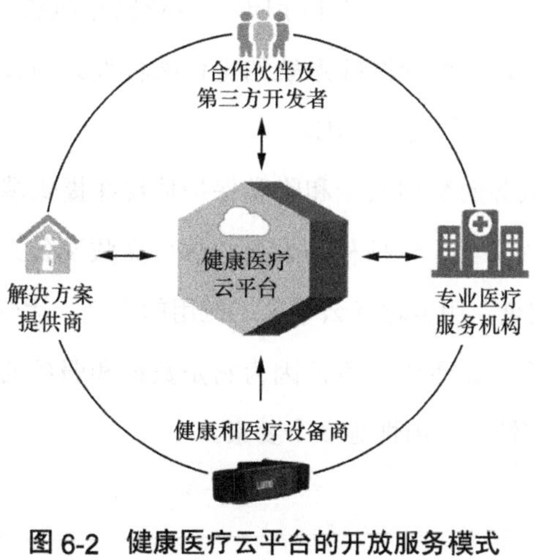

图 6-2 健康医疗云平台的开放服务模式

（1）提供统一数据接收、存储、调用及挖掘能力

该平台将汇集大量数据和信息内容并融合不同健康医疗应用服务，进一步地，为新型应用业务提供数据接收、存储、转发、读取以及挖掘能力，提供统一的数据共享空间和入口，促进业务之间相互融合。以贴近用户的业务运营模式，持续提供“实用、适用、好用”的信息化产品。

（2）提供公共业务能力

为新型应用业务提供一站式基础业务能力解决方案，帮助新型应用解决安全认证、运维计费、短信、定位等一系列公共业务模块，减少合作伙伴开发新型应用的时间与人力成本，并为其提供高性能的孵化环境，保证新型应用快速、稳定、高效地开展业务。

6.1.4　数据安全和隐私保护

目前数字健康医疗信息基本上独立存在，各专业医疗服务机构采纳不同软件厂商的数字信息化系统，自建数据中心，形成多个信息孤岛。即便如此，用户/患者信息泄露之事时常发生，而未来的健康医疗服务模式将不可避免地要求在不同的信息系统之间进行各种健康、医疗、管理、运营数据的共享和交换。进一步地，要实现个性化健康医疗服务，打造合作共赢的健康医疗生态系统，其他利益相关方，如保险公司、社区护理、专业医疗机构、政府监管部门等，都要参与协作。因此，在健康医疗系统的整体架构设计与技术实现上，数据安全与用户隐私保护问题必须优先考虑。

移动健康医疗服务的数据安全和隐私保护体现在提供端到端的应用服务和数据交互整个过程的安全，包括移动设备（含可穿戴设备）的数据安全，客户端软件（APP）的安全，服务端（云平台）应用的安全，运营维护的安全等。其中，服务端应用的安全是重中之重，因为它是数据和服务的中心，集中体现了数据的机密性、完整性、可用性等多个要素。

6.2 健康医疗云平台的系统架构设计

根据上一节的需求分析，结合对国内外移动健康医疗领域最新技术发展趋势的深入比较研究，我们提出如图 6-3 所示的健康医疗云平台系统架构设计，即中国移动的移动健康创新平台（CM-mHiP）。它主要包括 5 个核心构件：数据汇聚和分发服务（DADS）引擎、开放电子健康档案 / 病历系统（EHR/EMR）、业务管理系统、安全保障体系、运维管理系统。接下来对这些核心构件的功能和设计分别进行详细讨论。

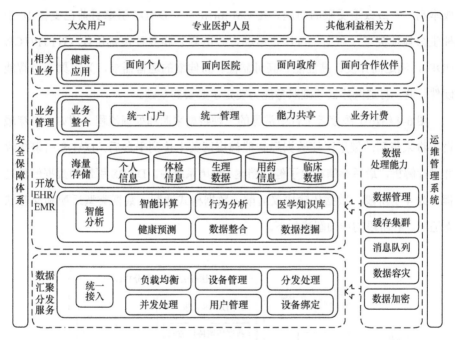

图 6-3　健康医疗云平台的系统架构设计

6.2.1 DADS引擎

DADS 引擎是接收来自客户端设备及应用程序上传数据的统一入口，为多模态体征数据及各类可穿戴设备接入提供一站式服务，具有满足标准化接入、可扩展性设计、高并发处理的核心能力，并进一步对接入平台的数据提供存储、分发和分析等服务能力。标准化接入是指对来自不同厂商、设备类型、APP、数据格式以及通过不同传输协议的体征数据，按照统一的格式和技术规范汇集。可扩展性设计是指除支持现有的几十种生命体征类型、多种传输协议、不同编码格式的数据上传外，对后续的数据传输方式和格式扩展提供系统零升级改造。高并发处理基于分布式计算和负载均衡技术，实现高可靠和零丢包的并发处理性能，满足业务的实时处理能力。

DADS 引擎解决了以往设备只能逐个对接时存在的开发周期长、代码维护成本高、升级改造受限的问题。在 CM-mHiP 中，DADS 引擎目前已支持 10 余种生命体征类型（血糖、血压、运动、心电等）和多种传输协议（HTTP/TCP/UDP），满足高并发、高性能、高可靠性、易伸缩的运营需求，为汇聚上游智能硬件厂商，打造医疗云基础服务能力奠定了必要的基础。

图 6-4 给出了医疗云平台中常见的三种数据来源和处理流程。例如，可穿戴设备将采集到的健康医疗数据经智能健康网关上传到平台后，DADS 引擎接收并进行解析，最后存储在电子健康档案 / 病历系统中。DADS 引擎的数据解析过程分为 4 个阶段：数据传输协议适配、数据格式适配、数据类型适配和交互状态适配。各阶段的详细阐述如下。

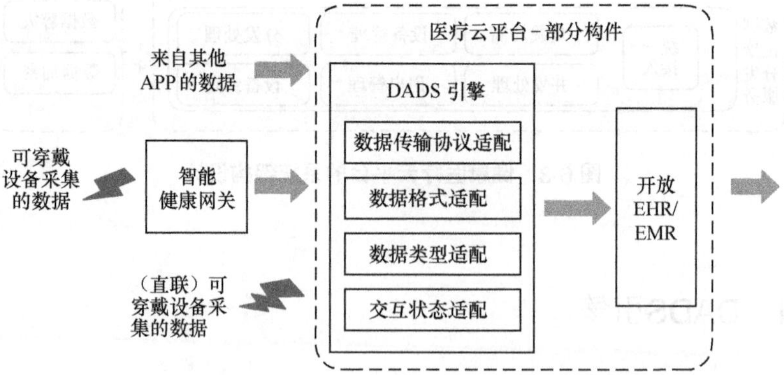

图 6-4　从可穿戴设备至开放 EHR/EMR 的数据传输流程

（1）数据传输协议适配

不同厂商的智能硬件或智能网关使用的数据传输协议并不是统一的，会根据传输成本、数据类型、传输距离等多种因素选择合适的传输协议。数据传输协议适配的目的是平台能够兼容使用 TCP/UDP/HTTP 等各种传输协议的设备接入，针对不同协议使用不同的接收接口。例如，当一个计步器接入平台时，其数据可通过 TCP 进行传输，数据通过网络进入 DADS 引擎后，借助“责任链过滤器”，找到对应协议的接口，即 TCP 数据接收接口。此外，扩展平台的数据传输协议将会变得十分简单，只需要添加协议接口并在责任链中注入接口对应的过滤器配置信息，就可以实现数据的接收。

（2）数据格式适配

智能健康网关发送的数据格式不是统一的，为了灵活解析各种格式的数据，需要在接收到数据后分析数据格式，提取其有效字段，封装成消息对象存储在内存队列中。数据格式的分析包括字节码转换、JSON/XML 转换、文件读取处理等，最终得到平台统一的数据解析格式。

（3）数据类型适配

可穿戴设备采集的数据类型丰富多样，但各种数据类型包含的有效字段是不同的。例如，血压数据需要包含心率、收缩压和舒张压等字段，而血糖数据需要包含空腹血糖、餐后血糖等字段。为了解决数据内容的不同，可按照设备类型和数据类型定义一种解析策略，启动线程处理已经封装好的对象数据包内容，满足高并发性能。

（4）交互状态适配阶段

由于不同可穿戴设备与 DADS 引擎间交互状态和方法存在差异，需要对多个流程的交互进行状态定义。根据数据包的内容，可以分为登录包处理、配置包处理、数据包处理和退出包处理 4 个状态。其中，登录包处理检查用户的合法身份，配置包处理可以校正时间、配置数据包参数，数据包处理获取用户的体征数据，退出包处理结束设备与平台的交互。

6.2.2 开放电子健康档案/电子病历系统

6.2.2.1 开放EHR系统

电子健康档案系统是实施医疗信息化管理，实现人口健康管理和提供个性化医护服务的核心。它为每位用户 / 患者建立丰富而有序的与健康医护过程相关的数据存储库，包括人口统计信息、既往病史、健康因素、家族遗传疾病等记录，常规体检的各项指标，卫生防疫接种信息、用药记录，在专业医疗机构接受临床诊治服务的信息（在与专业机构密切合作，允许和开放系统有条件的信息交互情况下）等。而随着民众服务需求的变化，可穿戴设备的广泛采纳，新的医护服务模式的引入，以及健康医疗生态系统中其他利益相关方的加入，如商业保险公司、制药公司等，EHR 所包含的数据和信息的内容将不断演变、充实、完善及动态更新。

建立统一和规范化的电子健康档案，可以实现不同层级医疗机构、健康服务机构和监管机构之间的健康信息共享和互联互通。随着移动互联网服务及商业模式的发展，健康和医疗数据的统一接入、海量存储、数据挖掘和开放能力是大势所趋。建立电子健康档案能有效促进市场上类型丰富的可穿戴设备的统一接入，实现健康与医疗数据的灵活调取。基于长期积累的海量医疗健康数据进行人口健康分析、专业医疗分析、临床路径提炼，通过有效的数据挖掘产生更多、更丰富的应用和增值服务。

6.2.2.2 健康医疗数据的智能分析

为了挖掘这些数据的价值，全面了解每个人的身体状况，跟踪及预测健康变化，发现疾病成因及发展趋势，基于临床知识库、数据处理和机器学习的智能分析能力是不可缺少的。一方面，基于知识库实现智能分析和辅助决策支持能力，即根据所设计的健康医护服务的类型和范围，针对患者处于医护路径不同环节的需求，获取相应的生活方式促进、慢性疾病预防、慢性疾病监护和干预、诊断治疗，以及病后恢复和术后康复过程所需要的临床医学和护理知识、专家建议以及最佳工作流，因此，需要建立专科及综合性知识库。另一方面，借助机器学习和大数据处理能力，进行健康医疗大数据分析和挖掘，建立疾病筛查和疾病风险预测模型，进行自动预警、诊断和预后服务，为专业医疗服务机构和患者个人提供支持。

（1）医学知识库

知识库是人工智能（AI）和数据库（DB）两项计算机技术的有机结合，是基于知识的信息系统。医学知识库主要包括临床医学知识库和健康教育知识库。其中临床医学知识库是在医学知识背景下，以疾病、症状、检查、药品、指南和病例报告为基础，通过整合设计，关联知识点，方便医生查找相关知识及病例报告，辅助医生临床诊断。健康教育知识库主要包括疾病基本知识、与生活方式和疾病管理相关的科普知识，面向患者进行疾病知识和生活方式教育。

随着移动健康产业的发展，各大健康网站开发出各种医学知识库，如 WebMD [2]、“好医生”智能医学数据库 [3]、家庭医生在线 [4] 等，主要为广大医生和健康行业从业人士提供专业医学知识，为企业和个人提供线上和线下的健康风险评估、健康管理信息等。医学知识库在医护人员和患者的工作、生活中正在发挥越来越重要的作用。

医疗云平台的医学知识库可包括多个模块，如面向患者的医学知识普及，面向医护人员的医学专业知识，面向大众的个人健康管理知识。下面通过一个案例来对医学专业知识模块进行说明。

初级医疗保健是覆盖社区内个人和家庭基本卫生保健服务的需求，通常由全科医生承担，主要负责慢性疾病，如高血压、心血管病、糖尿病等的预防、干预、康复和管理。这些全科医生需要具有比较宽的知识面，而医学知识库对于有效开展工作有着重要的辅助作用。医疗云平台中面向初级保健医生的临床指导知识库 [5] 主要包括以下内容：高血压指南，控制血液胆固醇指南，心血管病风险评估指南、成人超重与肥胖管理指南、管理生活方式降低心血管风险指南、糖尿病诊疗指南、肺癌筛查指南、预防原发性乳腺癌风险指南等。各项指南为疾病的治疗提供了基于证据的建议，包括推荐治疗阈值、目标和药物等，为临床医生提供参考。此外，知识库还包括疾病的管理指南，为临床医生提供风险评估、生活方式管理的指导建议，见表 6-1。

表 6-1 医学知识库内容

定义	疾病的定义，包括各种疾病不同病程的定义
治疗目标	疾病治疗的目标，如伴有临床动脉粥样硬化性心血管疾病的治疗目标是LDL-C水平至少降低50%
治疗方式	针对具体疾病的治疗方法，主要是用药种类、剂量等的推荐
风险评估	给出疾病风险评估因子及相关风险评估方法，辅助医生进行疾病风险评估
管理指南	包括用药、生活方式管理的指导、建议

知识库中高血压管理指南算法[6]如图 6-5 所示，包含了整个生活方式的管理和用药指导建议，对于初级保健医生进行高血压管理、治疗有很高的参考价值。

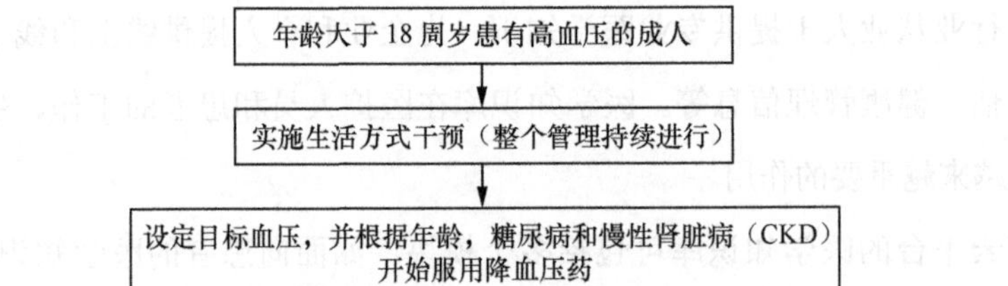

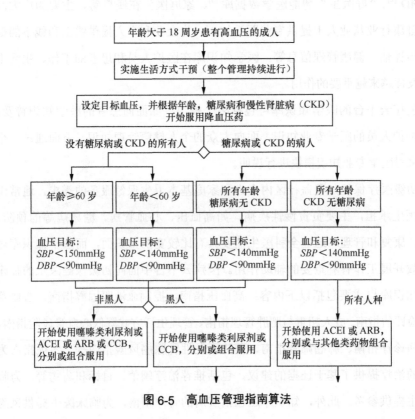

图 6-5 高血压管理指南算法

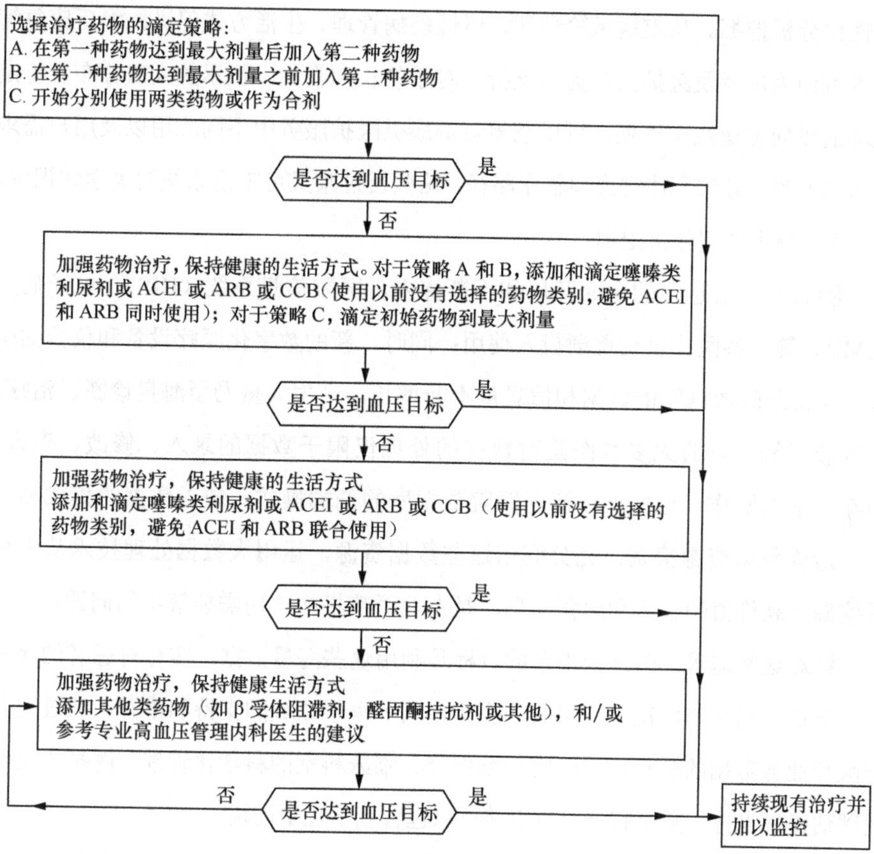

图 6-5　高血压管理指南算法（续）

（2）智能分析引擎

智能分析引擎主要从两个方面对健康医疗数据进行分析和挖掘，为移动健康医疗服务提供支持。

● 面向健康和慢性疾病管理服务的数据分析

健康和慢性疾病管理服务的主要内容包括生活方式促进，慢性疾病预防和预测，慢性疾病筛查、监护和干预以及病后恢复和术后康复等。大多数慢性疾病需要对其生理参数、生活方式和生活环境进行长期监测和跟踪，才能准确把握发展状况，进行患病风险预测，及时开展干预、治疗和指导。利用可穿戴设备可以方便地实现这些目标数据的采集和汇聚。

医疗云平台利用其端到端的智能计算体系，以应用为驱动，对用户数据进行个性化分析挖掘。从疾病风险预测、慢性疾病管理、生活方式促进、术后康复管理等方面为患者及医护人员提供支持。对系统长期收集、积累的人口分布及特定人群的纵向健康数据挖掘，可以获得对健康类医护服务中不同应用以及用户需求的新的洞察，导致最佳实践和临床路径，这些反过来又可丰富系统的医学知识库。

● 医疗大数据分析挖掘

随着医疗信息化的全面开展和不断深入，医院信息系统（HIS）、电子病历（EMR）等在各医疗机构逐渐投入使用；同时，新的数字化医疗设备和仪器的引入，使得医院数据库的数据和信息量不断增长，产生大量乃至海量诊断、治疗、业务数据等。目前大多数医院对数据的处理仅限于数据的录入、修改、查询、删除等基本操作，这些操作属于医院数据库的低端操作，缺乏数据的集成和分析，造成数据资源浪费。充分利用这些数据资源，运用大数据处理技术从中分析挖掘出高价值的临床和运营信息，是专业医疗机构迫切需要解决的问题。

针对这些需求，医疗云平台的目标是利用这些海量数据，实行对患者的疾病关联分析、临床辅助决策、用药、疾病预测等医学领域的支持和推荐。通过对其中医疗业务数据的分析，为医院后勤保障、临床科室的科学化管理、医护人员绩效评估提供支持。整个智能分析引擎可以包含以下几个模块。

临床用药推荐引擎：对历史临床用药数据进行挖掘分析，确定药品的适应症和副作用，分析患者的用药记录及患者疗效，同时结合患者年龄、遗传、生理检查指标、症状等，收集疗效记录及不良反应报告促进药物警戒。建立临床用药推荐模型，帮助不同检查指标和适应症患者匹配最佳疗效药物。

疾病关联挖掘分析系统：通过对某专科疾病患者（如眼科疾病患者）的诊断结果（如视网膜动脉硬化、白内障、结膜炎、糖尿病视网膜病变、屈光不正等）和这些患者的全身性疾病和症状信息（如高血压、妊高症、脑震荡、脑梗塞、冠心病等）的挖掘，发现专科疾病与全身性疾病的关联关系，为医生诊断提供有价值的参考。

疾病预测系统：研究各种可观察生理指标导致疾病的影响权重，以及在职业、生活环境及人群中的分布，检查指标之间的关联性，分析导致疾病的影响因素，建立评估模型预测危险度，并进一步建立疾病的预测模型。

诊疗和决策支持系统：基于大量临床数据和临床知识库构建医生辅助诊疗系统。临床数据（包括患者信息、体检、临床辅助检查结果等）为系统提供数据来源支撑。临床知识库包括疾病临床治疗指南、临床相关业务术语等，为系统提供大数据分析时的业务规则支撑。具体来说，利用大数据挖掘分析技术，根据临床数据进行挖掘分析，在临床知识库设定的业务规则下，触发临床干预，实现临床决策支持应用（包括重复检验检查提示、治疗安全警示、药物过敏警示、疗效评估、智能分析诊疗方案、预测病情进展等），为患者制定符合其个性化特点的治疗方案，为临床医师提供科学决策参考，提高临床诊疗水平。

医院财务管理与决策支持系统：基于医院业务管理系统相关数据，如财务、物流、成本等，对医院的成本效益进行全面的分析，如医院收入影响因素分析，财务数据趋势分析、对比分析，医院财务指标、现金流能力预测等。在此基础上，对医院财务管理与决策进行支持。

医务管理分析与支持系统：基于HIS的相关数据，对医务管理中的事项进行分析，如通过对门诊人数的分析，预测医院门诊人次；对门诊患者中需要复诊的案例进行分析，找出复诊的主要原因；通过挖掘医疗投诉数据，探讨影响医患关系的关键因素及各因素间关系等，为提高医院管理水平提供支持。

6.2.3 业务管理系统

开放的医疗云平台将提供众多的健康医护服务应用，即“业务”。因此，在平台运营及服务提供过程中存在大量的多模态业务数据，需要对其进行统一管控，并按照业务需求为不同角色或用户提供不同等级的数据操作权限。此外，对业务进行统一管控还包括实现业务能力共享、业务流程整合、业务计费和鉴权等。总体上说，业务管理系统在整个医疗云平台中负责协调和管理各个业务的数据流。因此，其目标是构建一个“门户＋管理＋能力共享＋计费”的核心架构，如图6-6所示。

（1）统一门户

统一门户功能提供用户注册、业务产品展示、APP下载和业务订购的渠道，实现用户一次注册账户全网通行和单点登录效果。

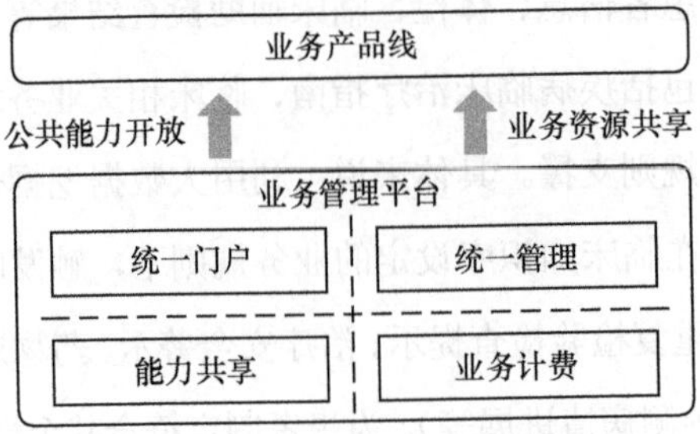

图 6-6　业务管理系统功能结构

（2）统一管理

业务管理系统对业务、用户、设备、数据、网关等资源集中管理，维护相互之间的映射关系，实现多业务系统之间的资源共享。统一管理模块包括以下管理功能。

应用管理：包括应用生命周期管理、应用基本信息查询、APP 版本信息管理。

用户管理：支持对个人及企业用户群的管理，支持业务之间用户资源的共享。

设备管理：对用户与设备之间的绑定关系和数据分发权限进行维护。

权限管理：为企业分配管理员权限，实现对用户和数据访问权限的管理。

DADS 引擎数据流管理：对 DADS 引擎的用户和设备信息进行维护，将可穿戴设备和用户间的绑定关系推送至 DADS 引擎。

数据共享：根据用户 / 应用 / 设备之间的绑定关系，将设备采集到的用户数据，发送到相关的业务平台，实现数据一次采集，多业务共享。

（3）能力共享

能力共享是要实现一个共性能力的集合，避免各业务系统重复开发类似功能，支持新业务的快速上线。这些能力是多个业务系统都有可能需要的共性能力，如短信发送、定位、轻问诊功能等。能力共享有两种使用模式。

代码重用方式：抽取业务层共性代码，封装成代码库，新业务可在自己的代码中直接使用，如安全机制、用户注册 / 登录 / 鉴权功能。

开放接口方式：共性能力由能力模块集中建设，通过接口方式开放，业务层可通过 Web 方式直接调用能力，如短信能力。

（4）业务计费

计费是业务管理系统的核心能力之一，计费系统主要为管理员和普通用户提供费用操作相关的功能，如权限管理、资费管理、统计分析、账单查询、账务查询、用户自服务、数据采集、对外查询等，并对外提供接口，实现计费系统和外部系统的交互，如图 6-7 所示。

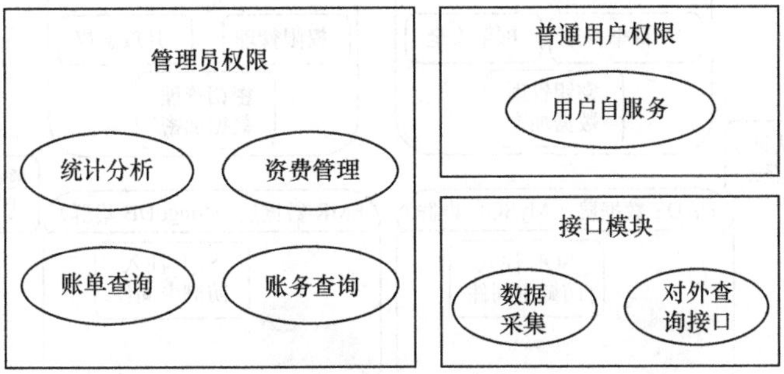

图 6-7　业务计费子功能模块

6.2.4　移动健康系统安全体系

针对健康医护服务的数据安全和用户隐私保护问题，需要在平台上建立系统的安全保障体系，目的是保证受保护的健康医疗相关数据和信息在生产者和授权消费者之间的安全可靠传输，防御注入攻击，实施身份管理和有效认证。安全系统的设计必须能够有效抵抗威胁，但同时不能过多干涉正常的移动业务流程，在性能上能满足系统相应的指标。安全系统的解决方案在具备有效解决实际问题的同时，要提供良好的用户使用体验，并满足高内聚、低耦合、易扩展等技术特点。

安全体系是以安全中间件为主体的一套独立的提供健康医疗云平台数据安全和用户隐私的保障体系。安全中间件[7]以独立服务形式分布在医疗云平台的多个核心构件中，包括 DADS 引擎、开放电子健康档案 / 病历系统、业务管理系统和运维系统。图 6-8 给出了安全中间件的架构设计，主要功能模块包括用户认证 / 单点登录，框架安全，权限管理，SQL 注入防御中间件，开放鉴权中间件。下面分别详细讨论其实现方案。

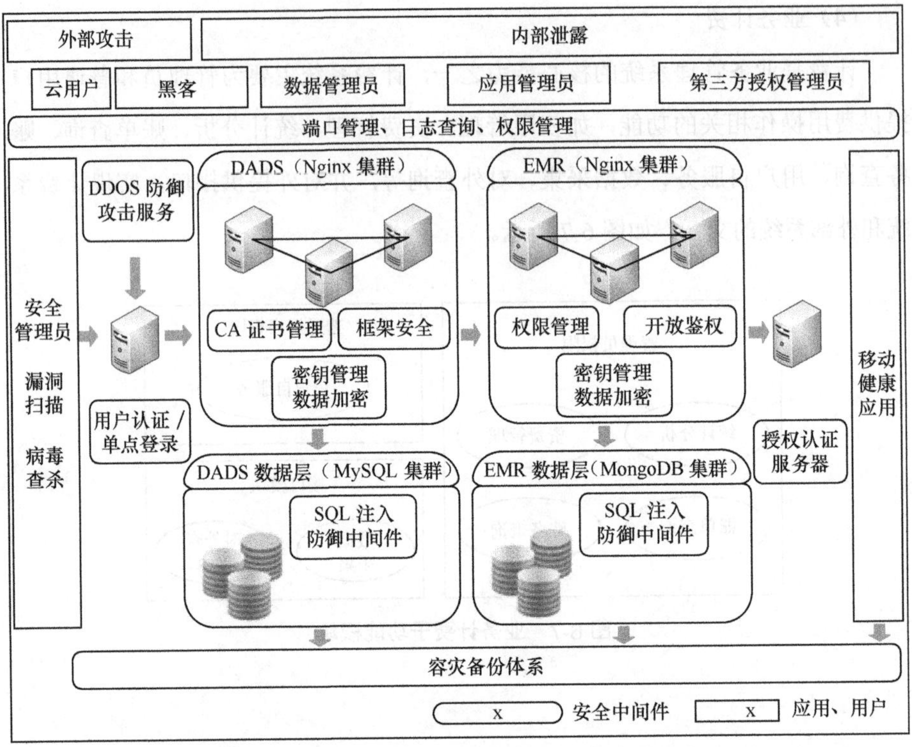

图 6-8　健康医疗云平台的安全中间件的架构设计

（1）用户认证 / 单点登录中间件

单点登录（Single Sign On，SSO）[8] 指在多个应用系统中用户只需登录一次，就可以访问所有相互信任的应用系统。从用户体验角度看，SSO 无疑让用户的使用更加方便；从安全角度看，SSO 把风险集中在单点上，这样做有利有弊。SSO 的优点是：因为风险集中，只需要保护好这一点就足够了；如果让每个系统各自实现登录功能，由于各系统的产品需求、应用环境、开发人员的水平存在差异，登录功能的安全标准难以统一；在单点处设计安全方案，甚至可以考虑使用一些“重”的方法，比如双重认证。SSO 的缺点同样也很明显：因为风险集中了，所以单点一旦被攻破，后果会非常严重，影响的范围将涉及所有使用单点登录的系统；降低这种风险的办法是在一些敏感的系统里，再单独实现一些额外的认证机制，如网上支付平台，在付款前要求用户再输入一次密码，或者通过手机短信验证用户信息 [9]。

单点登录的目的是为了让多个相关联的应用使用相同的登录过程。中央认证服务（Central Certification Service, CAS）[10] 是一款常用的针对 Web 应用的单点登录框架，2004 年 12 月正式成为 JA-SIG 的一个项目。CAS 是开源的企业级单点登录解决方案，从结构上看，CAS 包括两个部分：CAS Server 和 CAS Client。前者需要独立部署 Web 应用，主要负责对用户的认证；后者支持非常多的客户端（即 SSO 系统中的各个 Web 应用），包括 Java、.Net、PHP、Perl、Apache、uPortal、Ruby 等，负责处理对客户端受保护资源的访问请求，需要登录时，重定向到 CAS Server。CAS Client 与受保护的客户端应用部署在一起，以 Filter 方式守卫受保护的资源。对于访问受保护资源的每个 Web 请求，CAS Client 会分析该 HTTP 请求是否包含 Service Ticket，如果没有，则说明当前用户尚未登录，于是将请求重定向到指定好的 CAS Server 登录地址，并传递 Service（也就是要访问的目的资源）地址，以便登录成功过后转回该地址。CAS 提供扩展认证的核心是 AuthenticationHandler 接口。

（2）框架安全中间件

现代 Web 服务采用 MVC（模型 - 视图 - 控制器）三层架构是一种流行的做法 [11]。从数据的流入看，用户提交的数据先后流经了视图层（用户界面）、控制器（对数据操作）、模型层（业务模型），数据的流出则反过来。在设计安全方案时，要牢牢把握住数据这个关键因素。在 MVC 框架中，通过切片、过滤器等方式，往往能对数据进行全局处理，这为设计安全方案提供了极大便利。例如，在 Spring Security 中 [12]，通过 URL Pattern 实现访问控制，在 Web.XML 文件中增加一个 <filter> 接管用户数据。一些主要的 Web 安全威胁，如 XSS、CSRF、SQL 注入、访问控制、认证、URL 跳转等不涉及业务逻辑的安全问题，都可以集中放在 MVC 框架中解决 [13]。

Spring Security [14] 是一个能够为基于 Spring 的企业应用系统提供声明式的安全访问控制解决方案的安全框架。它提供了一组可以在 Spring 应用上下文中配置的 Bean，充分利用了 Spring 框架的 IoC（控制反转，又称依赖注入 DI）和 AOP（面向切面编程）功能，为应用系统提供声明式的安全访问控制功能，减少了为企业系统安全控制编写大量重复代码的工作。Spring Security 对 Web 安全性的支持大量依赖于Servlet过滤器。这些过滤器拦截进入请求，并且在应用程序处理该请求之前进行某些安全处理。Spring Security提供20多个过滤器，能够拦截Servlet请求，并将这些请求转给认证和访问决策管理器处理，从而增强安全性。

（3）权限管理中间件

权限管理中间件的主要目标是能够轻松处理登录控制、URL权限控制和（业务级）数据级权限管理，实现权限与业务分离[15]。通过灵活的配置方式，以EHR系统的数据调用接口调用权限管理API，以用户/角色/资源的绑定关系作为参数，动态地调整数据级权限，当需求发生变化时，API无需变动，只需要通过图形界面调整用户/角色/资源的绑定关系就可以完成，这种用户/角色/资源的绑定关系就是一种权限策略。权限策略就是要权限与业务分离，在优化系统结构时，提高软件复用率，实现灵活配置功能。

Ralasafe是业内领先的企业权限管理软件[15]，安装在业务系统的服务器端，为业务系统提供专业的权限管理服务。Ralasafe使用图形化方式处理各种数据级权限管理问题，包括数据库行列级、字段内容级权限问题；还能处理登录控制、功能级权限控制和URL权限认证。Ralasafe具有权限与业务解耦合的优势，可以使系统架构更清晰；能够提供高效开发的API，让权限管理完全图形化，不需要写一行代码或XML文件；使所有访问控制被集中、规范化管理，减少安全漏洞；完全遵循JavaEE规范，跨平台、Web服务器和主流数据库。

（4）SQL注入防御中间件

注入攻击的本质[16]是把用户输入的数据当作代码执行。这里有两个关键条件，一是用户能够控制输入；二是原本程序要执行的代码，拼凑了用户输入的数据。根据相关技术原理，SQL注入可以分为平台层注入和代码层注入。前者由不安全的数据库配置或数据库平台的漏洞所致；后者主要是由于程序员对输入未进行细致地过滤，从而执行了非法的数据查询。基于此，SQL注入产生的原因通常表现在以下几个方面[17]：不当的类型处理，不安全的数据库配置，不合理的查询集处理，不当的错误处理，转义字符处理不合适，多个处理提交不当。安全中间件要做到的就是防御类似的注入攻击，总结其防御方法有以下几种。

使用 SQL 预编译：因为 SQL 注入只能对编译过程起作用，因此很好地避免了 SQL 注入的问题。

框架安全：MyBatis [18] 是支持普通 SQL 查询以及存储过程和高级映射的优秀持久层框架。MyBatis 启用预编译功能，在 SQL 执行前，会先将上面的 SQL 发送给数据库进行编译并缓存，执行时直接使用编译好的 SQL，将用户输入作为参数替换占位符“？”。

权限控制和数据加密：应该使用权限被严格限制的账号，尽量不要使用超级用户或所有者账号去连接数据库，另外对敏感数据做加密处理。

（5）开放鉴权中间件

OAuth 是与安全相关的协议，其作用是使用户授权第三方应用程序访问用户的 Web 资源，并且不需要向第三方应用程序透露自己的密码。OAuth2.0 是对鉴权的全新设计 [19]，协议简单清晰，率先被 Google、Yahoo、Microsoft、Facebook 等使用。OAuth2.0 不对之前的版本 OAuth1.0 做向后兼容，但保留了与之相同的整体架构。

通过在服务器端开放接口的方式，使第三方获取用户信息，会使用户信息暴露在第三方应用中，缺乏安全性。而基于 OAuth2.0 的服务器端的认证和资源服务器，不但可以保证系统的安全性，而且可以进一步实现对外开放授权资源的灵活配置 [20, 21]。具体方法见下面 4 点。

灵活配置开放资源（开放接口）：通过 EHR 的配置文件可以对开放的接口进行配置，使得项目管理开放的资源（开放接口）更加方便和灵活，提高项目的灵活度。

针对不同的资源配置不同的权限：和权限管理结合，针对不同的角色赋予不同的权限策略，而角色和 OAuth2.0 的 ResourceID 进行绑定，实现权限策略、角色、资源的关联。

将 Spring MVC 配置与 OAuth2.0 的配置分开。

在数据库中保存用户的详细信息和 Token：将 ClientDetails 数据存放于数据库，并能对数据进行管理。扩展 ClientDetails 基本属性，添加 Trusted 属性，用于判断 Client 是否是可信任的。

6.2.5 运维管理系统

运维管理系统是从业务的角度对整个业务平台和IT资源进行监控，目标是依靠智能管理手段对各应用业务进行监控，降低故障发生率和维护成本，提高系统维护效率。通过统一地对各个核心构件发送测试数据流，发现异常后报警（短信或电话），及时通知管理员采取措施恢复故障网元的服务。运维管理系统负责以下任务。

应用管理：运维系统对各个应用的情况进行监控，通过图形化实时地展示出各个接口及各个应用的运行情况，内存的使用情况，网络的流程，服务的运行情况等。例如，需要监控应用是否可以访问，应用的数据是否按时上传数据，各类后台统计的计划任务是否定时执行成功，用户的访问是否返回了正常值，是否存在非法访问或拒绝服务攻击等安全问题。

报表分析与统计管理：运维系统提供了丰富的报表功能，能够让用户从不同角度对IT服务有更深层次的了解。运维系统可以帮助系统管理员自动生成运维报告。用户可以根据自己的需要，按照周、月、季度、年订阅自己关心的运维报告，订阅的报告会按时通过邮件等方式发送给用户。

告警管理：运维系统可以通过邮件服务器实现邮件告警，并提供灵活的定制策略配置告警内容；运维系统提供短信告警模块，通过安装短信模块轻松实现告警；针对办公室用户，运维系统提供类似MSN的客户端，当有事件发生时，桌面弹出窗口，告知系统管理员。

6.3 核心能力和关键技术

衡量移动健康医疗云平台性能优劣的关键指标包括系统的开放性、可扩展性、高并发能力、高可用性和高性能。下面对这些指标和实现这些指标的关键技术分别进行讨论。

6.3.1 关键性能分析

医疗云平台在具备模块化、灵活性等特征的同时，要满足开放、可扩展、高并发、高可用和高性能的关键特性，从而体现其作为公共能力的资源池和数据控制中心的核心价值。

（1）开放性与 OAuth2.0

前面在讨论安全中间件时曾指出，医疗云平台面向不同的主体将服务封装成一系列数据接口 API，通过采用 OAuth2.0 开放授权技术供第三方应用开发者使用平台本身的资源，并提供统一数据的灵活接入和安全调用能力，促使用户 / 患者与医护人员及医疗机构之间进行服务提供和安全可靠交互。一个常见的应用场景是当一个慢性疾病监护和管理服务（如防控糖尿病，A）希望获得其注册用户在第三方应用（如运动健身或饮食营养分析，B）中的某些资源（运动步数和能量消耗等）或服务时，通常用户需将其在 B 应用中的用户名和密码提供给 A，但用户难以无条件信任 A。而 OAuth2.0 则通过重新定义角色以及授权过程，使得 A 无需知道用户的账号及密码就可获取到用户授权的信息，并且这是安全的，从而解决信任问题。

（2）可扩展性与 ActiveMQ

在可扩展特性方面不仅采用消息中间件实现平台之间及外部系统交互的高内聚和低耦合的设计思想，而且在接口设计上兼容国内外标准化组织及行业通用的标准化协议和规范，为后续平台在运营过程中的不断演进提供有力支撑。

在分布式环境下，消息中间件是一种应用程序对应用程序的可扩展的通信方法，能够提供消息传递和排队的模型，从而提高平台的可扩展性及可收缩性。应用程序之间通过写和检索出入消息队列（MQ）针对应用程序的消息进行通信，而彼此无需专用连接。消息传递指程序之间通过在消息中发送数据进行通信，而不是通过直接调用彼此来通信。排队指应用程序通过队列进行通信，队列的使用免除了接收和发送应用程序需要同时执行的要求。

Apache 的 ActiveMQ 是当前最流行的、能力强劲的开源消息总线[22]，它是一个快速的开源消息组件，支持集群、同等网络、自动检测、TCP、SSL、广播、持久化、XA 和 J2EE1.4 容器无缝结合，并且支持轻量级容器和大多数跨语言客户端上的 Java 虚拟机。消息异步接收，减少软件多系统集成的耦合度。消息可靠接收，确保消息在中间件可靠保存。它的典型应用场景可参见参考文献[23]，包括：不同编程语言 (Java、C/C++、.NET、Perl、PHP、Python、Ruby 等) 应用集成；作为使用远程过程调用 (RPC) 的替代；应用之间解耦；作为事件驱动架构的主干；提高系统扩展性。

（3）高并发与负载均衡

高并发是指在线高峰期服务器受到高负荷访问和大量并发请求，一般会造成响应时间长、数据易丢包和传输延迟高。负载均衡是高并发特性的最佳解决方案之一，简言之就是把任务分摊到多个操作单元上执行，如 Web 服务器、FTP 服务器、企业关键应用服务器和其他任务服务器等，从而共同完成工作任务。负载均衡有 4 个分类。

● 软 / 硬件负载均衡

软件负载均衡解决方案是指在一台或多台服务器相应的操作系统上安装一个或多个附加软件来实现负载均衡，如 DNS Load Balance、CheckPoint Firewall-1 ConnectControl[24] 等，它的优点是基于特定环境，配置简单，使用灵活，成本低廉，可以满足一般的负载均衡需求。软件解决方案缺点也较多，因为每台服务器上安装额外的软件运行会消耗系统不定量的资源，越是功能强大的模块，消耗得越多，所以当连接请求特别大的时候，软件本身会成为服务器工作成败的一个关键；软件可扩展性并不是很好，受到操作系统的限制；由于操作系统本身的 Bug，往往会引起安全问题。

硬件负载均衡解决方案是直接在服务器和外部网络间安装负载均衡设备，这种设备通常称之为负载均衡器，由于专门的设备完成专门的任务，独立于操作系统，整体性能得到大量提高，加上多样化的负载均衡策略，智能化的流量管理，可达到最佳负载均衡需求。

● 本地 / 全局负载均衡

本地负载均衡可以有效地解决数据流量过大，网络负荷过重的问题，并且不需花费昂贵开支购置性能卓越的服务器，充分利用现有设备，避免服务器单点故障造成数据流量的损失。其有灵活多样的均衡策略把数据流量合理地分配给服务器群内的服务器共同负担。即使是再给现有服务器扩充升级，也只是简单地增加一个新的服务器到服务群中，而不需改变现有网络结构，也不需停止现有的服务。

全局负载均衡主要用于在多个区域拥有自己服务器的站点，为了使全球用户只以一个 IP 地址或域名就能访问到离自己最近的服务器，从而获得最快的访问速度，也可用于子公司分散站点分布广的大公司，通过企业内部互联网（Intranet）达到资源统一合理分配的目的。

（4）高可用与 RESTful

高可用特性指通过尽量缩短因日常维护操作（计划）和突发的系统崩溃（非计划）所导致的停机时间，以提高系统和应用的可用性。为了保证平台对客户端和服务器等各方面开发人员友好可用，交互设计的接口应当保证简单、直观，同时具有足够的灵活性。RESTful [25] 是一种软件架构设计风格（但并不是标准），提供一组高可用性的设计原则和约束条件，主要用于客户端和服务器交互类的软件。基于这个风格设计的软件可以更简洁，更有层次，更易于实现缓存等机制。RESTful 软件架构风格的高效处理如下。

结构清晰：REST 原则是分层系统，这表示组件无法了解与之交互的中间层以外的组件。通过将系统形式限制在单个层，可以限制整个系统的复杂性，促进了底层的独立性。

符合标准：所有的资源数据类型都是 HTTP 支持的 MIME 类型，如主流的 JSON、XML 数据格式。

强扩展性：RESTful 服务支持 URI 驱动方法调用，调用非常方便。基于标准化的 HTTP 操作方法，结合其他的标准化技术，如 URI、HTML、XML 等，极大提高了系统与系统之间整合的互操作能力。

缓存机制：可以充分地挖掘 HTTP 协议对缓存支持的能力。当下一次客户端请求同样的资源时，缓存可以直接给出响应，而不必请求远程的服务器获得。

安全控制：所有从客户端发出的 HTTP 请求都经过代理服务器，利用代理服务器制定的安全策略可以很灵活地进行安全控制。

安全操作与幂等性：HTTP 的 Get、Head 请求，本质上应该是安全的调用，Put、Delete 调用具有幂等性，HTTP 这些标准方法在原则上可保证分布式系统具有这些特性，帮助构建更加健壮的分布式系统。

无状态性：HTTP 从本质上说是一种无状态的协议，从客户端发出的 HTTP 请求之间可以相互隔离，不存在相互的状态依赖。以非常自然的方式实现无状态服务请求处理逻辑，使得应用很容易在服务器端支持负载平衡。

（5）高性能与 AngularJS

高性能的直接体现是用户在使用系统服务的过程中感受到良好且快捷的体验。而单页 Web 应用具备用户体验好和高效的架构设计，即通过结合数据绑定、依赖注入、路由跳转等优秀思想，提升用户体验，减少开发成本并和任何服务器端的技术完美结合。

典型的 Web 应用实现流程通常会把全部的页面都加载过来，然后再与用户进行互通，但每次这样的互通都会返回到服务器进行响应，用户层体验不尽人意。当用户点击一个链接或提交一个表单时，浏览器向服务器请求一个全新的页面，这涉及从数据层获取新页面的数据，卸载旧的页面和绘制新的页面，就会造成数据调用和 DOM 元素设计不能很好地分离。

理想的情况是，全部的 HTML 语句在第一次响应和运行之后，就全部传输到客户端，剩下的指令都由调用 REST API 获取 JSON 数据。这样一来，每次修改内容就不用加载全部页面，从而使数据调用和 DOM 元素设计有很好地分离。AngularJS 就能做到这样 [26]。AngularJS 是单页 Web 的一种技术框架，具有轻量级权限管理、数据高效检索、高并发实时数据处理等高性能。图 6-9 显示了 AngularJS 的工作原理及基本技术。

首先，在 AngularJS 的架构中，事件循环地等待被触发，这里的事件包括用户的交互操作、定时事件或者网络事件（服务器的响应）。事件触发后，回调就会触发，然后运行。此时会进入 JavaScript 上下文。通常回调可以用来修改 DOM（文档对象模型）结构。当回调执行结束之后，将会从 JavaScript 上下文出来，然后根据 DOM 渲染（Render）把视图重新渲染一次。AngularJS 通过使用自己的事件处理循环，改变传统的 JavaScript 工作流。然后，JavaScript 上下文则会变成最开始的 JavaScript 上下文和 AngularJS 执行之后的上下文。只有在 AngularJS 执行上下文中运行的操作，才能享受到 AngularJS 提供的数据绑定、异常处理、资源管理等功能和服务。其涉及到的主要技术包括模板与视图、控制器、双向绑定、依赖注入、URL 路由等[27]。

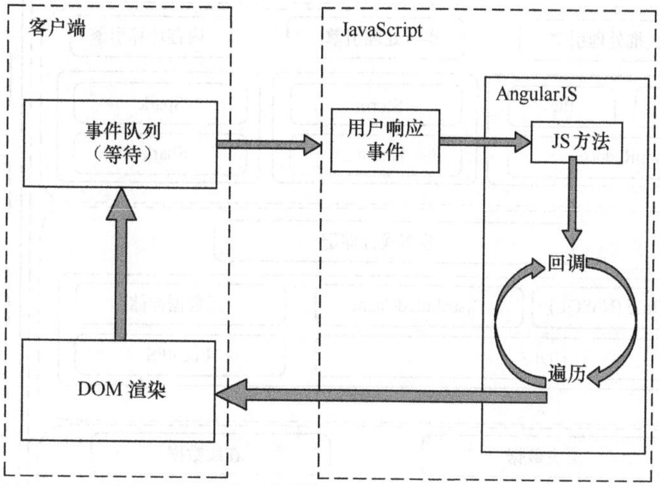

图 6-9　AngularJS 与浏览器事件交互的工作原理

6.3.2　平台云化解决方案

本章多次提到“云”及“云平台”的概念，以及在此基础上建立的健康医疗云平台所带来的多方面的巨大优越性，如海量数据的灵活存储（结构化、非结构化、半结构化）、分布式弹性计算、使能大数据分析和挖掘等。本节讨论实现这一目标的解决方案和涉及的关键技术。

图 6-10 给出基于 Hadoop 的健康医疗云平台的解决方案，下面分层次介绍平台提供云服务的核心能力。

（1）云计算能力

医疗云平台既要存储和管理结构化的数据，又要面对半结构化及非结构化数据的问题，因此 Hadoop 成为构建云平台的首选。Hadoop 是一个分布式系统基础架构[28]，用户可以在不了解分布式底层细节的情况下，充分利用集群的威力进行高速运算和存储，开发分布式应用程序。Hadoop 主要有以下特点[29]。

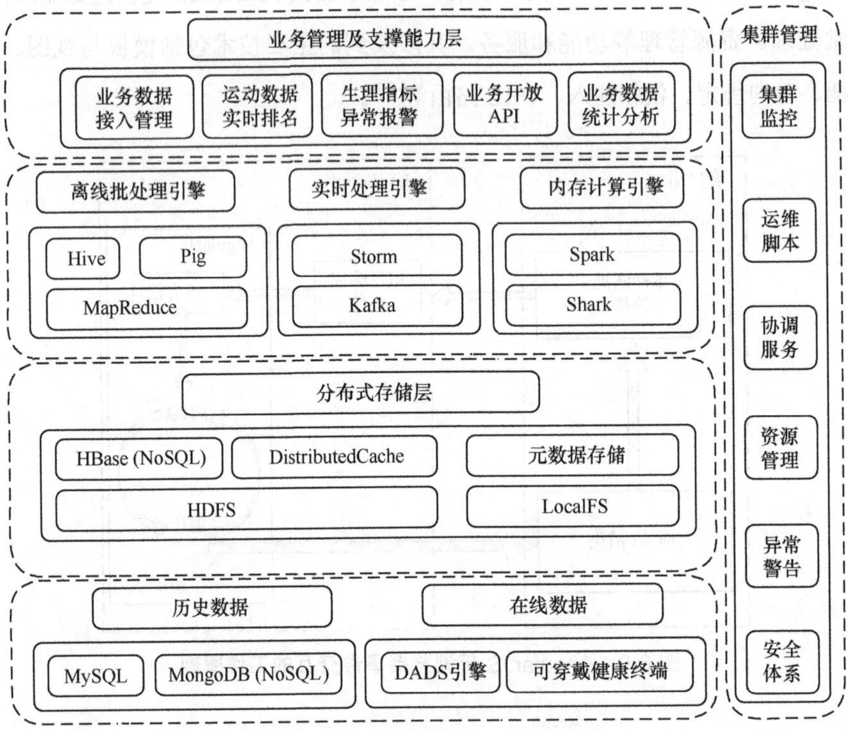

图 6-10　基于 Hadoop 的健康医疗云平台解决方案

高可扩展能力（Scalable）：能可靠地存储和处理千兆兆字节（Petabyte）数据。

成本低（Economical）：可以通过普通机器组成的服务器集群分发以及处理数据，这些服务器集群总计可达数千个节点。

高效率（Efficient）：通过分发数据，Hadoop 可以在数据所在的节点上并行地进行处理，这使得处理速度非常快。

可靠性高（Reliable）：Hadoop 能自动维护数据的多份复制，并且在任务失败后能自动地重新部署计算任务。

（2）数据整合能力

在 Hadoop 之前，医疗数据往往存放在 Oracle、MySQL 或其他的关系型 / 非关系型数据库中，医疗平台的云化首先面临的问题是历史离线数据（向 Hadoop 分布式文件系统，HDFS）的数据迁移。数据转换与迁移的过程大致可以分为抽取、转换、装载三个步骤。数据抽取、转换是根据新旧系统数据库的映射关系进行的，其中包括对数据的差异分析。转换步骤一般还要包含数据清洗的过程，主要是针对源数据库中出现的二义性、重复、不完整、违反业务或逻辑规则等问题的数据进行相应的清洗操作。在清洗之前需要进行数据质量分析，找出可能存在问题的数据。数据装载是通过装载工具或自行编写的 SQL 程序，将抽取、转换后的结果数据加载到目标数据库中。

（3）分布式存储能力

HBase 是运行在 Hadoop 上的 NoSQL 数据库，它是一个分布式且可扩展的大数据仓库[30]。HBase 建立在 MapReduce 框架之上，利用 HDFS 的分布式处理模式，融合 Key/Value 存储模式实现实时查询的能力，并通过 MapReduce 实现离线处理或者批处理，因而让用户在大量数据中查询记录并获得综合分析报告。HBase 定义了一个四维数据模型，包括行键、列簇、列修饰符、版本。关于 HBase 数据存储的具体实现，将在 6.4 节中详细介绍。

（4）分布式离线处理能力

Hadoop 设计了自身的核心构件 MapReduce 对海量数据实行并行计算，可以把工作流划分到大量的机器上去，即通过把对数据集的大规模操作分发给网络上的每个节点实现可靠计算，每个节点将周期性地返回所完成的工作和最新的状态。MapReduce 在医疗云分布式计算中主要提供：数据集划分和计算任务调度；数据 / 代码互定位；系统优化等。

为了能够通过类 SQL 语句快速实现简单的 MapReduce 统计，医疗云平台利用建立在 Hadoop 之上的 Hive 数据仓库基础构架提供的一系列工具进行数据提取、转换和加载。Hive 定义了简单的类 SQL 查询语言，称为 HQL[31]，它允许熟悉 SQL 的用户查询数据。在医疗云平台上使用 Hive 可以很好地帮助实现以下功能。

- 支持索引，加快数据查询；
- 支持不同的存储类型，如纯文本文件、HBase 中的文件；
- 将元数据保存在关系数据库中，大大减少在查询过程中执行语义检查的时间；

● 可以直接使用存储在 Hadoop 文件系统中的数据；

● 通过内置大量用户定义的函数（UDF）来操作时间、字符串和其他数据挖掘工具，支持用户扩展 UDF 函数完成内置函数无法实现的操作；

● 具有类 SQL 的查询方式，将 SQL 查询转换为 MapReduce 的 Job 在 Hadoop 集群上执行。

（5）实时流处理能力

为了满足在线和近线海量数据处理的需要，平台需要在很短时间内完成那些时效性很强的数据处理任务，为此医疗云平台可引入 Storm 实时计算系统，支持流式计算、批处理和实时查询[32, 33]。Storm 是一个分布式、容错的实时计算系统，可以方便地在一个计算机集群中编写与扩展复杂的实时计算，每秒可以处理数以百万计的消息，保证每个消息都会得到实时处理。Storm 支持开发人员使用多种编程语言进行开发，保证每个消息至少能得到一次完整处理并在任务失败时，负责从消息源重试消息。同时，Storm 能够管理工作进程和节点的故障，具备很好的容错性。

（6）内存计算能力

医疗云平台可集成 Spark 内存计算的开源集群计算系统[34]，实现更快速的数据分析。Spark 支持轻量级的快速处理，允许透明的内存数据存储，只在需要时才持久化到磁盘，大大减少了数据处理过程中磁盘的读写，大幅度地降低了所需时间。同时也支持 Java、Scala 及 Python 等多种编程语言，开发者可以在自己熟悉的语言环境下进行工作。

除了以上医疗云平台提供的数据迁移、分布式存储、分布式计算以及基础的业务能力，云平台还要提供集群监控、自动化运维脚本、分布式协调服务资源管理、异常事件警告以及安全认证工作，对集群进行管理保证集群正常运行。

6.3.3 数据安全与用户隐私解决方案

从数据传输角度，数据安全与用户隐私解决方案涉及到平台侧的数据加密、密钥管理、隐私保护的相关条例等多个环节，下面依次加以介绍。

（1）数据加密

因为健康与医疗数据涉及用户隐私，并与诊疗、用药、保险都有很大的关系，所以在医疗信息系统中必须应用数据加密来保障数据安全。对医疗数据的加密，要考虑方案实现的复杂度、加解密的时延、密钥的规模和存取方式几个方面[35]。

对于大的信息系统而言，加密过程分为一级加密流程和二级加密流程。首先由密钥生成模块产生初级密钥，此处使用对称加密方式（加解密使用同一个密钥），生成对称密钥（Symmetric Key）。主密钥是唯一的、不变的，存储在电子病历系统中。主密钥可以在系统初始化时指定，加密后的数据和加密后的密钥存储在 MySQL 中。由于每个业务结果数据都有自己独立的密钥，因此业务数据表中需要“Symmetric Key”列。

（2）密钥管理

大的信息系统所需要的密钥种类和数量都很多，根据密钥的职责和重要性，把密钥划分为几个级别。一般的划分包含主密钥、二级密钥、初级密钥。其中初级密钥是直接加密数据的密钥，常见的有会话密钥和文件密钥。在密钥分级的情况下，高一级密钥对低一级的密钥做加密，保护低一级的密钥。密钥管理遵从以下原则。

不同级别的密钥应分开存放，最好是异地、异设备：从密钥管理途径窃取数据比单纯从破译密码算法窃取数据花费的代价要小得多，所以密钥保管至关重要。尽量不把数据和加密数据的密钥存储在一起，也不要将密钥和数据同时传输。

密钥不以明文形式存储在数据库或传输媒介中：避免密钥被截获后直接用来解密数据，增强安全性。

密钥更新：如果非法用户获得足够多的加密后数据，那么破解并得到信息的可能性大大增加。如果系统里使用固定的、单一的密钥，那么足够多的数据传输和存取操作就有可能降低安全性。所以密钥需要定期更新，或者对不同的应用和业务采用不同的密钥。

（3）隐私保护的相关条例

为了做好医疗数据安全与隐私保护，需要首先明确政府与监管体系在安全与隐私保护上的作用，更好地建立健康医疗信息的市场秩序。以美国的 HIPAA[36]

为例，HIPAA 规定了适用于电子健康信息的传输与记录的标准，并要求对医疗保健提供者、医疗保险提供者以及个人身份进行唯一标识。在 HIPAA 法案的相关标准中，有关医疗信息安全和隐私的条例是重要的组成部分。

隐私条例规定了涉及个人健康的信息可被相关组织机构使用的行为标准，并规定了个人可以了解和控制自己的信息是如何被使用和披露的。医疗保健服务提供者，无论规模大小，只要涉及健康信息的电子记录传输都必须遵从。保护对象是所有能够用于识别个体身份的健康信息，这些信息不管以何种媒介呈现，如电子的、纸质的，还是口头的，只要责任人持有或者传播就受隐私条例制约。隐私条例将这样的信息称为“受保护的健康信息（PHI）”，它包括两种：一是可识别个体身份的健康信息，包括个人的基本数据，如身体或精神健康状况，针对个体的医疗措施、医疗支付情况；二是可识别个人的或者通过合理地推断可以辨识出个体身份的信息，或者通用的身份识别信息，如姓名、地址、出生日期、社会保障号等。

不可识别身份的个人健康信息可以被使用或者披露。那么如何使个人健康信息不显现个人身份呢？有两种方式可以做到：一是只给出统计分析中的群体健康信息（需要由合格的统计者来做）；二是移除个人身份信息。HIPAA 规定了 PHI 使用和披露的一般原则，有两种情况 PHI 必须被披露：一是健康信息的主人（或者其法定代理）请求查阅个人信息，或者追踪个人健康信息的披露情况；二是美国政府相关部门进行合规性调查，或者审查，或者强制执行判决的诉讼时。

隐私条例寻求患者在就医时允许其个人健康信息被恰当地使用，但又要避免不必要的泄露，二者之间达成平衡。由于健康医疗市场的多样性，条例设计成具有充分的自由度，且覆盖全面，能涵盖各种用户的使用需求。

6.4 移动健康创新平台的系统实现

在前述讨论的基础上，本节聚焦中国移动研究院研发的“移动健康创新平台（CM-mHiP）”的系统实现。CM-mHiP 既包括汇集、分发、存储和处理来自可穿戴设备和第三方应用的数据，又需要支撑上层的应用服务及来自专业医疗机构和合作伙伴的数据访问、管理和调用。下面分别介绍数据接入的标准化框架、数据处理、海量存储、业务管理和智能分析功能的技术实现方法。

6.4.1 数据接入的标准化框架

CM-mHiP 平台中有两个主要技术框架，即多层级负载均衡框架和异步消息传输框架，这些框架是保证平台高并发、高性能、高可靠、易伸缩性的基础。图 6-11 给出了平台中 DADS 引擎的数据交互图，上方的 Device（可穿戴设备）、Filter（数据包过滤器）、Decoder（数据格式解码器）、Processor（数据协议处理器）、Cache（内存映射）是 DADS 的核心构件，组成了多层级负载均衡框架；而 Subject（消息交互主题）、Obs（数据接收对象）则组成了异步消息传输框架。

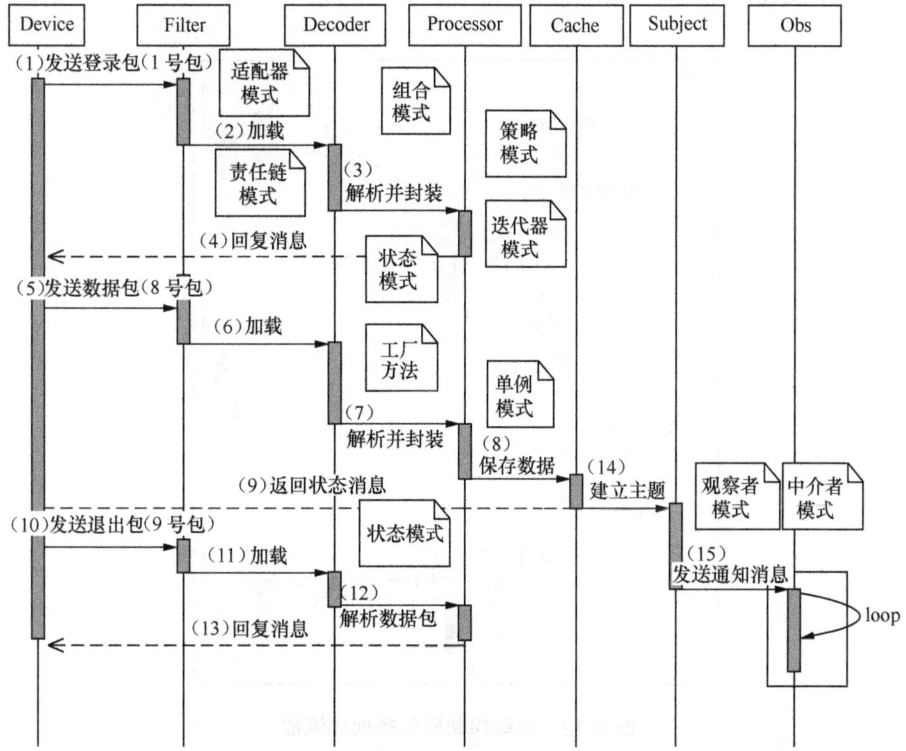

图 6-11　DADS 引擎的数据交互过程

（1）多层级负载均衡框架

多层级负载均衡框架从 Web 服务器和网络应用程序两个层面对接入的数据进行负载均衡优化。分析 Apache 等服务器可以发现，其中对请求的处理是通过面向进程或线程的方式实现，这种方式可能引起请求事件的阻塞。因此，CM-mHiP 采用异步事件驱动模型的方式，提高请求的响应速度。同时，为了避免该方式没有使用内嵌解释器的方式而导致处理动态内容不理想的问题，可以将动态内容交给 Apache 等 Web 服务器处理，然后将处理结果经平台服务器再返回给浏览器。一个典型的负载均衡服务器处理流程如图 6-12 所示，主负载均衡服务器 A 收到客户端请求后，根据从服务器 B、E 的运行性能等情况将请求转发给从服务器。从服务器可以对请求再次进行负载均衡处理，转发给下一级从服务器，例如，从服务器 B 将请求分发给服务器 C、D。此外，若请求的资源涉及动态内容，可以将请求发送给动态服务器处理，例如，负载均衡服务器 E 转发请求给动态服务器 F。

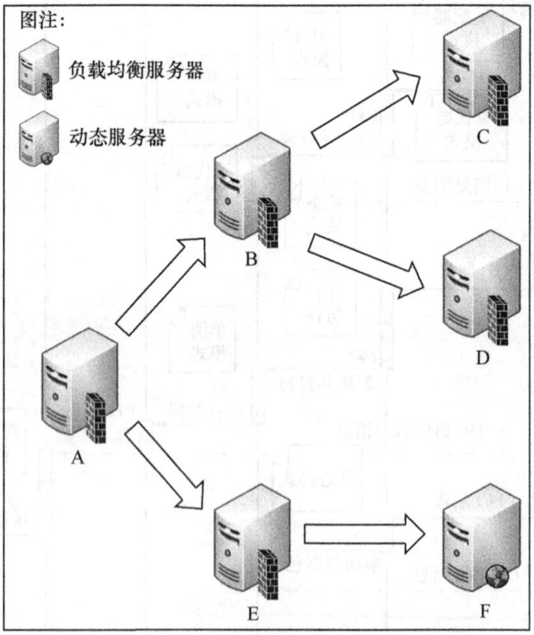

图 6-12　负载均衡服务器处理流程

网络应用程序实现负载均衡是指通过 Java NIO 技术，基于 TCP/IP 和 UDP/IP 提供抽象的、事件驱动的、异步的 API。其实现原理如图 6-13 所示。其中，IoService 用来处理 I/O 流，通过 Selector 机制监听是否有连接建立，对于服务器端其作用是接收客户端的连接请求，而对于客户端则是建立到服务器端的连接；IoProcessor 负责检查是否有数据在通道上读写，同时负责调用过滤器，并在调用过滤器之后调用 IoHandler；IoFilter 用来过滤或转化数据，常见的如日志过滤器、字符编码过滤器等；IoHandler 负责编写业务逻辑，即处理接收、发送数据的具体业务。

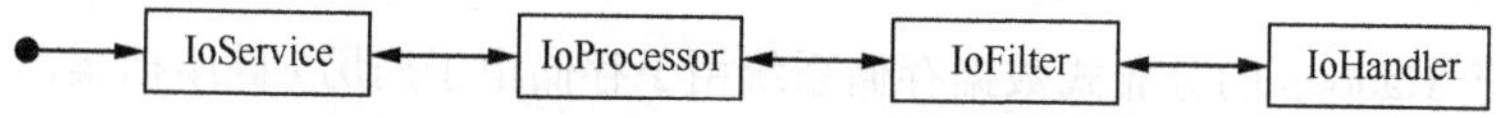

图 6-13　网络应用程序实现负载均衡原理

（2）异步消息传输框架

异步消息传输框架通过封装 JMS 对象，提供一套在两个应用程序之间或分布式系统中发送消息并进行异步通信的 API。CM-mHiP 使用 Apache 的 ActiveMQ 消息队列实现消息的异步传输。

ActiveMQ 支持两种模型，即点对点 / 队列模型和发布者 / 订阅者模型。在点对点 / 队列模型下，一个生产者向一个特定的队列发布消息，一个消费者从该队列中读取消息。因此，生产者知道消费者的队列，并直接将消息发送到消费者的队列，每一个成功处理的消息都由接收者签收。发布者 / 订阅者模型支持向一个特定的消息主题发布消息，0 或多个订阅者可能对来自特定消息主题的消息感兴趣。在这种模型下，发布者和订阅者彼此不知道对方。发布者需要建立一个订阅，以便订阅者能够购买订阅。订阅者必须保持持续的活动状态以接收消息，除非订阅者建立了持久的订阅。在这种情况下，在订阅者未连接时发布的消息将在订阅者重新连接时再次发布。

CM-mHiP 通过 ActiveMQ 的发布者 / 订阅者模型将 DADS 引擎分类后的数据发送到 EHR/EMR 系统。

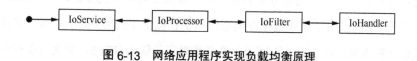

6.4.2 数据迁移处理

平台接入用户数的持续增长会导致存储数据量的不断增加以及业务并发性需求增强，因此对平台的可扩展性和可用性都提出了更高的要求。同时，业务的多样性也带来数据结构的多样化，这使得整个平台存储的数据呈现出大数据的特点和趋势。

另一方面，现有的医院信息系统（HIS）、电子病历系统等大多采用关系型数据库（Oracle、SQL Server、MySQL 等）以及 NoSQL 数据库（MongoDB 等）进行存储和管理，无法利用分布式系统进行高效处理和智能分析。CM-mHiP 构建了基于 Hadoop 的分布式数据存储系统用于存储电子病历 / 健康档案，并开发了数据迁移引擎，将数据从不同的关系型数据库迁移至 HDFS，实现与现有信息系统对接，从而进行（临床、运营等）大数据智能分析，其迁移路线如图 6-14 所示。

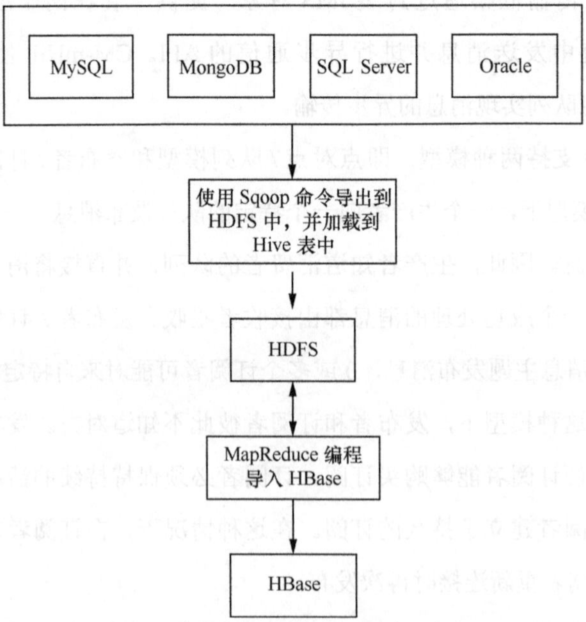

图 6-14 数据迁移引擎之数据迁移路线

实际的数据迁移过程通过 Web 页面实现，其流程如图 6-15 所示，具体实现如下。

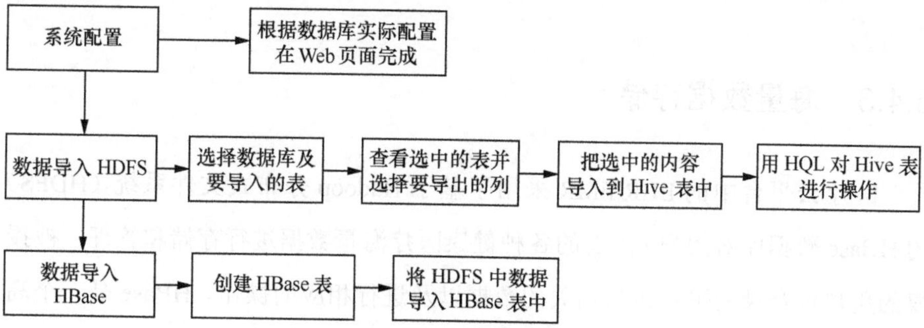

图 6-15　数据迁移流程

（1）系统配置

系统配置是指根据系统实际情况在 Web 页面上填写配置信息，如要访问的 MySQL 数据库所在电脑的 IP 地址、数据库的用户名、密码等。

（2）MySQL/MongoDB/Oracle/SQL Server 并行导入 HDFS

基本方法是通过 Sqoop 把 MySQL/MongoDB/Oracle/SQL Server 中的数据迁移到 HDFS 中。实现方式为通过执行 Sqoop 命令，导入 HDFS。

- 选择数据库类型→ 选择数据库 →选择表。

实现方法为：通过连接各数据库的系统表，读取表的信息。

- 查询表信息，获取表内容，选择要导入的数据。

实现方法为：底层封装了 Sqoop 命令，通过用户的选择拼写 Sqoop 命令，最后将命令传到集群上面去执行。

- 把上一步选择的列的内容导入到 Hive 表中，并查看导入的表。

实现方法为：根据前两个步骤拼出 Sqoop 语句，实现数据读取、选择、导出。

- 用 HQL 对导入到 Hive 中的表进行操作。

实现方法为：连接 Hive 的 MySQL 数据库，并将拼写的 HQL 语句放在 Linux 上执行。

- 创建 HBase 表并将 Hive 表导入到 HBase 中。

实现方法为：使用 MapReduce 完成。

通过上述步骤把数据导入到 HBase 后，即可进行后续基于 Hadoop 平台的统一处理。

6.4.3 海量数据存储

医疗云平台中的 EHR/EMR 采用了基于 Hadoop 分布式文件系统（HDFS）的 HBase 数据库对用户 / 患者的各种健康医疗海量数据进行存储和管理，被授权的用户可登录云平台访问相关的数据以及进行相应的操作。HBase 是一个高可靠性、高性能、面向列、可伸缩的分布式存储系统，利用 HBase 技术可在廉价 PC Server 上搭建起大规模结构化存储集群 [30]。

HBase 数据被建模为多维映射，其值通过 4 个键索引：value = Map (TableName, RowKey, ColumnKey, Timestamp)，其中 TableName 是表的名称；RowKey 是行键同时也是表的主键，行通过行键按字典顺序排序；ColumnKey 是列簇，每个列簇可以拥有任意数量的成员，它们通过标签（或修饰符）识别；Timestamp 为时间戳。其中行键的设计和列簇的设计是表设计的核心。

（1）RowKey: 行键，Table 的主键

RowKey 长度建议越短越好，不要超过 16 个字节。如果 RowKey 过长会影响 HFile 的存储效率，同时系统将无法缓存更多的数据，降低内存的有效利用率和检索效率。RowKey 的设计必须保证其唯一性，在合理设计 RowKey 主键的基础上可以引入随机数列 UUID，保证 RowKey 不会发生冲突。RowKey 按照字典排序存储，因此，设计 RowKey 时，要充分利用这个排序特点，将经常一起读取的数据存储到一块。

基于以上原则，考虑到入库的接口，我们设计 RowKey 如下：

RowKey:phone+measureTime+appType+bussinessType+UUID

其中，phone 表示用户手机号，measureTime 为测量时间，appType 为应用类型，bussinessType 为业务类型，UUID 是为了保证行键的唯一而随机产生的识别号。

（2）Column Family：列簇

由于 HBase 是一个面向列簇的存储器，调用和存储都是在列簇这个层次上进行的，最好使列簇成员都有相同的“访问模式 (Access Pattern)”和大小特

征；在一张表里不要定义太多的列簇。目前 HBase 并不能很好地处理超过 2 ～ 3 个列簇的表。因为某个列簇在 Flush 时，它邻近的列簇也会因关联效应被触发 Flush，最终导致系统产生更多的 I/O。

在医疗云中，EHR 表设计的两个列簇分别是 info 和 data；info 列簇存储用户身份相关数据，data 列簇则存储用户健康医护相关数据信息。

6.4.4 业务整合

CM-mHiP 通过业务管理系统实现不同业务的整合。业务管理系统作为 CM-mHiP 的协调器，统一协调多个第三方业务系统、DADS 引擎、EHR/EMR 等系统的交互。目前，提供的功能和使用效果如下。

（1）统一业务注册

所有的第三方业务系统、DADS、EHR 等子系统都统一在业务管理系统中进行注册。注册信息包括系统名称、编号、部署位置、访问 URL、统一监控接口名称等。基于这些信息能把整个平台中的各个不同系统联系起来，作为一个统一的整体，实现系统之间的交互。目前已经实现了自主研发的"我尚"系列健康管理和慢性疾病监护应用的统一注册，形成了一套完整的实施方法。

（2）统一用户注册、业务订购、单点登录

各业务系统、DADS、EHR 中的用户都统一在业务管理系统中进行注册，业务管理系统会根据可配置的策略将用户信息推送到这些系统中，此外还提供各类业务服务的介绍，并提供业务订购功能供用户选择订购。用户订购了多个业务服务后，业务管理提供单点登录功能，实现用户一次登录通行各业务系统。

（3）统一设备管理

用户的设备数据是 CM-mHiP 的一类核心数据，业务管理提供统一的设备注册、设备信息分发等功能。设备管理的主要内容包括：定义设备和账号之间的对应关系，以及该设备采集的数据可以分发给哪些业务系统等。业务管理系统通过此功能对 CM-mHiP 每个用户的设备信息进行管理。

（4）统一权限管理

业务管理对用户信息、用户访问权限、用户数据访问权限等进行统一的协调管理，实现用户按权限分级访问效果。业务管理系统通过此功能集中管理 CM-mHiP 上用户访问平台级功能以及个人体征数据的权限。

（5）统一功能调用

业务管理集成了整个 CM-mHiP 的通用功能，避免各业务系统重复开发此类通用功能，同时，促进了以此类通用功能为基础快速建立新业务应用。目前业务管理系统已经集成了如位置定位、短信发送、问题咨询等功能，为“我尚”系列应用提供服务，加快了研发进度。

（6）统一业务计费

用户在统一门户上选择订购的业务后，根据用户的选择列出使用此业务的计费标准，让用户进行费用认可，业务订购成功后系统会自动发短信告知用户订购的业务以及资费标准详情。另外，业务管理的计费功能和中国移动的 BOSS 系统进行对接，实现用户在线付费功能。

6.4.5 智能分析能力

在智能分析方面，CM-mHiP 以面向用户提供健康促进、慢性疾病监护管理、病后恢复和术后康复等价值服务能力为目标，基于通过可穿戴及便携式设备、客户端 APP 输入、其他应用数据接入等多种手段采集的用户 / 患者心电数据、体征参数（呼吸、血氧、体温、脉搏、血压）、行为模式数据（锻炼信息、饮食习惯记录、地理位置）、久坐 / 运动状态、居家睡眠监测数据等，建立个性化及针对目标人群的数据模型，并利用来自国内外专业机构的临床及健康知识库和分级诊断指南为指导进行智能分析，从而构建端到端的分布式智能计算体系，如图 6-16 所示，包括从设备端低功耗实时嵌入式信号检测、处理和智能算法，到客户端应用 APP 的分析、评估，再到平台侧的建模、分类、大数据关联分析以及基于知识库的辅助决策引擎。

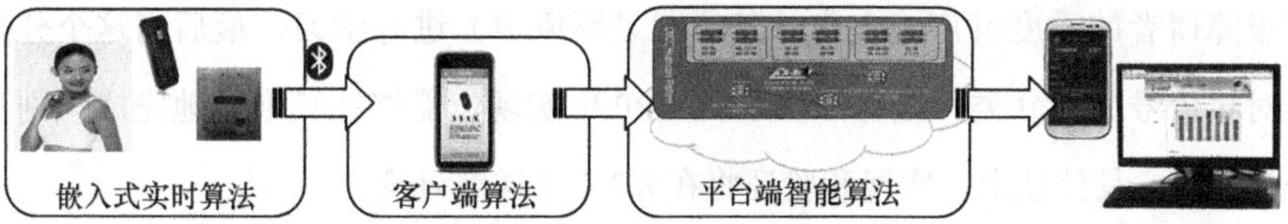

图 6-16　分布式智能计算体系

下面简要说明应用此智能计算体系的范畴和案例，第 8 章将详细介绍更多健康医疗应用的需求背景、实现过程、测试数据和取得的结果。

6.4.5.1　健康数据分析和问题筛查

首先介绍两个分析算法：一是，居家睡眠监护场景下基于对智能手机采集的卧室环境声信号的自动分析，检测患者鼾声和阻塞性呼吸暂停症状；二是，通过对用户日常佩戴计步器运动时的“活跃图（Actigraph）”进行分析，判识和量化用户日常活动行为，如久坐不动、乘车、骑行、常规走动、有效锻炼等。

（1）鼾声分析和呼吸暂停检测算法

对睡眠问题的筛查、分析和诊断，通常需要患者提前预约并在医院稀缺资源的睡眠监护室过夜，采用“多导睡眠仪（Polysomnography，PSG）”采集睡眠过程的各种体征信号，如脑电、心电、颚肌电、血氧等，后由专业医师对信号视图手工逐帧标注，进行辨识和判断。但是多导睡眠仪的监测过程操作复杂，专业技术要求高，检测费用高；同时睡眠环境的改变使多导睡眠仪的监测结果不能真实反映患者平时居家睡眠的状态。相比于多导睡眠仪复杂的监测手段，对大多数人睡眠问题的预警和筛查而言，通过可穿戴设备采集并分析相关的体征和环境变化特性进行远程居家检测近来成为关注的焦点。例如，利用智能手机内置的麦克风采集用户睡眠期间卧室里的环境声信号变化并设计智能算法进行分析。

睡眠声音分析能够为睡眠打鼾的监测和睡眠呼吸暂停的初步筛查提供有用的信息。睡眠声音分析的关键在于鼾声的识别和分类。首先，需要检测出连续信号中所有有声音活动的片段；再根据对睡眠障碍人群呼吸声特性的分析，精心设计 6 维特征向量，并将每个这样的片段映射到 6 维向量空间。下一步是设计多层神经网络分类器，对标定的 4 类特征向量集（包括健康者的轻度鼾声，呼吸障碍者的重度鼾声，人声，其他背景环境声）进行学习，最后用这个分类器对声信号进行分类。该算法在手机 APP 中实现，能够比较准确地完成识别和分类任务。具体技术、实现和验证将在 8.3.3 节详细讨论。

（2）通过活动识别监测用户的运动形态

记录和跟踪用户的日常活动情况，并根据对监测结果的即时定量评估，提供相应的指导和建议，以帮助用户形成良好的经常性运动习惯，是很有必要的。现有的活动识别算法通常需要进行复杂的计算，不适合穿戴式设备广泛采用的低成本、低功耗硬件平台。根据图 6-16 所示的分布式计算体系，我们设计并实现了分布式协同算法，对用户的日常活动，包括久坐不动、乘车、骑行、常规走动、有效锻炼进行识别，即在设备（节点）端采用轻量级、低算法复杂度的识别算法，称为“Motionword”，对用户的瞬时活动类型进行初步识别，减小数据传输的成本和不可靠性，在平台侧根据初步识别的结果在一较长的时间窗进行处理，做出最终的分类。具体来讲，在节点端，轻量级识别算法包括以下步骤：对短时窗活动类型进行初步分类，对分类结果进行频率统计形成数据摘要，将摘要上传至平台；平台采用 k 最近邻算法（k-NN）识别用户的 5 类主要活动。实际测试结果表明，活动识别的平均识别率达到 95.5%。“Motionword”算法可以在基本不增加硬件成本和功耗的前提下，实现较准确的活动识别算法。具体技术、实现和验证将在 8.1.3 节详细讨论。

6.4.5.2 医护过程的临床数据分析

在 CM-mHiP 的数据分析、挖掘能力建设方面，通过与医疗专业机构的密切合作，针对一些典型应用已经实现了部分医疗诊断相关数据的分析、建模和挖掘功能，例如，“基于心电分析的心律失常严重性分类算法”。潜在的心律失常患者通过便携 / 可穿戴 / 居家的心电采集设备实时采集一小段心电信号，传送至智能手机，APP 中设计的算法同步评估心电信号的质量，然后选择从质量达到要求的心电信号中分别计算出心率、节律和波形特征等重要特征参数；根据这些特征，结合关于常见心律失常严重程度分析的临床知识规则，该算法实现了患者心律失常严重程度（包括无碍、中度心律失常、严重心律失常）的自动区分。具体技术、实现和验证将在 8.4.3 节详细讨论。

6.5 健康医疗云平台的发展趋势

本章的前几节阐述了健康医疗云平台的系统架构设计、核心能力与关键技术，同时介绍了中国移动研究院的创新平台 CM-mHiP 的系统实现过程。值得注意的是，新的医疗保健服务模式、生态系统调整和市场需求不断出现，而与其密切相关的技术进步，包括移动互联网、云计算、大数据、物联网、新型传感器等稳步开展，这些都将推动健康医疗云平台在运营和服务过程中不断迭代演进，几个典型的发展方向已经显现，包括分布式存储和大数据处理的融合，流式计算的应用，缓存技术的采纳，应用异步通信架构等。

6.5.1 分布式存储和大数据处理的融合

移动互联网和物联网时代加速了大数据种类、复杂性及容量的迅速膨胀，数据的时效性强且数据缺失、干扰、噪声等现象普遍。在健康医疗领域，面临的数据类型来自多种异构的数据源，包括可穿戴设备采集的体征和情境数据，互联网应用和社交媒体数据，医疗机构内部各种信息系统的数据。这些数据本身则呈现结构化、半结构化、非结构化的不同形式。

对于云平台而言，对大数据进行分层和分割的一个主要目的是为了切分后的模块便于分布式部署，即将不同模块部署在不同的服务器上，通过远程调用协同工作。分布式意味着可以使用更多的计算机完成同样的功能，由于个人机的性能得到极大的提高且成本在不断的下降，硬件资源不再是问题。计算机越多，CPU、内存、存储资源也越多，能够处理的并发访问和数据量就越大，进而能够为更多的用户提供服务。但分布式存储在解决系统高并发问题的同时也带来了诸多的数据同步问题。

分布式意味着服务调用必须通过网络，这可能会对性能造成比较严重的影响；服务器越大，服务器宕机的概率也就越大，一台服务器宕机造成的服务不可用，可能会导致很多应用不可访问，使网络可用性降低。在分布式的环境中保持数据的一致性很困难，分布式任务也难以保证，这对服务系统的业务正确性和业务流程有可能造成很大的影响。分布式还导致网站依赖错综复杂，开发者管理维护困难[37]。

传统的关系型数据库在高可扩展性上的缺陷逐渐变得突出：管理的机器数量有限，服务器的配置要求高，管理海量数据的成本昂贵，应用场景不灵活等。对提供健康医疗服务的业务而言，它们不仅对数据的一致性有很高的要求，而且对数据的高可用性以及架构的可扩展性等因素也更加重视。因此，和传统关系型数据库有很强互补性的 NoSQL 数据库（如 MongoDB、Cassandra、HBase、Neo4J）应运而生，它的新型数据存储与处理架构可以适应不同应用场景的要求，并且应用场景更加广泛。

大数据处理的目标是从这些海量异构数据中挖掘知识或洞察力，通常包含数据抽取、数据存储与基本处理、数据分析，以及数据可视化与呈现等几个步骤。大数据处理是从海量原始数据中挖掘应用 / 行业领域的知识，尽管 NoSQL 数据库提供了数据存储的场所与简单的读 / 写处理，但是要挖掘更深层的知识，则需借助数据挖掘、机器学习、时空序列分析、统计分析等各种复杂技术手段来对数据进行处理[38, 39]。

6.5.2 流式计算

随着所有媒体都转向云计算服务，越来越多的公众希望能够随时随地在任何一台设备上观看（娱乐、教育）流视频或收听流音乐。这些设备既可为机顶盒、个人路由器，也可以是平板电脑及智能手机。通过云计算服务，用户不再需要下载这些媒体内容，而只需登录自己的服务账号，就能在任何一台设备上享受服务。为了满足这一日益增强的用户需求，以及很多对计算时效性要求高的应用（例如，在健步活动场景下，在任一时刻，大量用户的计步及相关运动数据会随时上传至平台，要求对其进行实时多维度排名），需要一个实时性高、低延迟、可扩展、高可靠的处理引擎。Hadoop 为批量计算做了高度优化，典型的 MapReduce 计算框架通过调度批量任务操作静态数据，尽管 MapReduce 作了实时性改进，但仍很难稳定地满足应用需求。

而流式计算 (Stream Computing) 则能很好地满足这些需求[40]，流式计算中的数据往往取自最近一个时间窗口内，数据延迟短但精度可能较低。流式计算的典型范式之一是不确定数据速率的事件流流入系统，系统处理能力必须与事件流流量匹配，或者通过近似算法等方法优雅降级，通常称为负载分流（Load-Shedding）。当然，除了负载分流，流式计算的容错处理等机制也和批处理计算不尽相同，以下简要说明流式计算应该具备的主要特性[38]。

处理低延迟和高容错性：对于“可扩展数据流平台类”的流式计算系统来说，对其最重要的要求就是处理速度快，从原始输入数据记录进入流式系统，再流经各个计算节点后抵达系统输出端，整个计算过程所经历的时间越短越好。此外，目前的大数据处理典型案例显示，一般采用大量普通的服务器甚至台式机搭建数据存储与计算环境，在物理服务器数量猛增的情形下，各种类型的故障不可避免，应该在系统设计阶段就将其当成常态，并在软件和系统级别能够容忍故障的常发性。对流式计算系统来说，这点更为关键，如果流式系统因为机器的物理故障产生数据或者计算状态丢失，就会产生错误的计算结果；如果因为机器故障导致系统的处理性能下降，也会严重影响处理实时性的要求。因此，保证数据不会丢失，保证数据的送达，以及对计算状态的持久化、快速的计算迁移和故障恢复等都是对流式计算系统必需的要求。

高可扩展能力：系统可扩展性一般指当系统计算负载过高或者存储计算资源不足以应对当前任务时，可通过增加机器数等水平扩展方式灵活地解决这些问题。对流式计算系统而言，另有一附加的要求，即在满足系统高可扩展的同时，系统规模的增大不能明显降低流式计算系统的处理速度。

灵活的应用逻辑表达能力：流式计算任务通常都会被部署成由多个计算节点和流经这些节点的数据流构成的有向无环图（DAG）。对流式计算系统而言，灵活的应用逻辑表达能力体现在两方面：一是应用逻辑在描述其具体的 DAG 任务时，为了实现负载均衡而需要考虑的并发性等；二是指流式计算系统提供的操作原语的多样性，大多数可扩展数据流平台类的流式计算框架都支持编程语言级的应用表达，即可以使用编程语言自由表达应用逻辑，而非仅仅提供少量的操作原语。早期的“连续查询处理类”的流式计算系统往往是提供类SQL的查询语言，这在很多互联网应用场景下表达能力不足。

6.5.3 缓存技术

缓存（Cache）就是将数据存放在距离计算很近的位置以加快处理速度。缓存是改善软件性能的第一手段，现在CPU越来越快的一个重要因素就是使用了更多缓存，在复杂的软件设计中，缓存几乎无处不在。例如，大型网站架构设计在很多方面都使用了缓存设计，而且由于数据量非常庞大，即便缓存其中的一小部分，需要的内存空间也不是单机能承受的，这就需要分布式缓存，即将数据缓存在一个专门的分布式缓存集群中，应用程序通过网络通信访问缓存数据。

在两种情形下使用缓存有优越性：一是数据访问热点不均衡，某些数据会被更频繁地访问，这些数据应该放在缓存中；二是数据在某个时间段内有效，不会很快过期，否则缓存的数据就会因已经失效而产生脏数据，影响结果的正确性。以网站应用为例，缓存除了可以加快数据访问速度，还可以减轻后端应用和数据存储的负载压力，这一点对网站数据库架构至关重要，网站数据库几乎都是按照有缓存的前提进行负载能力设计。

6.5.4 异步通信

异步架构是目前主流的微架构设计模式的一种，在应用场景上具有很强的适应性。它是典型的“生产—消费者”模式，两者不存在直接调用，只要保持数据结构不变，彼此功能实现可以随意变化而不相互影响，这对系统扩展新功能非常便利。除此之外，使用异步消息队列还有如下特性。

提高系统可用性：如果消费者服务器出现故障，数据会在消息队列服务器中存储堆积，生产者服务器可以继续处理业务请求，系统整体表现无故障。消费者服务器恢复正常后，继续处理消息队列中的数据。

加快系统响应速度：处在业务处理前段的生产者服务器在处理完业务请求后，将数据写入消息队列，不需要等待消费者服务器处理就可以返回，响应延迟减少。

消除并发访问高峰：用户访问系统服务是随机的，存在访问高峰和低谷，即使系统按照一般访问高峰进行规划和部署，依然会出现突发事件，如购物网站的促销活动，微博上的热点事件，都会造成网站并发访问突然增大。这可能会造成整个网站负载过重，响应延迟，严重时甚至会出现服务器宕机的情况。使用消息队列将突然增加的访问请求数据放入到消息队列中，等待消费者服务器依次处理，就不会对整个网站负载造成太大的压力。

需要注意的是，使用异步方式处理业务可能会对用户体验、业务流程造成影响，需要网站产品设计方面的支持。由领英（LinkedIn）开发的Kafka分布式消息系统[41]，因可水平扩展和高吞吐率而被广泛使用。目前越来越多的开源分布式处理系统如Cloudera、Apache Storm、Spark都支持与Kafka集成。Kafka不仅能够很好地支持消息的异步通信，同时也具备很好的灵活性和峰值处理能力、可恢复性和可扩展性，以实现更加复杂的基础设施系统。

此外，异步通信及多线程两者都可以达到避免调用线程阻塞的目的，从而提高软件的可响应性。异步操作无需额外的线程负担，并且使用回调的方式进行处理，在设计良好的情况下，处理函数可以不必使用共享变量（即使不能完全不用，至少可以减少共享变量的数量），减少了死锁的可能。异步操作也有其问题。编写异步操作的复杂程度较高，程序主要使用回调方式进行处理，与通常的思维方式有些出入，而且难以调试。当需要执行I/O操作时，使用异步操作比使用线程＋同步I/O操作更合适。多线程中的处理程序依然是顺序执行，符合普通人的思维习惯，所以编程简单。多线程的缺点同样明显，线程的使用（滥用）会给系统带来上下文切换的额外负担，并且线程间的共享变量可能造成死锁的出现，多线程的适用范围则是那种需要长时间CPU运算的场合，如耗时较长的图形处理和算法执行。

参考文献

[1] 邢帆. 医疗数据爆炸的获与惑 [J]. 中国信息化, 2015(2)

[2] WebMD – Better Information, Better Health [EB/OL]. http://www.webmd.com/, 2016-05

[3] “好医生”医疗知识库 [EB/OL]. http://medicaldb.haoyisheng.com/medicaldb/search/, 2016-05

[4] 家庭医生在线 [EB/OL]. http://www.familydoctor.com.cn/, 2016-05

[5] 新英格兰医学杂志精评出十大临床指南 [EB/OL]. http://mp.weixin.qq.com/s?__biz=MzA5MTQwMjEwNA==&mid=200659145&idx=2&sn=696704111dd8e8c944bcb1fb9e841eee&scene=2&from=timeline&isappinstalled=0#rd, 2014-07-28

[6] JAMES P A, OPARIL S, CARTER B L, et al. Evidence-based Guideline for the Management of High Blood Pressure in Adults[J].Journal of the American Medical Association, 2014,311(17)

[7] 中间件 [EB/OL]. https://en.m.wikipedia.org/wiki/Middleware, 2016

[8] 单点登录 [EB/OL]. https://en.m.wikipedia.org/wiki/Single_sign-on, 2016

[9] 斯坦普著, 张戈译. 信息安全原理与实践（第 2 版）[M]. 北京：清华大学出版社, 2013

[10] CAS. JASIG Project [EB/OL]. https://en.wikipedia.org/wiki/Central_Authentication_Service, 2016

[11] MVC 框架 [EB/OL]. http://wapbaike.baidu.com/view/5432454.htm?adapt=1&fr=aladdin, 2016

[12] Spring 安全框架 [EB/OL]. http://baike.baidu.com/view/2677773.htm, 2016

[13] 吴瀚清. 白帽子讲 Web 安全 [M]. 北京：电子工业出版社, 2012

[14] ALEX B, TAYLOR L, WINCH R, et al. Spring Security Reference, 4.0.4.CI-

SNAPSHOT,2004—2015 [EB/OL]. http://docs.spring.io/spring-security/site/docs/4.0.4.CI-SNAPSHOT/reference/htmlsingle/, 2015

[15] 企业权限管理软件 Ralasafe [EB/OL]. http://www.ralasafe.com/, 2015

[16] SQL 注入问题: 概念成因和防御 [EB/OL]. http://www.2cto.com/Article/201309/247392.html, 2016

[17] 克拉克著, 施宏斌译. SQL注入攻击与防御[M]. 北京：清华大学出版社, 2013

[18] MyBatis [EB/OL]. http://www.mybatis.org/mybatis-3/, 2016-05

[19] OAuth 2.0 – Open Standard for Authorization [EB/OL]. http://oauth.net/2/, 2016

[20] RFC 6749. The OAuth 2.0 Authorization Framework [EB/OL]. https://tools.ietf.org/html/rfc6749, 2016

[21] OAuth 的机制原理讲解及开发流程 [EB/OL]. http://kb.cnblogs.com/page/189153/, 2013-09-27

[22] Apache ActiveMQ Project host site [EB/OL]. http://activemq.apache.org/, 2016

[23] MQ、JMS 以及 ActiveMQ 关系的理解 [EB/OL]. http://blog.csdn.net/zzjjiandan/article/details/23746233, 2016

[24] Checkpoint 技术简介 [EB/OL]. http://www.checkpoint.com.cn, 2016

[25] RESTful Web Services – A tutorial [EB/OL]. http://www.drdobbs.com/web-development/restful-web-services-a-tutorial/240169069, 2016

[26] 开源项目 AngularJS Project hosting website [EB/OL]. https://angularjs.org/#!, 2016

[27] 开源项目 AngularJS Project Developer Guide [EB/OL]. https://docs.angularjs.org/guide/, 2016

[28] 陆嘉恒. Hadoop 实战 [M]. 北京: 机械工业出版社, 2015

[29] 开源项目 Hadoop Projects: Open-source software for reliable, scalable, distributed computing [EB/OL]. http://hadoop.apache.org/, 2016

[30] DIMIDUK N, KHURANA A 著, 谢磊译 . HBase In Action 实战 [M]. 北京：人民邮电出版社, 2013

[31] 开源项目 Apache Hive Project [EB/OL]. http://hive.apache.org/, 2016

[32] 开源项目 Apache Storm [EB/OL]. http://storm.apache.org/about/integrates.html, 2016

[33] Storm 实时平台 [EB/OL]. http://baike.baidu.com/link?url=_68I3-_yyFWVj3GLyWnTVOq7tQDv2HV-Y6WERevGh5L5CcxMVRadQJbewepb-PWZn9MEBeQGnjYBOJQjyN-kavK#5, 2016

[34] 夏俊鸾, 程浩, 邵赛赛, 等 . Spark 大数据处理技术 [M]. 北京：电子工业出版社, 2014

[35] VIEGA J, MCGRAW G 著 . 殷丽华, 等 译 . 安全软件开发之道 [M]. 北京：机械工业出版社, 2014

[36] U.S. Department of Health & Human Services. Health Information Privacy—Your Rights Under HIPAA [EB/OL]. http://www.hhs.gov/ocr/privacy/hipaa/understanding/index.html, 2016

[37] 彭渊. 大规模分布式系统架构与设计实战 [M]. 北京：机械工业出版社, 2014

[38] 张俊林. 大数据日知录: 架构与算法 [M]. 北京：电子工业出版社, 2014

[39] 赵勇. 大数据技术及算法解析 [M]. 北京：电子工业出版社, 2014

[40] 孙大伟, 张广艳, 郑纬民. 大数据流式计算：关键技术及系统实例 [J]. 软件学报, 2014,25（4）: 839-862

[41] Apache Kafka Project [EB/OL]. http://kafka.apache.org/, 2016

第 7 章

健康医疗大数据：拓展和优化健康医护全路径服务

第 6 章从价值服务提供的角度，详细讨论了健康医疗云平台在数据灵活接入、海量数据存储、高效智能分析以及安全和隐私保护等方面的系统需求并给出其相应的解决方案。同时以中国移动研究院的移动健康创新平台（CM-mHiP）为例，详细解释了健康医疗云平台的一些关键技术和实现过程。本章针对健康医疗大数据（以下简称“医疗大数据”）呈现的复杂性和多样性的特点，讨论适合医疗大数据处理的平台架构以及基于医疗大数据平台开展的面向健康医护路径不同环节的应用案例，包括对医疗机构信息系统和临床路径产生的大量数据的分析和利用。

随着智能手机、移动互联网富应用（Rich Application）的普及以及各种智能数据采集、海量存储技术的迅速推进，大数据的产生和利用正发生在人们生活、工作与社会发展的各个方面，并已经在通信、金融、零售、能源、交通等多个垂直领域得到广泛重视和应用 [1]，成为推动国民经济发展的国家战略和重要生产因素 [2]。同时，也将不可避免地对与民生密切相关的健康医疗行业带来全面冲击。在云计算技术日益成熟、数据管理技术逐渐完善、智能分析技术迅速发展等基础上的大数据时代，如何收集和整合与健康、医疗、卫生相关的多渠道、多形态的海量数据资源，挖掘数据之间潜在的关联并获取洞察，优化和拓展现有医疗卫生机构的资源、服务水平和能力，从而及时满足广大民众日益增长的健康医疗服务的多样化和特异性需求等，这是当前健康医疗行业面临的重大机遇与挑战。

大数据技术与健康医疗领域的结合将给这个传统的行业带来巨大变革，给各利益相关方带来不同的价值提升[3]：患者需要对自己的健康负责，在饮食、运动、疾病预防以及其他生活方式上做出最佳选择，改变不健康的生活行为。患者应该获得最及时和恰当的医护服务，除标准流程外，高水平服务来自医护团队成员之间协调一致的努力，共享信息、目标统一、避免重复、策略最佳。医疗机构的专业人员须具有强有力的执业绩效记录，有能力取得最佳医护效果，以技能而不是头衔来选拔胜任工作的医师。在保证和改善医护质量的同时，专业医护机构和付费方必须不断寻找价值提升的方法，如将取得的医护效果与补偿收入挂钩。各利益相关方必须着力发现新的治疗方法和提供医护服务的形式，同时提高自主创新能力，加大研发资源投入。

作为国家发展战略的一部分，在政府的主导下，美国食品药品监督管理局（FDA）的公共数据开放项目 OpenFDA 正式上线[4]，其中包括 2004—2013 年间提交至 FDA 数以亿计的药物不良反应和药疗差错报告，向社会提供海量的数据资源，刺激公共及私人部门创新，推进学术研究、民众教育以及保护公众健康。英国等欧洲国家政府也不遗余力、积极跟进。例如，由英国政府部门联合私人出资人投资 9 千万英镑在牛津大学建立的大数据和新药发现研究中心，包括靶向发现研究所和大数据研究所[5]，前者致力于通过使用基因组和化学筛生成综合性疾病数据，从而根据基因组学和遗传学确定好的靶向药物供制药公司后续跟进、生产；后者的目标则是研发不同的产生、存储和分析医学大数据的方法以帮助科学家更好地理解人类疾病及其治疗方法。在中国，国务院“互联网 +”行动指导意见的出台，为医疗大数据在中国的发展提供了广阔的成长空间。在国务院医改办建设医疗信息化的规划下，在卫生计生委大力推进分级诊疗和远程诊疗的进程中，打通医疗大数据已具备政策支持的基础[6]。国内各级地方政府也在积极推进本地健康云建设，建立居民健康档案，采集各类健康数据，为居民提供区域化的健康咨询、居家养老监护、引导与服务。国内业界多家移动互联网公司参与智慧医疗的项目，致力于以健康医疗，特别是个性化健康医疗为中心应用，建设汇集医院、医药、区域医疗以及个人健康信息的健康医疗大数据平台，让优质医疗资源通过信息化手段实施合理分配和高效利用。

7.1 健康医疗大数据类型及其价值

现代科学技术的发展和社会的变革，使得健康医疗行业生态系统吸引着越来越多的利益相关方，各方从其原本的行业定位和利益出发，已经采集并不断积累大量相关数据[6, 7]，包括来自制药公司、基因组学研究机构[8, 9]、各级各类医院、医护服务付费方（国家医保或商业保险公司）、政府开放的健康医疗数据库，以及随着技术进展催生的互联网 + 医疗模式下可穿戴设备连续采集的各类生理、心理数据等。数据结构、类型和格式十分多样和复杂，这些数据既具有典型的大数据常规特征，包括海量、多变性、时效性、真实性以及富含潜在价值，又有健康医疗行业特有的区别于其他行业的挑战。对这类大数据的研究——它的希望和潜力，学术界称之为新兴的“健康医疗大数据分析学（Big Data Analytics in Healthcare）”[10]，近年来在国内外逐步得到广泛重视，已有很多的研究和应用开发成果[3, 6, 7, 11～16]。

7.1.1 健康医疗大数据的类型

健康医疗大数据是所有与医疗和生命科学相关的研究以及患者在接受健康医护全路径服务时产生数据的集合，其异构度高、类型复杂、来源广泛，其中主要包括以下几大类别。

（1）院内医疗大数据

院内医疗大数据产生于医院临床诊治、科研和管理过程，包括各种门 / 急诊记录、住院记录、影像记录、检验记录、处方记录、手术记录、随访记录和付费（医保）数据等。随着医院信息化的速度加快和要求深入，医院信息系统（HIS）、影像系统（PACS）、检验信息系统（LIS）、放射信息系统（RIS）已经有效地组织起来转化为以电子病历（EMR）为中心的健康医疗信息系统，并且这个系统向着进一步提供院内—院外不间断服务的方向拓展。国际权威的美国医疗信息和管理系统学会（HIMSS）对此发布了“电子病历采纳模型（EMRAM）”和考核标准[17]。然而，需要强调的是，组成院内信息化系统的多个子系统分别记录和采集医护过程中不同方面的信息，而信息的表现形式呈现为文本、数值、编码、波形、视频以及多维影像等，数据的表达很难标准化，医生对病例的描述也具有很强的主观性，缺乏统一的标准和要求，这些是医学数据区别于其他类型数据最根本也是最显著的特征，这在一定程度上加大了医疗数据分析的难度。

（2）公共卫生健康大数据

互联网 / 移动互联网、物联网应用的迅猛发展，电子商务、社交网络的广泛采纳，产生与人群社会化活动有关的大量结构化、半结构化和非结构化公共卫生信息。这些数据来源广泛（如来自社交媒体微信、微博的消息，连锁药房药品、超市的卫生健康相关产品销售记录等），数据容量大，动态变化快，可信度不能保证，单个数据价值低，这类信息是公共卫生大数据的一个重要组成部分。另一方面，在政府相关政策支持下，多年来各级各类医院（如不同专科门诊患者人数变化统计信息）以及基层疾病预防控制中心已逐步建立覆盖全国基层单位的传染病疫情报告信息系统，积累了庞大的个案案例库并且数据量每年都在激增[14]。这些结构化报告是公共卫生大数据的另一重要组成。公共卫生大数据的应用集中体现在流行性传染病的实时监测，根据历史疫情大数据，建立传染病爆发、流行的预警模型，发现传染病种类及发生区域、高风险人群、病毒传染方式、病毒潜伏期等，从而提高传染病疫情监测的预警能力，并在传染病爆发、流行的早期能够及时发现并采取快速的应对措施[18]，大大减少传染病对人民健康和社会经济发展造成的不利影响。

（3）移动互联健康大数据

各种可穿戴及小型化便携式健康医疗设备的出现，使用户对自己体征参数，如血压、心率、体重、血糖、心电图，甚至简单的体外诊断（生化测试）等进行随时随地的监测和干预都成为现实和可能，如图 4-4 所示。传感器和智能硬件技术、移动操作系统和嵌入式软件算法的不断发展，会进一步加快多模态生理—心理数据采集速度和处理能力（可与大型专业化和固定设备的功用相比）。而且，可穿戴设备的大量普及，将会带来大量用户 / 患者产生的健康医疗数据。这些数据不仅有利于帮助人们跟踪自身健康状况、了解变化趋势，与自己锁定的目标健康人群的模型进行比照，也可以被整合进患者的医院电子病历，助力临床观察和诊断。进一步地，经过一定时期纵向时间积累和横向人群聚合的大数据，经充分挖掘后将在医学及临床应用中发挥积极作用，既有助于识别疾病成因及预防疾病，也有助于个性化临床诊疗及护理服务，从而塑造一种全新的健康医疗管理模式。

需要指出的是，由于设备厂商众多，采集设备的性能标准、数据传输格式以及连接系统的互操作性尚未统一，需要平台运营商采取特别的规范化处理才能使采集的数据与系统兼容，安全可靠地传输至平台，真正发挥作用，如苹果公司数据汇聚平台 HealthKit，如图 9-5 所示。3.3.1 节讨论的康体佳健康联盟（CHA）一直致力于研究、开发和推广保证移动健康系统互操作性的端到端系统设计指南和产品认证体系，并已经取得了可喜的成果。

此外，任何与健康医疗相关的数据，不管使用什么样的采集方式、方法和途径，不可避免地会涉及到用户 / 患者的隐私信息。这些隐私信息如果因系统安全问题或管理不当被黑客获取或造成意外泄露将可能会对用户 / 患者的生活造成极大的危害。对于开放互联网架构下的移动健康和医疗服务体系，在将医疗诊断数据和移动健康检测与网络行为整合到一起的时候，医疗数据的隐私泄露带来的危害或许是致命的。

（4）生物医学基因大数据

基因组学是遗传学的一门学科，是将重组 DNA、DNA 测序方法和生物信息学应用到对基因组的测序、组装以及分析其功能和结构。人体几乎所有的细胞都含有一整套 DNA，这些运行指令影响了一个人的一切，包括从头发颜色到对某些疾病的敏感度。过去，医生能够通过测试某些特别的基因，检测其是否出现变异与囊性纤维化及镰状细胞疾病之间的联系。几年前科学家能够通过对2万左右的基因进行测序，一次性获得一个人的全部遗传编码（基因组）的图谱。近年来，随着世界各国政府和研发机构纷纷加大了基因产业的政策激励和战略投入，基因组测序[19]成本不断降低，基因组学研究不断深入，部分成果已经大规模投入市场从而服务大众[20]。

分析人类基因组所含有的各种基因情况，能够预知身体患某种疾病（如癌症）的风险，揭示致命突变的可能并诊断疾病，也可以用于疾病风险的预测，从而通过改善自己的生活环境和生活习惯等，避免或延缓疾病的发生，帮助科学家发现可拯救生命的药物。与此同时，基因组的数据量十分庞大，一个完全测序的人类基因组包含100～1000GB的数据量，但存储和计算能力的不断增强，分析和存储人类的全部基因组已不是问题，通过研究人员的不断努力将在基因大数据中发现人类战胜疾病所需要的所有密码[9]。

7.1.2 健康医疗大数据的价值

有效地整合和交叉利用分散孤立而来源广泛的数字化健康医疗大数据，对于患者、医生、医院（含专业医疗机构）、保健中心、医学和药物研究机构等都有显著的利益，通过发现数据中存在的关联性并理解数据蕴含的各种模式及趋势变化，大数据分析有潜力改善医护水平，挽救生命，降低成本[21]。进一步地，通过大数据分析和挖掘可以获得前所未有的贯穿健康医护全路径的多方面洞察[22~24]，有效满足患者日益增长的对健康医护服务多元化的需求。

（1）健康医疗大数据支持临床决策和患者医护路径

当前的临床决策主要依赖于执业医生的专业知识水平与多年积累的临床经验，结合以往所看病例、临床观察和生理—生化指标的检查等，对患者病情进行分析、诊断并制定治疗方案。如何发掘和利用其他大量医生和专家的临床处置决策和诊断实践，根据积累的海量数据、信息资源以及各种医疗方案的不同疗效，为疾病的诊断和治疗提供科学的决策，即所谓的“循证指导的临床实践（Evidence Guiding Clinical Practice）”，从而更好地服务于患者的临床医疗过程，已经成为健康医疗领域关注的重点问题[25, 26]。进一步地，在利用大数据技术对海量医疗护理过程中产生的相关数据（电子病历）进行挖掘分析的基础上[27]，可以研究和发现各种可观察的人体生理指标导致疾病产生的影响因素，以及在不同年龄、职业、种族、区域、生活环境和人群中的分布，明确指标之间的关联性，提供重复检验检查提示、治疗安全警示、药物过敏警示、疗效评估、智能分析诊疗方案、预测病情进展等一系列智能应用。另一方面，在患者医护路径的不同环节，对大量可穿戴设备采集的不同颗粒度、多模态体征数据集合，通过应用数据挖掘和机器学习算法并结合上下文信息、特定域模型及个性化特征等进行诠释，可以有效地从中获得对患者开展异常检测、风险预测、干预决策等的能力和手段[22]。

（2）健康医疗大数据让精准医疗成为可能

精准医疗（Precision Medicine），即根据每个人的基因、生活环境和生活方式等方面的不同特性，提供相适应的个性化疾病治疗和预防的新方法。随着电子健康档案的广泛使用，大规模生物数据库的发展（如人类基因组序列），表征病人的强有力方法（如蛋白质组学、代谢、基因组学、不同的细胞测定法）的推进，移动健康技术的普遍采纳以及用于大数据分析的计算工具，实现精准医疗深入研究和广泛应用的前景得到极大地改善[28]。精准医疗的本质是通过医学前沿技术，对大样本人群与特定疾病类型进行生物标记物的分析与鉴定、验证与应用，从而精确寻找疾病的原因和治疗的靶点，并对一种疾病不同状态和过程进行精确分类，最终实现对疾病和特定患者进行个性化精准治疗的目的。

精准医疗是一门大数据驱动的科学，基因组学是其重要支撑，大数据则是基础。在疾病治疗过程中，通常要进行筛选、诊断、分阶段等流程，每一环节都会面临非常多的信息、选择和决策，精准医疗就是通过对目标大数据的分析，从而帮助医护人员做出最好的决策。2015 年 4 月《自然综述药物发现》的一篇报道中指出[8]，Lopez-Bigas 和同事们鉴定整理了大规模的癌症基因组学数据，通过分析 7000 多种肿瘤的测序结果，发现了 475 个驱动基因（其中许多是新发现的），以及无数对现有药物进行改造的可能性。通过对来自多个渠道的大数据进行综合分析，他们找到了驱动癌症发生的分子，并作为药物靶点进行阻断。在已经批准或正在研发的治疗药物中只有96个驱动基因已得到关注，而绝大多数之前都没有报道过，这对于现有的药物设计具有关键性的启示作用。排除已经验证对临床无效的靶点后，研究人员确定了哪些药物对于什么样的患者或许有效，并给出了具体的分析。在此基础上，针对每一类型的肿瘤提供经过改造的药物和分层治疗方案，提高癌症的治愈率。

此外，为促进这一目标的及早实现，美国FDA于2015年6月发起了“精准FDA——精准医疗的众包云平台”项目 (https://precision.fda.gov/)，帮助研究人员共享数据和方法，加速研发、测试、试点、认证利用下一代基因组测序手段测试多种遗传性疾病的诊断技术。

7.2 面向健康医疗服务的大数据处理平台架构

健康医疗大数据平台既是一个基础能力支撑平台，同时也是应用平台。作为基础能力支撑平台，它能够提供健康医疗大数据处理的基础环境，针对健康医疗行业大数据的特点，对来自异构业务系统，包括专业机构、公共卫生系统、院内系统、区域卫生平台的结构化、半结构化与非结构化数据进行统一整合，满足健康医疗行业应用的种种需求，并且保证系统具有高性能、高可靠、易扩展、易使用等特点，同时提供图形化的统一管理系统，简化用户的管理和维护工作。

作为大数据应用平台，在基础能力支持下，进一步通过分布式并行数据处理、大规模数据分析和挖掘，保证有效健康医疗数据的抽取与融合，并应用于卫生数据统计、临床决策支持、医学知识发现、疾病风险预警、健康预测、报表展现等场景。

图7-1给出了面向健康医疗服务的大数据处理流程整体架构，主要包括4个重要组成部分：多源异构大数据抽取及整合、海量数据统一存储、分布式并行数据处理以及大数据分析和挖掘。下面分小节逐个进行讨论。

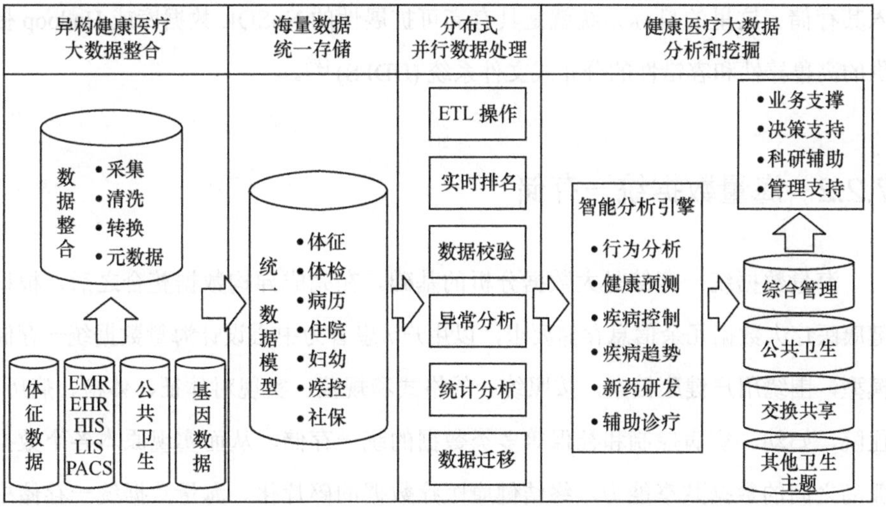

图 7-1　面向健康医护服务的大数据处理流程整体架构

7.2.1　多源异构大数据抽取和整合

对多源异构数据的有效整合是大数据分析和挖掘的前提。健康类大数据主要是互联网 + 应用中由各类可穿戴设备产生的多模态体征数据、情境数据、电子健康档案，以及网络空间、社交媒体的相关数据等。医疗大数据主要是医疗机构内部的 HIS、EMR、EHR、CIS、LIS、PACS 中的各类临床、医护流程及医院运营相关数据。另外，还有其他类型的公共卫生数据、基因组数据。这些来源多样、不同格式（结构化、半结构化和非结构化）的健康医疗数据，可以存在于不同的数据存储系统中，如各种关系型数据库管理系统（Oracle、MySQL、SQL Server），文件服务器（文本、波形、图片、视频），或者是以如 HL7（http://www.hl7.org/implement/standards/）这样的电子健康档案的标准形式存在。数据整合通常要经过一系列处理，包括采集、清洗和转换，并经过抽取获得元数据和规范化信息。数据整合引擎的一般处理流程可包括：与一外部源（Source）系统相连接，解析输入文件以识别源数据的格式，将其与存储在元数据映射表中的源数据格式进行语义匹配，对输入进行分割以利用并行机制，汇总数据并转换为目标（Destination）系统要求的数据格式，最后连接至目标系统并将结果写入其存储。这里的目标系统就是具有高可扩展性的 NoSQL 数据库或 Hadoop 提供的高鲁棒性和容错性的分布式文件系统 (HDFS) [29]。

7.2.2 海量数据统一存储

海量数据统一存储是大数据分析的基础。在完成异构数据整合之后，根据健康医疗大数据冗余信息存储要求，以用户 / 患者为中心设计海量数据统一存储模型，围绕用户健康档案，按照统一的格式和规范，实现对体征、体检、病历、住院、妇幼、疾病控制和社保等多类数据的统一存储，从而实现原本各个数据孤岛之间的数据共享能力，终结健康医疗数据的碎片化。海量数据统一存储模型面临如下几个挑战。

（1）支持对前述各类数据的增加、删除、查询和修改的操作，并保证这些操作的可靠性和一致性。

（2）随着电子病历（EMR）和影像归档和通信系统（PACS）等系统中用户量和数据量的飞速增长，在数据的存储规模达到一定程度时，能够实现系统的存储容量自动增长和负载平衡。

（3）对于前述各类数据中的关键信息数据，实现数据安全、可靠存储，包括 7×24 小时的数据存储和访问能力。

对于这些问题，传统的技术手段是无能为力的，而利用 HDFS 和 HBase 这类分布式系统则可以对 PB 级、十亿行百万列的大规模数据进行高效的存储和管理，因此基于 HBase 和 HDFS 可以实现健康医疗大数据的在线访问和离线存储 [16]。

7.2.3 分布式并行数据处理

高效的分布式并行数据处理是大数据分析的关键。为了支撑各类复杂多样的大数据应用场景，需要频繁地对这些繁杂、大规模、结构复杂的结构化与非结构化数据进行处理，实现对这些数据的高效分布式并行处理非常关键。

常见的大数据处理需求包括抽取—转换—装载（ETL）操作、数据实时排名、数据校验、异常分析、数据统计和数据迁移。根据数据特征和应用场景的不同，大数据处理（或计算）通常包含三种模式，即离线批处理、流式计算和内存计算。

基于 MapReduce 计算框架以及建立在 Hadoop 之上的 Hive 数据仓储框架、Pig 高级数据流语言和执行框架等大数据处理工具，可以有效地进行离线批处理操作。

而大数据流式计算主要用于对动态产生的数据进行实时计算并及时反馈结果，在数据有效的时间内获取其价值。来自 Twitter 公司的 Storm [30] 是能提供高性能流式实时处理的典型代表之一 [31]。Storm 是一个开源的分布式实时计算系统，可以简单、可靠地处理大量的数据流 [32]。Storm 可以简单理解为一个实时的 Hadoop，同 Hadoop 一样，Storm 也可以处理大批量的数据，但其在保证高可靠性的前提下还可以使处理更加实时。Storm 可以扩展到不同的机器上进行大批量的数据处理，支持水平扩展，具有高容错性，而且处理速度很快。

Spark 计算框架拥有 MapReduce 所具有的优点，但不同之处在于 Job 中间输出结果可以保存在内存中，从而不再需要读写 HDFS，因此能更好地适用于数据挖掘与机器学习中需要反复迭代的 MapReduce 算法和数据处理场景 [33]。

7.2.4 健康医疗大数据分析和挖掘

健康医疗大数据分析的目的是从海量多源异构数据中挖掘、发现知识和获取对所关注问题的新见解和解决方案，以实现数据资产的巨大潜在价值，给数据的拥有者以及其他利益相关方都带来好处。

基于患者健康医护过程的大量门诊和临床数据（如身份信息、体检、临床辅助检查结果、用药处方等），针对特定的专业需求和应用场景，可以构建复杂的计算模型和学习算法，实现相应的大数据分析服务引擎，如患病风险预测、慢性疾病发展趋势分析、关键致病因素发现、协同推荐和多维数据可视化处理等。因此，帮助医护团队和患者实现临床辅助诊疗、用药推荐、全身关联性疾病分析以及病情恶化预测等临床决策支持。

另一方面，结合医疗机构综合管理、公共卫生和疫情管理、信息共享和交换，以及其他卫生主题等业务需求，通过采集不同医疗机构业务系统数据，对各项医疗业务进行汇总统计、构成分析、对比分析、因素分析、增量函数分析等，并通过各种图表形象直观地进行表达，能够有效地反映医疗机构或健康服务机构的整体运营、质量管理等情况，有利于政府管理和监督部门及时分析并做出有效决策，优化资源配置，控制不合理因素，从而实现大数据驱动的系统化业务支撑、决策支持、科研辅助和管理支持等数据服务。

图 7-2 给出了典型的大数据处理技术架构（同样适用于其他应用领域），其底层是 Hadoop 分布式文件系统和 NoSQL 存储（具体数据库选择取决于应用类型），提供异构数据的海量存储与简单的读写处理，而对更深层次的知识和规律的获取，则依赖于利用数据挖掘、机器学习等一系列复杂的数据处理技术手段和智能分析算法。这些大多是建立在当前常用的 Mahout、Spark、Storm 等高性能并行计算框架之上。

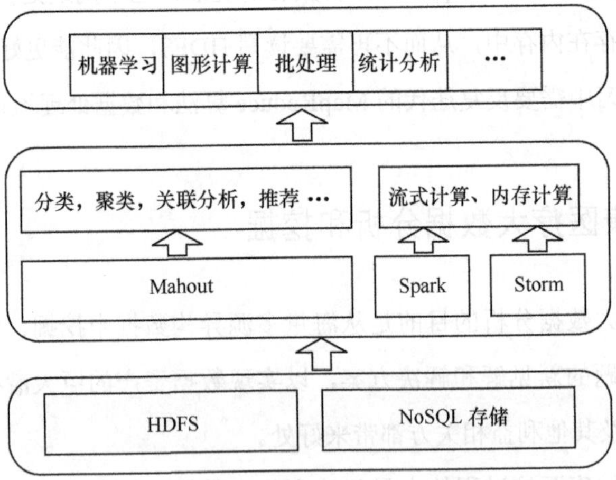

图 7-2 分布式大数据处理技术架构

Apache Software Foundation 启动的 Mahout 项目，其目的是在 Hadoop 之上构建可扩展的机器学习算法库。很显然，基于 Hadoop 的实现，可将很多以前运行于单机板上的算法，转化为 MapReduce 模式，这样大大提升了算法可处理的数据量和处理性能[34]。Mahout 目前已提供多类机器学习算法的实现，包括聚类、分类、协同过滤、频繁项集挖掘等。每类（模块）都含有一个或者几个不同的算法实现，表 7-1 列出了 2016 年年初公示的算法集合[35]。

表 7-1　Mahout 算法库中常见机器学习算法实现

算法种类	算法
分类算法	逻辑回归（Logistic Regression）
	朴素贝叶斯算法（Naïve Bayesian Algorithm）
	支持向量机（SVM）
	感知器算法（Perceptron）
	神经网络（Neural Network）
	随机森林（Random Forests）
	受限波尔兹曼机（Restricted Boltzmann Machines）
聚类算法	K-均值聚类（K-Means Clustering） 模糊K-均值聚类（Fuzzy K-Means） 流式K-均值聚类（Streaming K-Means）
	EM（期望-最大化聚类）（Expectation-Maximization）
	均值漂移聚类（Mean Shift Clustering）
	层次聚类（Hierarchical Clustering）
	狄里克雷过程聚类（Dirichlet Process Clustering）
	LDA聚类（Latent Dirichlet Allocation）
	谱聚类（Spectral Clustering）
	MinHash聚类
关联规则挖掘算法	并行FP 生长算法（Parallel FP Growth Algorithm）
回归算法	局部加权线性回归（Locally Weighted Linear Regression）
降维/维约简算法	奇异值分解（SVD） 随机奇异值分解（Stochastic SVD）
	主成分分析（PCA via Stochastic SVD）
	独立成分分析（ICA）
	高斯判别分析（Gaussian Discriminative Analysis）
推荐/协同过滤算法	利用并行矩阵分解的推荐（Collaborative Filtering Using Parallel Matrix Factorization）
	分布式基于条目的推荐（Distributed Item-based Collaborative Filtering）

（续表）

算法种类	算法
其他	计算行间相似性（RowSimilarityJob）
	从文本建立稀疏TF-IDF向量（Sparse TF-IDF Vectors from Text）
	Lucene集成（Lucene Integration）

这里简单说明一下关联规则挖掘算法：传统的关联规则算法是根据数据集建立频繁模式（FP）树，然后对FP树进行挖掘，得到数据集的频繁项集。在Mahout中实现了并行FP树关联规则算法，其主要思想是按照一定的规则把数据集分开，对每个分开的部分数据集建立FP树，然后对FP树进行挖掘，得到频繁项集。使用把数据集分开的规则，可以保证最后通过所有的FP树挖掘出来的频繁项集全部加起来没有遗漏，同时少有重叠。

7.3 健康医护路径上大数据应用分析及案例

健康医疗大数据应用范围广泛，新的应用场景和案例正在不断地被发掘。随着大数据分析技术不断成熟，大数据应用及其价值将渗透到整个健康医疗行业的各个服务和管理环节，极大地改善人们的健康状况和享受医护服务的体验。按照图7-3所示的患者健康医护路径的不同环节，包括健康促进、疾病预防、院内诊疗，以及院外护理/康复等，以下给出一些典型的大数据分析应用案例。

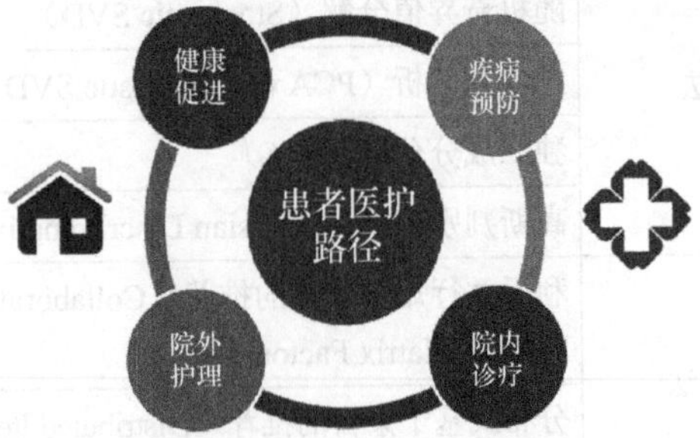

图7-3 患者健康医护路径的不同环节

7.3.1 健康促进：量化自我，洞察自身，改善行为

健康促进是指通过佩戴多个或复合式功能的可穿戴设备或其他智能设备，自动或自觉跟踪记录日常生活中的运动、睡眠、饮食、体重等刻画生活方式和行为的数据，实现身体健康表征的自我量化，促进用户养成良好的生活习惯，保持身心健康。

经常性的有氧运动可以改善心肺功能，降低冠心病、高血压、高血糖、脂肪代谢紊乱等疾病的发病率。相反，缺乏运动被认为是第四大死亡诱因。Fitbit 公司的一项研究表明[36]，通过运动监测手环，可有效地帮助用户养成良好的运动和生活习惯，改善减肥效果。研究人员采集了 50000 用户（男女各 25000 人，平均年龄约 40 岁）60 天的健步和体重记录的大量数据，通过分析发现，在这 60 天内，使用运动监测手环的用户平均减重 3.95 磅，而不使用的用户只减重 2.61 磅。另一方面，坚持每天都测量体重的用户平均减重 6.69 磅，而没有每天测量体重的用户平均减重只有 3 磅。这一结果显示，对像运动监测和体重测量这样简单的纵向大数据进行分析就可揭示很多促进身体健康的生活方式因素。

SleepRate 是一个新颖的睡眠质量评估和改善方案[37]，提倡生活与睡眠的平衡。首先，监测睡眠时的量化数据，包括通过佩戴心率带采集的心电信号和利用智能手机记录的声音信号。通过智能算法分析睡眠时的心率变化和鼾声特征可以方便地发现用户的睡眠情况并评估其睡眠质量。连续使用多天可以获取大量数据，而对大量用户长时间的睡眠大数据进行分析，能够发现用户的典型睡眠问题以及和睡眠质量好的用户间的差异。进一步地，针对用户存在的睡眠问题，利用斯坦福大学医学院“失眠的认知行为疗法（Cognitive Behavioral Therapy for Insomnia，CBTI）”，为用户量身定制睡眠指导意见，通过一些简单的行为矫正（如按时上床，听舒缓音乐等），可以达到改善睡眠质量的目的，图 7-4 给出其 APP 的一个实例截图。SleepRate 公布的测试结果表明，85% 的用户通过 SleepRate 达到改善睡眠的目的。这款基于认知行为学的睡眠改善方法被美国国家卫生研究所（NIH）誉为失眠症的“首选疗法”。

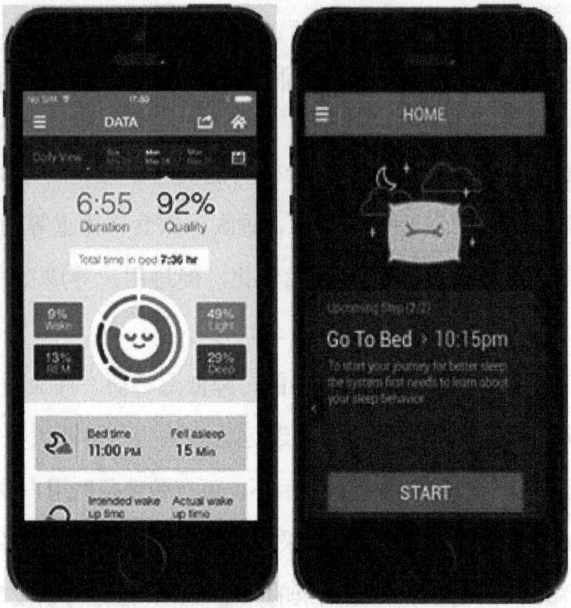

图 7-4　SleepRate 交互页面

随着技术的进步，各种智能可穿戴设备层出不穷，从不同角度对人们的日常生活自动进行多元化定量记录及定性描述，产生包括大量生理指标在内的源源不断的健康与行为相关数据和元数据。这些大数据经过智能分析处理可以帮助人们增强自身健康意识，养成良好的生活习惯，保持健康体魄及工作和生活的平衡，也可以在患病初期作为医生对病情诊断的依据之一，甚至可以辅助患者的治疗过程后续的康复训练。

7.3.2　慢性疾病管理：预防疾病，风险评估

疾病预防是指通过对以往大量病例以及相关人口统计学数据的挖掘和分析，总结出致病因素，并根据健康人群的健康档案信息评估患病风险，指导患者趋利避害，降低患病几率。健康医疗大数据可以分析患病与各种因素的相关性，找出关键风险因子。

Framingham 心脏研究（FHS）项目是该领域最成功的案例之一[38]。该项目由美国国家心肺及血液研究所和波士顿大学联合开展，旨在通过长期跟踪调查

一大群受试者的心脏状况，确定导致心血管疾病（CVD）的共性因素或特征，这些人在开始接受测试时并没有明显的 CVD 症状或患有心脏病或中风。研究人员从 1948 年起长期调查跟踪祖孙三代，分别为 5000 多人（1948 年第一代，5209 人；1971 年第二代，5124 人；2002 年第三代，5000 多人），每两年进行一次全面的生活方式问卷、就医史、体检、化验的分析。通过对所获得的大量数据跟踪分析，FHS 项目明确了导致 CVD 的主要危险因素包括高血压、高血脂、吸烟、肥胖、糖尿病和缺乏运动等，以及大量相关因素，例如，血液中甘油三酯、HDL 胆固醇水平、年龄、性别、社会心理问题，产生影响的有价值信息。利用所建立的风险预测模型可以发现潜在的患病人群，及时采取干预措施，达到疾病早期预防、早期发现的目的。FHS 项目使人们对心血管疾病有了较深入的认识，为心血管疾病预防提供指导，美国心血管病死亡率因此从 70 年代末开始不再上升，保持平稳下降。

另一个例子是约翰霍普金斯大学对癌症风险的分析[39]，该大学的研究人员将诸多因素 (包括环境、生活习惯、遗传因素等) 与癌症风险因素进行相关性分析。结果发现，癌症风险仅有 1/3 可归因于环境和遗传因素，而最重要的因素是干细胞的分裂次数，干细胞、非癌变细胞在复制过程中的随机突变是癌症的元凶，分裂次数越多，癌变的风险越大。该研究结果使人们对癌症的发生有了新的认识，对防治癌症有重要指导意义。

最后，综合性医护服务提供机构 Carolinas HealthCare Systems[40] 通过分析 200 多万用户的日常消费记录，包括来自数据经纪商收集的公众记录，零售商所发会员卡的交易信息，信用卡购物详单等，建立大数据患病风险预测模型，提前发现存在高风险的各种潜在病人，在他们患病之前就能及时干预。例如，对于一个哮喘患者，医院将通过他是否在药房及时补充哮喘治疗药物，是否一直在杂货店购买烟卷，是否居住在一个花粉量高的小区等，评估他是否可能会有突发急诊需求。该系统还可通过检验一个人所购食物的种类及是否为健身房的注册会员等因素，评估他可能心脏病发作的概率。这就是利用大数据和预测模型研究人口健康问题，并为用户提供个性化的服务的案例。

7.3.3 诊断治疗：智能临床决策支持和信息挖掘

对患者病情严重程度的实时评估和预测有助于临床医护人员快速确定病人状态，及时制定治疗和护理计划。通过对大量患者多模态生理数据的分析，可以提高对患者病情严重程度评估的准确性，更好地预测病情变化趋势，使医院内医护流程更加有效。

目前英国国民健康服务体系（NHS）所属公立医院针对重症监护室病人广泛采用“病人病情急性恶化预警评分”系统，该系统根据单一因素，通过表格、手工计算和医生经验评分，往往误判率较高，一致性很难保证。而通过大数据建模分析则可能很好地解决这一问题。麻省理工学院和牛津大学的研究人员对 Beth Israel Deaconess 医疗中心的 26870 名重症监护（ICU）病人的数据进行智能统计分析，这些数据包括多种体征数据和临床记录等多模态数据[41]。针对这些数据具有干扰多，不完善，稀疏，异构，采样不均匀等特性，采用多任务高斯过程（Multi-Task Gaussian Process）对病情恶化程度进行评估，评估的准确率较传统方法有显著提升。在创伤性脑损伤患者脑血管应力（二次损伤的一个重要指标）评估实验中，通过颅内压和平均动脉血压信号估计得到的脑血管应力与实际数据相比的均方根误差（RMSE）由 0.91 下降至 0.69。在基于临床诊疗记录的院内死亡预测评估中，死亡预测结果的 ROC 线下面积由传统方法的 0.702 提升至 0.812。通过准确评估患者的病情，可以让医护人员及时干预病情即将恶化的病人，挽救生命垂危的病人。

在另一项研究中，研究人员通过对美国斯坦福大学医院 2011 年 19000 多名住院患者的电子病历进行数据挖掘，建立了一套临床决策支持系统（CDS）[25]。采用类似于目前电商、视频网站等互联网公司广泛采用的协同过滤等推荐算法进行关联分析，从而能够根据患者病情的发展，向医生推荐下一步要采取的治疗措施（Physician Orders），预测结果的精确度（Precision）由传统方法的 26% 提升到 37%。这个决策支持系统还可以对病人可能的病情恶化进行预测，表 7-2 给出了对 1905 名患者两种临床事件的预测结果：一个是患者在一个月内可能死亡，预测结果的 ROC 线下面积达到 0.88；另一个是患者在 1 周内必须转入重症监护室监护，预测结果的ROC线下面积为0.78，这一结果达到了目前国际领先水平。这项研究表明，基于大数据分析的临床决策支持系统可以根据病人接受医疗流程之间的相似度，给出较准确的个性化诊疗方案推荐。同时，通过预测可以及时发现病人的病情恶化，实施干预，降低病人死亡的风险。

表7-2　病人死亡及转入ICU事件预测结果

	死亡	转入ICU
评价周期	30天	1周
病人筛查量	1905	1905
实际评估的病人（排除在查询的24小时内结果已知）	1898	1765
评价周期内事件发生	44（2.3%）	55（3.1%）
ROC曲线线下面积	0.88	0.78

Practice Fusion [42] 是美国最大的免费电子健康档案服务提供商，借助2009年奥巴马政府颁布的HITECH法案 [43] 的东风，通过免费使用策略，迅速成长为电子健康档案服务商的巨头。截至2013年6月，已有超过15万执业医师使用该公司的电子健康档案服务，跟踪6400多万患者的病历及医护过程。面对这样海量的数据资产需要变现 [27]，2013年1月，该公司上线了名为Practice Fusion Insight的大数据解析产品，旨在为医药公司、行业分析师、金融分析师、科研机构、保险公司这样的用户提供付费的实时数据洞察服务，以便让他们在各自关注的问题上能准确地把握临床趋势，做出基于大数据的可信的决策。例如，制药公司能够获得Practice Fusion数据库中任何处方药物的使用情况，如医生们目前在用些什么药、如何使用等。而执业医生能够跟踪自己诊所患者群体的各种健康变化趋势，比较自己的患者和这个庞大系统中其他所有诊所 / 医生拥有的患者信息。医生们可以搜索到超过2000个分析诊断，并看到患者症状的发展是如何随着时间的推移和患者年龄、体重、性别的变化而变化等。此外，通过这个服务，医疗卫生管理当局也能够发现目前从事何种医学专科的医生最多，他们的资格分级，本周什么疾病增长最快等，以提前规划医疗资源管理和培训政策。

进一步地，通过对各种疾病用药的智能统计分析，可以根据病人的个人情况和病情进行个性化用药推荐；也可以对医生开具的处方进行自动筛查，及时发现错误用药方案，避免因人为失误造成错误用药、药物过敏等问题，保证用药安全。

从以上几个例子可见，通过对健康医疗大数据进行分析，挖掘建立内在关系的模型，可以及时指导医护人员的实践，避免因偶然因素造成误诊、病情延误或错误用药，为院内诊疗和护理提供科学依据，对病情评估更加准确高效，并在第一时间做出科学决策。

7.3.4 院外康复：远程监护，改善患者生活质量

患者经医治出院后的院外监护对其全面康复有着重要的影响，遗憾的是有接近 1/5 的病人在出院后 30 天内会再次住院，造成医疗资源的浪费，这其中有接近 70% 的病人再住院是可以避免的。通过医疗大数据分析，发现引起患者再住院的相关因素，及时进行干预，将能降低再住院率。

微软公司对 MedStar 华盛顿医院中心 30 万名患者的数据进行分析，建立多参数回归模型，从 2.5 万种包含病史、体征参数、个体行为等因素中筛选出密切影响再入院的相关因素 [44]。通过院外监护，判断病人的健康状态，及时调整和干预对病人的护理方式，降低病人病情恶化风险，减少再住院。

源自洛杉矶加州大学的 WANDA [45] 是一个针对心衰患者的远程监护与智能分析系统。该系统以智能手机为网关，收集患者每天多种生理指标数据，包括体重、血压、运动状况、调查问卷反馈等，并建立计算模型，预测心衰患者的病情变化事件，采用多种机器学习的方法计算患者再入院的概率。其中一个临床对照实验的结果表明，采用该系统进行心衰患者的病情恶化事件预测，准确率最高达到 74%；而系统预测再入院的虚警率由传统方法的 60% 下降到 20% 以下。预测准确率较传统的“每日重量变化（DWC）”方法的 51.9% 有显著改善。WANDA 可以对心衰患者进行居家预防、监护，准确发现心脏衰竭的症状，对改善心衰患者的康复过程具有很大价值。

这个例子说明，通过大数据分析，一方面促使真正有需求的患者返回医院及时就医，另一方面，在第一时间采取必要干预措施，稳定及改善患者的病情，

减少不得不再住院造成的医疗资源浪费。这对像我国这样医疗资源不足且在区域上分布不均衡的国家具有重要意义。

7.3.5 全方位人口健康分析

健康医疗大数据蕴含很多潜在价值，当数据资产覆盖足够广泛的人群并积累到一定规模的时候，通过对大数据挖掘、分析，可以实现对人口健康（Population Health）的全方位跟踪，预测患病风险，及时进行干预，加强病患管理等。在这方面，以色列已走在世界的前沿。Clalit [46] 既是以色列最大的医保基金，也是包括全科诊所（1500 个）、综合性医院（床位数占全国的 30%）、多个专科医院以及医学专业研究所在内的综合性医疗服务组织，服务 430 多万会员，覆盖以色列人口的 53% 左右。其工作人员由 7500 位医生和医学专家，11500 位护士和 1300 位药剂师的庞大专业医疗团队组成。Clalit 拥有几乎无可比拟的大数据资产 [47]，包括 15 年的临床诊断、医护管理和人口统计学相关数据，即这个国家一半以上人口几十年的全生命周期、跨不同社会阶层、标注有个人身份及地理位置的电子病历数据。通过对这些大量完整的人口健康数据进行挖掘、分析，就可以对不同人口群体实现特有的和预防性的医护措施。例如，针对潜在的糖尿病患者，选择多种相关生化、生理测试和控制指标，计算每个人的危险因子，再对筛查出的高风险患者，由其全科医生主动进行及时干预。这些措施显著降低了不可控糖尿病患者的入院比例，以色列的这项指标相比其他有同等糖尿病流行程度的经济合作与发展组织（OECD）国家是最低的。另一方面，针对亚健康（未病）人群，通过大数据分析评估其未来可能患病的风险，进而对筛选出的群组进行跟踪监护，采取个性化干预措施，一来可防止症状继续演变成慢性疾病，二来能及时地在疗效最好的患病初期进行治疗。

从这一节讨论的各个案例和分析中可以看到，健康医疗大数据的收集、分析、整理和挖掘对于患者健康医护路径的不同环节都有非常重要的价值。这些内容涉及的具体应用领域和解决方案非常丰富和多样，是当前国内外医疗信息学研究和实践的焦点。

接下来，以“眼科”专科为例，概要分析眼病预防和眼保健体系在应用大数据驱动的运营管理和临床指导方面的实际需求，并探讨有关问题相应的解决方案。

7.4 眼科大数据与眼科保健体系

眼科是医学的一个分支，是研究关于眼睛的解剖结构、生理机能和疾病的科学。眼科疾病发生在视觉系统上，包括眼球及与之相关联组织有关的各种异常症状。常见的眼科疾病有：屈光不正、沙眼、结膜炎、干眼症、糖尿病视网膜（糖网）病变、青光眼、白内障等。眼科医疗大数据通常包括患者（门诊及住院）的电子病历、眼科相关的医学知识库、处方信息、药品管理信息、各种检验数据、各种影像数据（如眼底、眼前节）等。同时，眼科医院常有与之关联的多个眼视光中心、眼科健康筛查中心等，也采集和积累了大量用户 / 潜在患者数据。与其他医学专科相比，眼科检查使用更多的光学成像仪器和辅助检查设备，因此，眼科大数据中图像数据是最为重要的部分之一。

7.4.1 眼科大数据的价值

眼科大数据可以在患者眼科医护路径的多个方面发挥作用。首先，与其他任何疾病一样，最有效的治疗方式是预防保健，即治“未病”。部分眼病(如青光眼、糖网病变后期)对视力的损害是不可逆的，预防是最佳防治措施。通过眼科大数据分析，研究各种人口统计学信息（如性别、年龄、体重、职业、居住地、饮食习惯等）与眼科疾病的关联性，以发现眼科疾病潜在的致病因素，发现潜在高发病人群，从而及时采取预防措施，例如，向长期用电脑工作的眼病高发人群推荐护目镜、防干燥眼药水之类的产品，可以保护视力，减少眼病发生风险。

其次，眼科大数据在眼病早期发现中起到关键作用。通过对筛查得到的大量潜在患者的视网膜图像、眼前节图像、家族眼病遗传等因素，以及相应的体征检查和人口社会学信息，综合进行自动辨识并建立预测模型，可以发现早期眼部病变，及早采取措施防护和治疗，防止眼病恶化，避免视力损伤。

第三，基于大量临床数据和临床知识库可以构建眼科疾病辅助诊疗系统。临床数据包括患者信息、体检、临床辅助检查结果和医生开出的医嘱等。临床知识库包括眼病临床治疗指南、业务术语等。利用大数据技术对临床数据进行挖掘分析，根据临床知识库的业务规则实现临床决策支持，包括重复检验检查提示、疗效评估、智能分析诊疗方案、预测病情进展等，制定符合患者特定需求的治疗方案，为临床医师提供科学决策参考，提高临床诊疗水平。

第四，通过大数据分析进行药物推荐。对历史临床用药数据进行挖掘分析确定药品的适应症和副作用，分析眼科疾病患者的用药记录及患者疗效，同时结合患者年龄、遗传、生理检查指标、症状等，收集疗效记录及不良反应报告促进药物警戒。建立眼科临床用药推荐模型，帮助不同检查指标和适应症患者匹配最佳疗效的药物。

此外，眼科疾病与其他全身性疾病之间存在非常强的相关性，见下面 7.4.3 小节的讨论，利用这个相关性可预测周身疾病患者引发眼病的风险。

7.4.2 眼科大数据与防盲治盲

全球约有 3 亿人有不同程度的视力受损，其中近 4000 万是盲症患者，而 82% 的视力受损患者是可以预防或治疗的。通过眼科大数据处理、分析可以辅助眼病的预防保健、早期筛查及诊断治疗，从而有效预防视力受损，为防盲治盲事业做出贡献 [48]。

以糖网病变为例，国际糖尿病联合会（IDF）估计全球约 4.15 亿人患有糖尿病，约 40% 的糖尿病患者会发生视网膜病变。糖网病变是工作年龄人群致盲的首要因素，其早期没有显著症状，较难发现，到了晚期即使发现也难以治疗，所以尽早发现病变及时干预具有重要意义。

根据病变严重程度，医学上将糖网病变的发展分为 4 个阶段[49]，包括轻微非增生性病变，中度非增生性病变，严重非增生性病变，增生性病变。在最后这个阶段，视网膜内有血管增生，使得血管壁易破损，产生进一步出血，污染玻璃体，进而造成严重视力损伤甚至致盲。图 7-5 给出了正常眼底图像以及不同阶段糖网病变图像的实例。

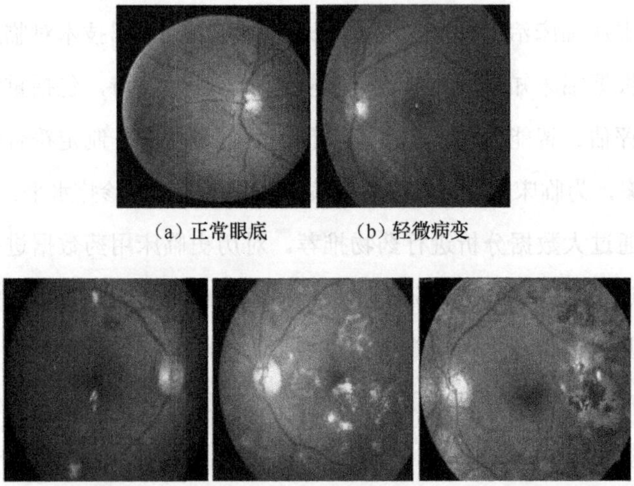

（a）正常眼底　（b）轻微病变

（c）中度病变　（d）严重病变　（e）增生性病变

图 7-5　典型眼底图像

检查眼底图像是诊断糖网病变的有效手段。现有诊断方法需要专业医师仔细检查眼底图像中血管和视网膜的损伤程度发现病变，费时费力，通常有 1 ～ 2 天的延迟，患者才能拿到结果。因此，利用大数据分析的计算机自动辨识筛查方法成为一个有效的解决方案。美国加州保健基金会通过 Kaggle 网站在全球范围内发起糖网病变自动筛查方案竞赛活动[50]，提供了 35126 幅眼底图像以及专家诊断结果和病变严重程度（即不同发展阶段）的标注信息。通过对眼底图像进行特征点 (微动脉瘤、渗血点、溢出点、增生等) 自动检测、统计和分析，可以对视网膜是否有病变以及病变发展阶段进行评估。最终比赛结果的获胜方案对糖网病变严重程度识别的准确率达到 84%，在很大程度上能够准确地筛查出糖网病变，因而在实际临床应用中及时发现并根据病变程度采取相应治疗方案，防止病情进一步恶化导致失明。

7.4.3 眼科疾病与全身性疾病的关联分析

眼科疾病通常不是孤立存在，部分眼科疾病是由其他全身性疾病引发，另有一部分眼科疾病会伴有眼部或全身性疾病并发症。已有临床证据表明：视网膜动脉硬化、白内障、结膜炎、糖网病变、屈光不正等眼科疾病与高血压、妊高症、脑震荡、脑梗塞、冠心病等全身性疾病有较强关联性；而眼外肌麻痹、眼底微血管瘤、网膜及玻璃体不同程度的出血等眼科疾病则与糖尿病、高血压、急性肾功能衰竭等全身性疾病有较强关联性。这些全身性疾病可能作为相应眼科疾病的诱因或并发症存在。

以糖尿病为例，糖尿病（血糖值、糖化血红蛋白）如果控制不当可能会导致多种严重的并发症，而糖尿病眼病是其中比较严重的一类，具体可能的并发症包括糖网病变、糖尿病白内障、暂时性屈光不正、虹膜睫状体炎、虹膜红变和新生血管性青光眼等[51]。其中，前三种被认为是严重的糖尿病眼病并发症。

糖网病变是糖尿病患者最严重的眼部并发症。由于糖代谢紊乱，毛细血管血流瘀滞引起视网膜循环障碍，缺血缺氧造成视网膜病变。统计表明，糖网病变与糖尿病病程关系密切，患糖尿病10年，血糖控制不良者有50%以上可能出现视网膜病变。糖网病变早期多无症状，随着病变进展，会出现视力下降，视物模糊，晚期可并发视网膜脱离及失明。

糖尿病性白内障也是糖尿病患者常见的并发症，由于糖代谢紊乱，血糖增高，导致眼内晶状体混浊。这种病理改变早期是可逆的，如果血糖得到严格控制，可抑制晶状体混浊的发展或使其消失；如果血糖控制不好，可使晶状体混浊增加，导致视力下降甚至失明。

暂时性屈光不正是糖尿病患者的又一并发症。由于血糖增高，影响眼内晶状体和玻璃体内的渗透压，使晶状体肿胀而致屈光不正，视物不清。如果血糖得到控制，屈光不正可以缓解，视力得到恢复。

从上述分析可知，这些糖尿病并发的眼科疾病根本上是由于糖尿病所致，彻底地治疗胰岛功能，控制血糖，才能缓解病情，甚至不治而愈。单纯的治疗眼部病变不能解决根本问题，即使暂时控制，也会出现反复，不断重复发作。

从某医疗机构提供的经匿名处理后的全年患者就医信息表集合中，通过对多个相关表格（住院主表，诊断信息表，手术申请表等）的自动关联分析，获得8034名患者的就医过程信息，其中包括患者的基本身份信息编码，患者全身性疾病的历史和检验状况以及其所患眼科疾病的诊断信息。其中医生所标注的全身性疾病有20余种，包括高血压、糖尿病、高度近视、甲肝、乙肝、丙肝、戊肝、肝硬化、冠心病、心绞痛、心肌缺血、心梗、心律失常、血脂以及脑血管疾病等。而得到诊断的眼科疾病有40多种，包括白内障、青光眼、视网膜疾病等。根据这个经过标注的训练数据集，采用逻辑回归模型，首先计算全身性疾病可能影响眼科疾病风险因子的权重，再由此获得全身性疾病患者将可能患有不同眼科疾病的风险预测概率。

以青光眼为例，图7-6给出了各种全身性疾病（横轴）对其影响的权重系数的计算结果。可以看出，高度近视、心脏病、糖尿病、脑血管疾病等是青光眼的主要危险因子。可以这样解释给出的结果：高度近视会导致眼压升高，长时间的眼压升高会导致青光眼的发生。心脏病、脑血管疾病患者会导致眼睛供血不足，同时，多种常用的心脑血管药物，例如钙离子拮抗剂硝苯地平，慢性心功能不全的药物地高辛、抗心律失常药美西律等都有可能引发青光眼。进一步地，根据计算出的预测模型，表7-3列举了根据患者全身性疾病症状，预测其患青光眼的风险概率。可见，一个37岁的男性若是糖尿病患者且心脏有问题，则患青光眼的风险概率大约是15.2%。

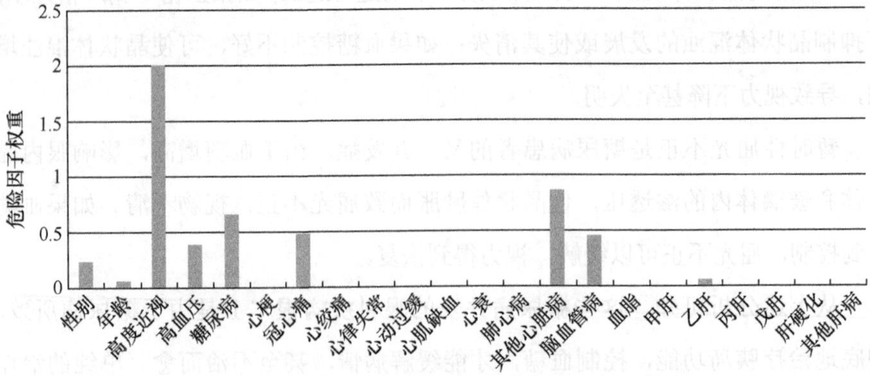

图7-6　影响青光眼的全身性疾病危险因子权重

表 7-3 根据患者全身性疾病症状预测其患青光眼的风险概率

性别	年龄	高血压	糖尿病	高度近视	心脏病	肝病	血脂	脑血管病	…	青光眼风险
F	50	1	0	0	0	0	0	0	…	11.7%
M	60	0	0	1	0	0	0	0	…	31.9%
M	50	0	0	1	0	0	0	1	…	27.2%
F	46	0	0	0	1	0	0	0	…	16.3%
…										
M	37	0	1	0	1	0	0	0	…	15.2%

通过大数据分析，发掘眼科疾病与全身性疾病之间的各种关联关系，可为临床医生进行正确和及时的诊断提供有力的支持，从而为患者制定更加系统、合理、有效的疾病预防和治疗方案，促进患者早日康复。

7.4.4 眼科大数据平台简述

针对前述讨论的挑战，结合医疗机构的实际需求，引入了如图 7-7 所示的眼科大数据处理流程和期望达到的目标。

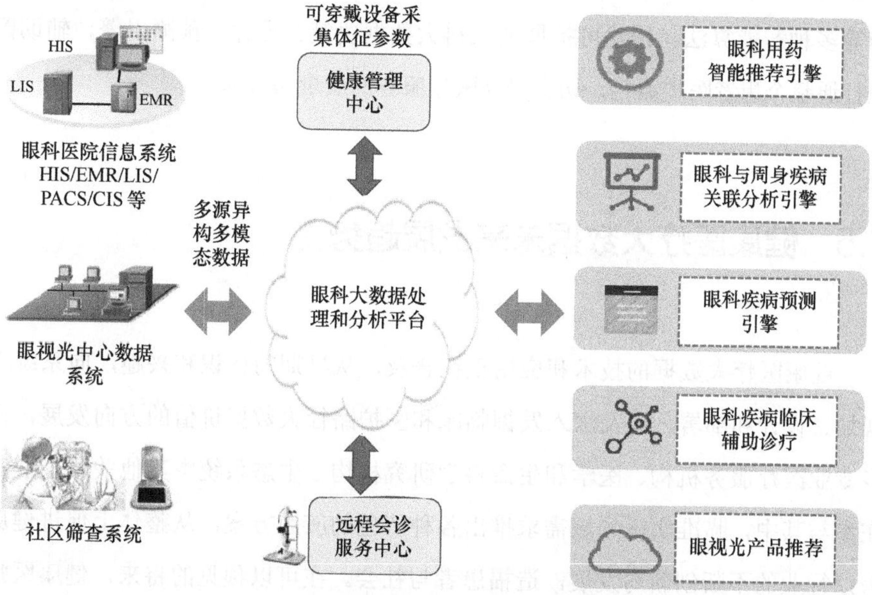

图 7-7 眼科大数据处理流程和目标

其目标是通过整合、分析和挖掘大量眼科医护流程及其他相关数据，包括现有分散在各个区域眼科医院信息系统，众多眼视光中心、流动式眼科筛查中心信息系统中的信息与数据，加上新型互联网服务（如眼科远程会诊中心、健康管理中心）的数据等，支持该医疗机构提出的具有科学性和创新性的一体化眼保健服务体系，为患者提供个性化和全方位的眼科相关的医护服务，包括眼科健康促进和预防、疾病诊断、控制、治疗、疾病趋势预测和关联分析等，辅助诊疗方案的决策，以期实现医疗资源的优化配置，更有效地服务新时期眼病患者细分人群日益增长的需求。

如图 7-7 所示，眼科大数据来源主要包括门诊患者和住院患者的电子病历、医院信息系统（含收费系统）、多类医学影像数据、眼科检查数据、医学知识库、临床路径、可穿戴健康跟踪和慢性疾病管理设备等。随着医院信息化系统程度的提高和声誉的提升，医院业务量（患者人数）不断增加，使得数据总量庞大且增长很快，而多类不兼容的（因各医院在不同时期引入及由不同供应商按私有标准提供的）信息系统、数据库共存带来医护过程的数据格式多样、结构不一、多模态呈现的格局，大数据平台则提供对这些数据进行抽取、过滤、校验、转换、存储等预处理，为后续大数据分析提供基础环境；通过分类、聚类、推荐、回归等多种智能算法，构建可扩展的眼科大数据决策、推荐、预测引擎，辅助医院打通整个患者医护路径，切实提高医疗服务的质量和效率。

7.5 健康医疗大数据未来发展趋势

健康医疗大数据的技术和应用正在普及，从早期的认识和兴趣，向系统性规划、设计和部署，以及深入发掘临床和医护路径大数据价值的方向发展，许多专业医疗服务机构、医学和生命科学研究机构、生态系统中其他关联企业都在参与其中，瞄准实际领域需求推出各种特色的应用方案，从整体上促进健康医疗行业的不断创新与发展，造福患者与社会。在可以预见的将来，健康医疗大数据驱动的智能分析和决策将会在医疗行业变革中发挥越来越大的作用，下面列举一些健康医疗大数据的发展方向和面临的问题。

7.5.1 在医疗机构内外的数据服务

健康医疗大数据分析和挖掘除了给患者带来直接的价值，提供个性化、精准的全路径医护服务，由于数据来源丰富，还可以为医疗机构本身以及其他利益相关方的发展服务。对于医疗机构而言，大数据可以大大增强运营效率和决策的科学性。例如，通过对院内医疗大数据整合分析，可以方便地对一个医院、一个科室甚至每个医生的综合性业绩指标（如患者手术成功率，患者再入院率，昂贵药品处方数等）进行及时定量评估、预测并发现影响因素，帮助医疗机构改善运营情况，优化运营流程，降低成本消耗。例如，某医疗集团在全国各地有多家专科门诊医院，首先，根据当地政府开放的数据库，从人口分布、参保类别、参保人数、患病率以及人均收入水平估计当地需要该专科服务的医疗市场总量；再根据医院内诊疗大数据即可得到该医院在当地服务市场所占份额及变化情况，据此作为集团对该医院进行年度业绩考核的重要指标。此外，经过匿名化处理和清洗后的源数据，或者是经初步分析后的相关统计信息等，可以发布给感兴趣的第三方关联机构加以利用，从而创造更多的价值。例如，通过对医院所开大量处方信息包括患者相关病情症状描述和治疗效果的大数据进行分析，制药公司会及时掌握其产品的市场占有率，药品的疗效，医生所开多种药品之间的关联性，药品的可能副作用等，从而有效开展新药品的研发，生产计划和市场拓展方式的决策和资源投入。

7.5.2 挖掘和优化临床流程

临床路径（Clinical Pathway）是指以循证医学证据和指南为指导促进治疗组织和疾病管理的方法，对各种疾病建立一套标准化治疗模式与治疗程序包括临床治疗的综合模式，最终起到规范医疗行为，减少变异，降低成本，提高质量的作用。不同的利益相关方对临床路径意义的理解或许不同，但对医疗机构而言，它就是给患者提供一个明确的针对性的医护计划。临床路径包含的范围可大可小，它可以是一个简单的如何用药的安排，也可以是一个复杂的治疗方案。

健康医疗大数据可以辅助推荐智能分析诊疗方案，预测病情进展，自动判断处方安全，预测疗效等。通过对医疗机构已有的海量临床数据的查询、分析和挖掘[26]，如基于粗糙集（Rough Set Theory）的疾病特征相似度匹配，基于聚类分析的慢性疾病诊疗方案，面向诊疗效果评价的Cox比例风险模型等，可以提高疾病诊断的准确性，选择最合理的治疗方案，抓住治疗的黄金时间挽救患者的生命，减少用药失误，帮助患者早日康复。总之，健康医疗大数据分析可以帮助医护团队优化、改进现有的临床路径的方方面面。

7.5.3 强化数据安全和患者隐私保护

随着健康医疗大数据时代的到来，为了从多渠道获得及时和个性化的优质健康医护服务，患者自觉或不自觉地在各种与健康医护路径相关的医疗机构、社交网络和信息系统上留下了大量有关“数字自我”的访问痕迹、体征和健康档案数据以及有关“物理自我”的身份和关联数据，这为新时期如何确保这些数据的安全和患者的隐私信息提出了更加严格的要求。这些信息如果泄露，被非法利用，将对患者个人生活以及提供医护服务和信息管理的机构造成严重的后果。

面对技术进步和市场需求带来的数据安全和患者隐私保护问题，首先应尽可能从信息系统设计和技术解决方案角度加以考虑，建立强有力的数据安全及隐私保护防范措施，将其作为健康医疗大数据系统设计的主要需求，包括认证、授权、身份管理、加密、传输、密钥管理、认证码消息、审计等。而在医疗信息系统构建过程中，严格把控系统权限，在满足各种医学应用和临床诊治要求的基础上，减少未经授权人员访问患者信息的环节，降低信息泄露的风险。在系统实际部署应用后，及时发现潜在信息泄露风险，弥补系统漏洞，不断优化系统的安全等级。

需要强调的是，医疗信息的标准化与相关法律法规建设是确保数据安全和患者隐私的有力武器，事实上，技术上的解决方案必须遵从这些原则。在这方面，发达国家已与时俱进，建立了比较完整的医疗数据安全和隐私保护体系。美国政府 1996 年颁布的 HIPAA [52]，定义了受保护的健康信息（PHI）的种类，对各方以电子媒介 / 文件的形式来建立、维护、传送、使用、公开一个人的 PHI 做出了安全标准规定。2009 年推出的 HITECH 法案 [43] 提出了 ePHI 的概念、特性（完整性、保密性、可用性）及数字传输的多种途径。接着，在 2013 年，面对网络信息时代不断创新的健康医护模式所带来的数据安全和患者隐私保护问题，又推出了 HIPAA Omnibus 法规，在法律上要求在 HITECH 法案下实现的医疗信息化系统必须满足经过补充修正后的 HIPAA 的隐私保护要求。

我国卫生计生委 2014 年 5 月下发了《人口健康信息管理办法（试行）》[53]，这里的人口健康信息主要包括全员人口、电子健康档案、电子病历以及人口健康统计信息等，这些是依据国家法律法规和工作职责，由各级各类医疗卫生计生服务机构在服务和管理过程中产生的人口基本信息、医疗卫生服务信息等。管理方法明确了对患者健康信息采集、管理和使用方的义务和行为，提出了加强对这些信息的安全保障，建立痕迹管理制度，以及落实信息安全检查的要求和举措。这从一个侧面反映了政府对数据安全和患者隐私保护的重视，推动国家医疗体制改革的有序进行，进一步提高国民医护服务的质量和水平。

7.5.4 技术进步拓展健康医疗大数据的范围

生物信息学和移动互联网应用技术的飞速发展，一方面大大降低健康医疗相关数据采集的成本和难度，使得过去不可能实现的变为可能，例如，药物和临床医学研究中的大样本随机对照试验。另一方面，不断丰富健康医疗大数据的种类和范围，使得更多的新型健康医护服务（精准医疗、智能诊断）成为可能。

在世纪之交的 2000 年，一个人的基因测序曾是耗资上百万美元的科研项目，需要科学家们通力合作。现如今，任何人只需向面向消费者的 DNA 测试公司 23andMe 支付 99 美元就可以实现基因测序 [20]。根据《纽约时报》报道 [54]，该公司根据2014年对16万志愿人员的DNA样本进行分析，得出现今美国人口祖先来源的基因组成。例如，科学家发现，平均来说，非裔美国人基因中只有73.2%来自非洲，欧洲人的基因在其DNA中占有24%的比例，而0.8%来自美洲土著人。这种持续不断的技术进步让基因测序变得平民化，基因数据必将成为每个人电子病历的一部分，而基于基因大数据的健康医疗行业拥有无限的发展空间，精准医疗、分子医疗将把如今医学界“对症下药”的模式转变为“对症＋对人下药”。事实上从基因层面探索对像癌症、糖尿病这样的很多疾病的治病机理，甚至发现基因修复疗法的努力正在有序进行[28]。23andMe公司通过对现有基因数据的分析，已经获得一些非常有益的成果，包括有没有饮酒脸变红的遗传因素，孩子有没有患囊胞性纤维症（Cystic Fibrous Diseases）的突变风险等。此外，制药企业也积极研究基因大数据，希望通过基因大数据分析发现疾病的靶点以研制相应药物。中国华大基因2014年推出的基因组数据分析云平台[9]将大力推动科学家在这一领域的不断探索和合作。

另一方面，面向消费者的可穿戴设备和智能手机的普及也同样扩大了健康医疗大数据的采集范围、连续性和数据容量。以运动监测设备为例，5年前这类设备还很小众，但如今各种智能手环、智能手表层出不穷，且设计样式新颖、功能增加、性能更加完善。除健身运动之外，能够根据跟踪和监护需要，同时测量多种生理和环境参数，很多产品能实现长期的、不间断的数据采集，产生大量的纵向健康数据，例如Microsoft Band-2[55]。目前苹果公司的HealthKit和谷歌公司的Google Fit都提供汇聚多源多模态健康数据的能力。对这样越来越全面、详细的健康医疗大数据进行挖掘、分析，可以获得前所未有的知识和见解，使人们能从全新的角度审视自己以及人口规模的健康趋势。而当将这些患者日常监测数据、信息与电子病历等医院临床信息系统进行对接后，医生能对就诊病人状况获得比较全面的了解，可能会重塑医院开展临床诊断和治疗的方式。

另一值得注意的趋势是，面向医生和住院患者的新的医疗级可穿戴监护设备，越来越受到医疗机构和临床医护人员的采纳，以低成本的方式（相对于ICU中昂贵的设置和人工成本）跟踪采集患者住院期间的大量体征数据并对其进行大数据分析，评估治疗方法的有效性，预测患者病情恶化风险，采取及时的干预措施等。这种能力和手段将大大促进医护质量的改善和病人的恢复速度，同时降低医疗成本。

7.5.5 人工智能、深度学习提供技术支撑

在大数据基础平台搭建和多源异构数据整合完成之后，如何对健康医疗大数据进行高效处理、分析和挖掘，从中获取关于特定医护领域或特殊病症的新知识和见解，总结最佳诊疗实践，防止误诊或处方错误等，就成为一个核心需求。在 7.2.4 节中列出 Mahout 算法库中具有代表性的机器学习算法和计算工具，包括分类、聚类、回归、协同过滤、关联规则挖掘等，如果运用得当，将在健康医疗大数据分析中发挥巨大作用。而人工智能尤其是深度学习技术[56]的不断发展，更是为健康医疗大数据分析提供了有力的工具。国际上，越来越多的数据科学家和科技公司对于将深度学习工具和技术应用于解决健康医疗服务各方面的问题有浓厚的兴趣，并着手进行一系列的探索，取得了可喜的初步成果。从 2016 年最新“深度学习与医疗健康”伦敦峰会上[57]可以看到，深度学习已经被广泛应用于诸多问题，如诊断医疗[58]、基因组医学、新药发现[59]、医学影像分析[60]、精准医疗等。

以 IBM“沃森健康（Watson Health）”医疗分析平台为例。基于该公司多年来全力打造并不断完善的 Watson 认知计算（Cognitive Computing）能力，Watson Health 是将人工智能技术应用于健康医疗领域的重要举措[61]。在这方面，其他研究团队尝试通过大量收集患者健康医护流程中产生的数据，包括患者病历、病史、报告、医学影像，且最终会包含基因数据等，并通过学习许多不同案例，区别一个健康者的身体表现与患者不同的特性，从而自下而上地建立疾病和诊断模型。而 Watson 则是一个可演进的智能机器人，通过对数以百万计的医学相关书籍、学术论文、临床研究报告进行自然语言理解、深度问答能力和相似性分析，能将所有信息纳入自己的知识储备，这相当于 Watson 掌握了所有公开的医学健康知识。以这样庞大的信息储备为依据，再结合患者病历信息、个人健

康记录以及来自可穿戴设备的生理特征信息流等数据，Watson 可以作为健康助理，给用户的日常行为和生活方式提出指导建议，给出健康预警，甚至可以像“医生”一样给出诊断和治疗意见。保险公司可以根据 Watson 返回的客户健康风险评估结果，对保险进行差异化定价。2016 年 2 月 Watson Health 和美国心脏协会（AHA）及 Welltok 公司三方首次联合打造利用 Watson 认知计算能力的“工作场所健康解决方案”[62]。其中首个应用针对心血管病专科，将 AHA 基于科学的测度和健康评估体系与 Watson Health 的认知分析能力相结合，并由 Welltok 的医疗优化平台提供服务。其目的是减轻影响到美国多达 8500 万心血管病患者的医疗和护理负担。此外，IBM 还在不断收购和整合各种人工智能公司来加强 Watson 的大数据学习能力，例如，2016 年年初不惜花费 26 亿美元收购 Truven Health Analytics 公司[63]。

Google 在人工智能领域的研发投入也在持续加强，其著名的 DeepMind 项目（2014 年收购位于英国伦敦同名的公司）2016 年 3 月因为在围棋比赛上完胜世界冠军更是光彩照人。尤其值得关注的是，2016 年 2 月 Google 成立 DeepMind Health 部门[64]，开始将其人工智能技术应用于医疗行业。现阶段通过 DeepMind Health 与伦敦帝国理工学院和伦敦皇家自由医院展开项目合作，长远目标是提供搭建和规模化应用推广所需要的（人工智能）平台和技术专长，为临床医生提供决策支持，使他们能为患者提供最好的医护服务。

百度公司的“百度医疗大脑”也对健康医疗大数据分析做了充分的尝试[65]。百度医疗大脑汇集了广泛的数据源，包括百度搜索引擎的大数据、医疗信息与数据、医疗科研信息与数据、卫生部门管理信息与数据，以及体检信息与数据。通过大数据挖掘、自然语言理解、图像和语音分析、机器学习算法，对这些多源信息进行整合，进而实现健康评估、智能预诊、疾病分析、药物作用分析、疾病预警、监测人群健康等业务，为个人提供有效的健康管理，同时帮助医疗机构为患者提供科学的诊治服务，以及为公共卫生管理惠及民生服务提供有力支撑。百度医疗大脑和中国疾病控制中心合作已在疫情预测和皮肤病诊断上得到应用。

最后，健康医疗大数据涉及的内容十分广泛，目前从大数据采集和整合，到高容错可扩展平台能力建设，高效算法和认知计算模型探索，再到应用于实际健康和临床路径上问题的研究及实践，正在国内外如火如荼地展开。从前面的讨论中可以看到，大数据在健康医疗行业的应用非常广泛，将会大大提升患者享受全路径医护服务的质量和效率。其意义大致可以体现在4个方面：一是，大数据分析技术可以极大地扩展新的医学知识产生的能力，从大数据中建立循证集合，获得临床问题答案；二是，大数据会帮助医护人员及时获得新的知识（临床指南），促进他们的知识和技能更新；三是，通过计算技术将基因组学与电子病历进行结合，使得大数据将个性化的医疗行动转化为最佳临床实践；四是，通过将信息和价值主张直接提供给患者，推动他们积极参与自己的健康医护过程。总之，大数据会带来健康医护方式的变革。

参考文献

[1] SCHONBERGER V M , CUKIER K . Big Data: A revolution that will transform how we live, work and think [M]. John Murray （Publishers）, 2013

[2] 王忠. 美国推动大数据技术发展的战略价值及启示 [J]. 中国发展观察, 2012（6）

[3] McKinsey & Company （麦肯锡）. The big data revolution in healthcare: Accelerating value and innovation [R], 2013

[4] OpenFDA Project [EB/OL]. http://open.fda.gov, 2016-07

[5] GRIFFIN F , THOMPSON R J. Oxford Launches a $140 Million Big Data Drug Discovery Initiative [J]. Healthcare Technology, 2013（5）

[6] 乐晴智库（研究报告）. 医药生物——挖掘医疗大数据中的金矿 [R], 2015

[7] 王波, 吕筠, 李立明. 生物医学大数据: 现状与展望 [J]. 中华流行病学杂志, 2014（6）

[8] CULLY M . Advancing precision medicine in silico [J]. Nature Reviews Drug Discovery, 2015, 14（311）

[9] 华大基因发布基因组数据分析云平台 [EB/OL]. http://mp.weixin.qq.com/s?__biz=MjM5MDIxNTQ4MA==&mid=208249967&idx=1&sn=955973634450a2a49a8f7c4c09b2b3a4&scene=5&srcid=0219YRqh5oIiafrsfoV8a8Sb#rd, 2015-04-20

[10] RAGHUPATHI W, RAGHUPATHI V. Big data analytics in healthcare: promise and potential [J]. Health Information Science and Systems, 2014（2）

[11] 颜延, 秦兴彬, 樊建平, 王磊. 医疗健康大数据研究综述 [J]. 科研信息化技术与应用, 2014，5（6）：3-16

[12] 俞国培, 包小源, 等. 医疗健康大数据的种类、性质及有关问题 [J]. 医学信息学杂志, 2014, 35（6）

[13] 陈遵秋, 陈漪伊. 浅谈医学大数据 [EB/OL]. http://www.yiyichenbiostatistics.com/datareview.html, 2016-07

[14] 马家奇. 公共卫生大数据应用 [J]. 中国卫生信息管理杂志, 2014,11（2）

[15] 王俊. 当基因科学遇上互联网、大数据 [J]. 科技福布斯中文网, 2015（3）

[16] TAYLOR R C. An overview of the Hadoop/MapReduce/HBase framework and its current applications in bioinformatics [J]. Journal of BMC Bioinformatics, 2010（S1）: 3395-3407

[17] HIMSS EMRAM [EB/OL] . http://www.himssanalyticsasia.org/docs/AAP_EMR_Adoption_Model_V1.1.pdf, 2016-07

[18] Fierce Mobile Healthcare. Mobile tech critical to Ebola eradication in Nigeria [EB/OL]. http://www.fiercehealthcare.com/mobile/mobile-tech-critical-to-ebola-eradication-nigeria, 2014-10-26

[19] GNN. Genome Sequencing[EB/OL]. http:// www.genomenewsnetwork.org/resources/whats_a_genome/Chp2_1.shtml, 2016-07

[20] 23andMe [EB/OL] . https://www.23andme.com/en-int/, 2016-07

[21] Institute for Health Technology Transformation. Transforming Healthcare through Big Data – Strategies for leveraging big data in the healthcare industry [R], 2013

[22] BANAEE H , AHMED M U, LOUTFI A. Data Mining for Wearable Sensors in Health Monitoring Systems: A Review of Recent Trends and Challenges [J]. Sensors, 2013（12）:17472-17500

[23] HUANG Y C . Mining association rules between abnormal health examination results and outpatient medical records [J]. Health Information Management Journal, 2013, 42（2）:23-30

[24] JUNE S J, SON C S, KIM M S, et al. Association rules to identify complications of cerebral infarction in patients with atrial fibrillation [J]. Health Informatics Research, 2013, 3（19）:25-32

[25] CHEN J H, ALTMAN R B. Automated Physician Order Recommendations and Outcome Predictions by Data-Mining Electronic Medical Records [M]. Proc. of AMIA Joint Summits on Translational Science, 2014: 206-210

[26] HUANG Z X , LU X D , DUAN H L , et al. Summarizing clinical pathways from event logs [J] . J. of Biomedical Informatics, 2013, 46（1）: 111-127

[27] HEUSSNER K M . Practice Fusion pulls back the curtain on its electronic health data for a fee [EB/OL]. https://gigaom.com/2013/06/04/practice-fusion-pulls-back-the-curtain-on-its-electronic-health-data-for-a-fee, 2013-06-04

[28] COLLINS F S , VARMUS H . A new initiative on precision medicine [J]. The New England Journal of Medicine, 2015, 2（26）: 793-795

[29] WHITE T . Hadoop: The Definitive Guide, 4th edition, Storage and Analysis at Internet Scale [M]. O’Reilly Media, 2015（3）

[30] 靳永超, 吴怀谷. 基于 Storm 和 Hadoop 的大数据处理架构的研究 [J]. 现代计算机：专业版, 2015,（3）: 9-12

[31] 孙大伟, 张广艳, 郑纬民. 大数据流式计算：关键技术及系统实例 [J]. 软件学报, 2014, 25（4）：839-862

[32] GOETZ P T , O'Neill B . Storm Blueprints: Patterns for Distributed Real-time Computation [M]. Packt Publishing, 2014

[33] 高彦杰. Spark 大数据处理：技术、应用与性能优化 [M], 北京：机械工业出版社, 2014

[34] 樊哲. Mahout 算法解析与案例实战 [M], 北京：机械工业出版社, 2014

[35] Apache Mahout Project [EB/OL]. http://mahout.apache.org/users/basics/algorithms.html, 2016-03

[36] ARNOLD J, HONG J , YUEN S. Health Benefits and Voluntary Self-Monitoring: Post-Hoc Analysis of Intervention-less Weight Scale Usage [M]. Proc. of Wireless Health 2013, 2013

[37] SleepRate [EB/OL]. https://www.sleeprate.com/, 2016-07

[38] Framingham Heart Study [EB/OL]. https://www.framinghamheartstudy.org/, 2016-07

[39] TOMASETTI C , VOGELSTEIN B . Variation in Cancer Risk among Tissues Can Be Explained by the Number of Stem Cell Divisions [J]. Science, 2015, 347(6217):78-81

[40] PETTYPIECE S, ROBERTSON J. Hospitals Are Mining Patients' Credit Card Data to Predict Who Will Get Sick [EB/OL]. http://www.bloomberg.com/bw/articles/2014-07-03/hospitals-are-mining-patients-credit-card-data-to-predict-who-will-get-sick, 2014-07-03

[41] GHASSEMI M , PIMENTEL M A F , NAUMANN T . A Multivariate Timeseries Modeling Approach to Severity of Illness Assessment and Forecasting in ICU with Sparse. Heterogeneous Clinical Data [M]. Proc. of AAAI Conf. on Artificial Intelligence, Texas, USA, 2015

[42] Practice Fusion [EB/OL] . http://www.practicefusion.com/, 2016-07

[43] HITECH Act [EB/OL] . https://en.wikipedia.org/wiki/Health_Information_Technology_for_Economic_and_Clinical_Health_Act, 2016-07

[44] BRAVERMAN M , BAYATI M , HORVITZ E , GILLAM M. Health care policy development and execution [P], 2012

[45] SARRAFZADEH M , SYKES R . WANDA: An End-to-End Remote Health Monitoring and Analytics System for Heart Failure Patients [M]. Proc. of the Conference on Wireless Health, 2012

[46] Clalit Health Service [EB/OL] . http://www.clalit-global.co.il/en/, 2016-07

[47] BALICER R . Data-driven innovation in daily practice [M]. Invited Talk, MedinIsrael -- The heartbeat of medical innovation, 2015(3): 23-26

[48] Vision for Vision Forum. Technological innovation for the prevention of blindness [M]. Part of the 2015 Grand Challenges Meeting, 2015

[49] FAUST O, RAJENDRA A U, NG E Y K, et al. Algorithms for the automated detection of diabetic retinopathy using digital fundus images: a review [J]. Journal of

Medical Systems, 2012, 36(1):145-157

[50] Kaggle Competition [EB/OL]. https://www.kaggle.com/c/diabetic-retinopathy-detection, 2016-07

[51] 中华医学会眼科学会眼底病学组. 我国糖尿病视网膜病变临床诊疗指南(2014 年)[J]. 中华眼科杂志, 2014, 50(11): 851-865

[52] 美国政府健康和人力服务部(HHS)网站 . Summary of the HIPAA Security Rule [EB/OL]. http://www.hhs.gov/hipaa/for-professionals/security/laws-regulations/, 2016-07

[53] 国家卫生计生委. 人口健康信息管理办法(试行)[R]. 2014

[54] ZIMMER C . White? Black? A Murky Distinction Grows Still Murkier [EB/OL]. http://www.nytimes.com/2014/12/25/science/23andme-genetic-ethnicity-study.html?_r=0, 2014-12-25

[55] GIBBS S. Microsoft Band 2 review: one of the most powerful and useful fitness trackers [EB/OL] . https://www.theguardian.com/technology/2016/jan/22/microsoft-band-2-review-most-powerful-useful-fitness-trackers, 2016-01-22

[56] Deep Learning [EB/OL]. https://en.wikipedia.org/wiki/Deep_learning, 2016-07

[57] Deep Learning in Healthcare Summit [EB/OL] . https://www.re-work.co/events/deep-learning-health-london-2016, 2016-07

[58] SALIM A . Deep learning in diagnostic healthcare: The future? [EB/OL]. http://www.idgconnect.com/abstract/9573-deep-learning-diagnostic-healthcare-the-future, 2015-03-04

[59] ISAYEV O. Computational Drug Discovery with Deep Learning[M]. Deep Learning Summit, 2015

[60] FAUW J D. Detecting diabetic retinopathy in eye images [EB/OL]. http://jeffreydf.github.io/diabetic-retinopathy-detection, 2015-07-28

[61] IBM Watson Health [EB/OL]. http://www.ibm.com/smarterplanet/us/en/ibmwatson/health/, 2016-07

[62] IBM. American Heart Association, IBM Watson Health and Welltok Team Up to Transform Heart Health [EB/OL]. http://www-03.ibm.com/press/us/en/pressrelease/48924.wss, 2016-02-01

[63] MCMILLAN R , MATHEWS A W . IBM buys Truven Health Analytics for $2.6 billion [EB/OL] . https://www.yahoo.com/news/ibm-buys-truven-health-analytics-2-6-bn-165838466.html, 2016-02-19

[64] Google. DeepMind Health – Clinician-led Technology [EB/OL]. http://www.deepmind.com, 2016-07

[65] 百度医疗大脑 [EB/OL] . http://brain.baidu.com/medical, 2016-07

第 8 章 互联网 + 下的健康医疗应用实践案例

在第 4 ～ 7 章中，我们依次讨论了移动健康医疗端到端系统架构中的各个重要组成部分，包括作为数据感知和采集端口的可穿戴及便携式设备，加载在个人健康网关上的移动健康 APP，提供多源异构数据接入、存储和处理能力并支持新型业务快速孵化的医疗云平台，以及为生态系统各利益相关方带来价值的健康医疗大数据分析服务。在集中讨论关键技术和最新进展的同时，特别强调从满足用户需求出发开展产品和方案设计，以及应用驱动在推动技术和服务创新中的作用。实际上，在患者医护服务的全路径上，如图 8-1 所示，端到端的技术解决方案能够有效地应用到各种各样的服务场景中，包括健康促进：提高民众的保健意识，提供健康知识和咨询，培养良好的（运动、睡眠、饮食）生活方式；健康筛查：及早发现亚健康和慢性疾病症状，评估患病风险；慢性疾病管理：提醒体征测量、用药和运动依从性等；院前急救：将车载生命监护仪和急救中心无缝相连，指导干预；院内临床诊断治疗的各个流程，以及对患者出院 / 手术后的持续康复监护与指导。

本章，将选择介绍互联网 + 下的健康医疗应用的 4 个典型案例，图 8-1 中给出了所对应的主要服务目标。这些案例是中国移动研究院团队过去几年在移动健康和智慧医疗领域的研究、分析、设计和开发工作的部分成果，是针对当前我国人口健康一些突出问题而开发的“我尚”系列应用的几个代表，反映了移动互联网等现代技术的最新框架和多种能力与专业性的健康医护知识、实践和临床医学指南的深度融合。8.1 节，聚焦健康促进环节，介绍“我尚”运动——面向健康 / 亚健康人群的个性化和社交化运动管理系统；8.2 节，致力于医护人员关注的患者远程康复指导和干预问题的解决方案，即网络照护（Cyber Care），讨论“我尚”心呵护——面向术后出院患者的心功能远程监护系统与服务；8.3 节，聚焦健康促进和慢病筛查环节，介绍“我尚”睡眠——面向有潜在睡眠问题的亚健康人群和睡眠障碍人群的居家睡眠质量评估和筛查服务；最后，8.4 节，针对心血管病患者急剧增加和年龄年轻化的趋势，介绍“我尚”心电——面向有潜在心血管问题人群的心电自动分析和早期筛查系统。

对每个案例将从多个维度进行分析和讨论，包括背景需求、应用场景、系统设计、核心算法实现、系统测试以及应用推广等，阐述我们对新型移动健康医疗服务的思考、见解、探索和实践，为互联网 + 下健康医疗创新创业的广大人士提供参考和借鉴。

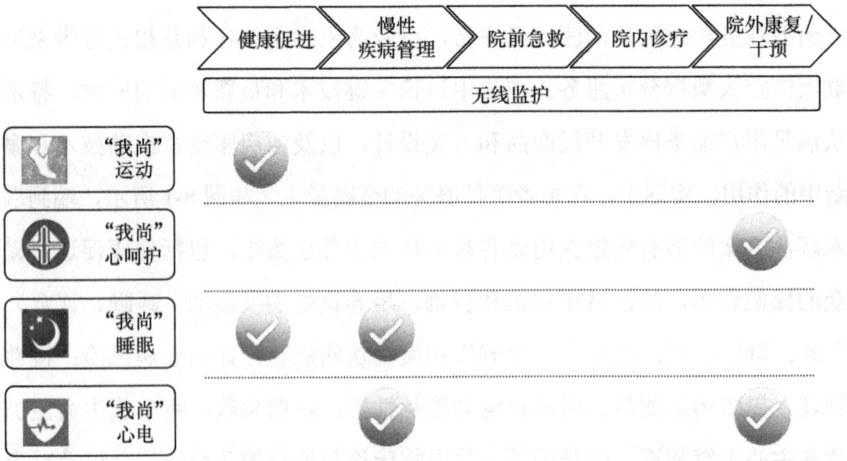

图 8-1　患者医护路径的各个环节及“我尚”应用典型案例

8.1 “我尚”运动——个性化和社交化运动管理系统

“我尚”运动[1]是中国移动研究院移动健康创新团队于2012年研发的个性化及社交化运动管理系统，基于多种可穿戴运动监测设备（包括智能手环、计步器、手机内置传感器等），通过智能手机APP、Web门户及短信（如图8-2所示），为健康/亚健康人群提供全面的运动管理和运动社交功能，激励用户积极健身、科学运动。经过不断迭代、优化及试点应用，已为广大用户提供有效的服务。

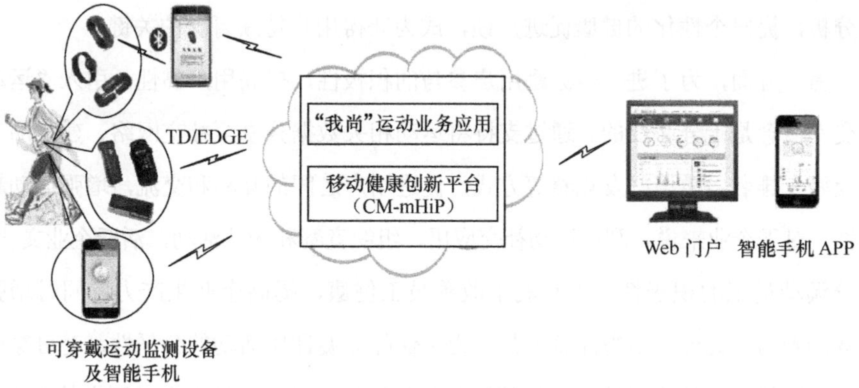

图8-2 “我尚”运动应用端到端系统示意

8.1.1 背景需求

随着现代社会人们的生活和工作节奏的加快，饮食成分和生活方式的变迁，亚健康人群不断攀升，超重、肥胖等问题日趋严重。通过经常性地参加各种体育运动来提高身体素质、维持健康体重已成为当下很多人的选择，人们对自我运动健康监测、管理及社交共享寻求激励等需求更加迫切。

为了应对这一需求，运动手环、计步器、智能手表等各类可穿戴设备如雨后春笋般涌现，出货量急剧增长。这些可穿戴设备通过搭载三维加速度、心率/

心电等传感器，对用户的运动步数、强度、距离、卡路里消耗、心率/心电等健康数据进行量化，并利用短距离通信（如低功耗蓝牙、NFC等）或蜂窝网络等通信方式将数据上传至云端进行进一步处理。在配套的智能手机APP/Web门户上进行图形化展示，帮助用户直观地了解自己日常的运动情况及变化趋势。与此同时，越来越多的智能手机也搭载了加速度传感器甚至心率传感器，再加上本身的GPS定位功能，用户不需要依赖额外的可穿戴设备，仅利用智能手机及APP，即可对自己的运动情况进行跟踪监测。

除了基础的运动监测和管理以外，人们更希望获得有效的运动指导和建议，帮助改善自己的行为方式和身体健康状况。因此，基于可穿戴设备或智能手机采集的运动数据，通过智能分析算法，对用户日常运动行为和作息规律进行深入分析，提出个性化的健康促进反馈，成为获得用户持续青睐的关键。

另一方面，为了进一步激励用户参与的积极性，提高用户黏性，引入“运动社交”概念是十分必要的。通过支持将运动相关数据分享至社交网络、建立朋友圈及好友排名、邀请好友竞赛等方式，促进用户之间的互动和交流，增强运动趣味性。对于企业来说，利用运动社交应用，组织竞赛和团队活动，活跃企业文化，充分调动员工的积极性，也有利于改善员工健康，提高企业生产力，同时增强集体凝聚力。此外，值得注意的是，为了保障竞赛评比活动的公平性，对可穿戴设备和智能手机计步算法的防作弊机制及其精准性和可靠性提出了更高的要求。

8.1.2 应用场景

基于以上背景需求，我们研发了个性化和社交化运动跟踪和管理系统——“我尚”运动，支持面向个人、面向企业、面向社交人群的三种应用场景。

（1）面向个人——提供全面的运动跟踪和管理

个人用户通过佩戴智能手环、计步器等可穿戴设备，或者随身携带内置加速度传感器、GPS的智能手机，采集运动步数、距离、时长、轨迹、卡路里消耗、心率等数据，并在APP上记录自己的体重数据。通过智能手机APP和Web门户可随时对数据进行查看（如图8-3所示），了解自己当日的运动进展情况及变化趋势，获得对作息规律和生活方式的分析洞察，以及个性化的指导建议。进一步地，结合工作日程安排，对过去任意时段（周、月等）的数据变化趋势进行观察和对比。

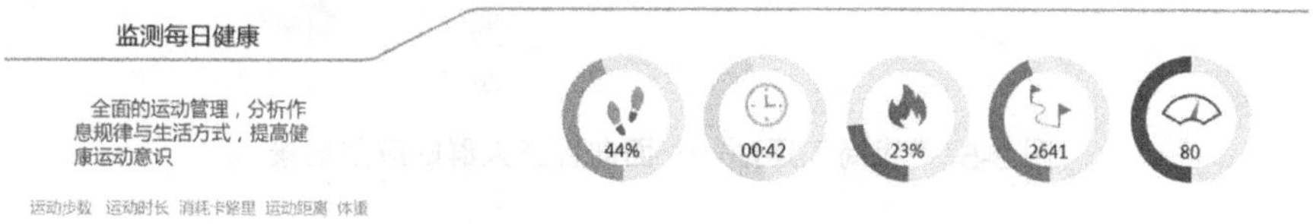

图 8-3 “我尚”运动——面向个人的应用场景

（2）面向企业——支持团队活动和开展竞赛

企业活动组织者如工会通过 Web 门户，发布企业定制的团队健身活动和班组竞赛具体方案（目标、规则、分组安排、时间、奖励形式等），并管理企业员工信息，在竞赛期间持续跟踪进展情况。企业员工则可通过安装的智能手机 APP 和 Web 门户，查看竞赛活动内容并积极参与，以个人和班组两个维度参与评比排名，如图 8-4 所示。基于阶段性和最终排名结果，企业可为位于前列的员工个人和班组提供适当的物质奖励或精神鼓励。

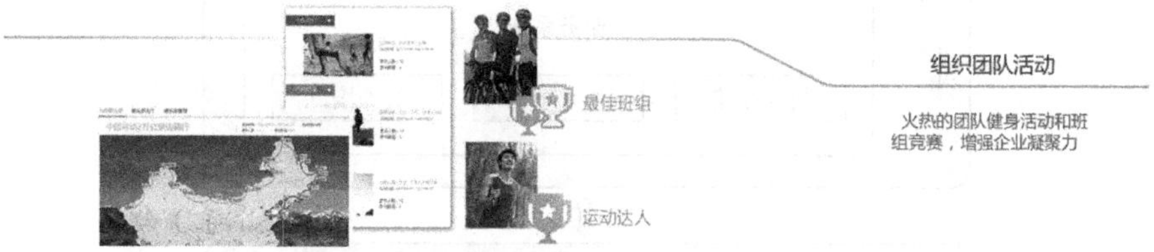
最佳班组
运动达人
组织团队活动
火热的团队健身活动和班组竞赛，增强企业凝聚力

图 8-4 “我尚”运动——面向企业的应用场景

（3）面向社交人群——支持数据分享和好友排行

个人用户和企业员工可将自己的运动数据分享至社交网络（微信好友或朋友圈），获得认同感和成就感；同时，可自建好友圈，通过手机号查找并添加好友，查看所有好友在不同时间颗粒度的运动表现排名，与好友互动并在圈子内发起竞赛等，增强运动趣味性，如图 8-5 所示。

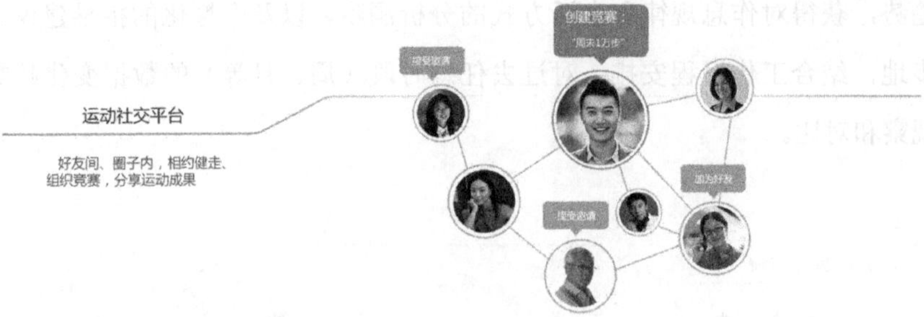
运动社交平台
好友间、圈子内，相约健走、
组织竞赛，分享运动成果
创建竞赛：
“周末1万步”
加为好友

图 8-5 “我尚”运动——面向社交人群的应用场景

8.1.3 系统设计及实现

以下将从系统设计及实现的角度，介绍“我尚”运动端到端系统架构中几个主要组成部分，包括可穿戴运动监测设备和嵌入式特征提取算法，移动健康创新平台（CM-mHiP）侧的能力和算法支持，“我尚”运动的业务系统，以及智能手机 APP 和 Web 门户，如图 8-6 所示。

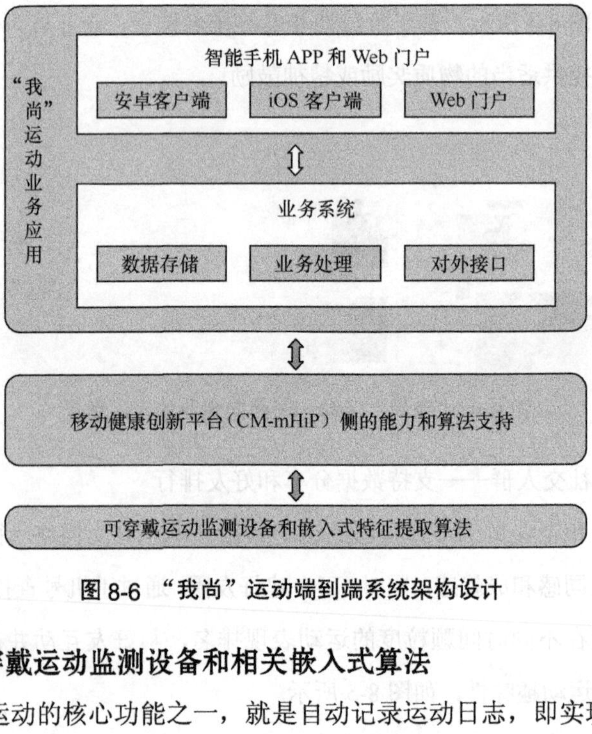

图 8-6 “我尚”运动端到端系统架构设计

8.1.3.1 可穿戴运动监测设备和相关嵌入式算法

“我尚”运动的核心功能之一，就是自动记录运动日志，即实现对用户日常运动数据的持续跟踪和监测。智能手环、计步器等可穿戴设备，作为运动数据感知端口，实现数据的采集和自动上传。

由于可穿戴运动监测设备种类繁多，且数据通信方式及接口实现各异，在本系统中，我们选择了当时市场上6款不同形态、不同价位、不同通信方式的可穿戴设备进行适配和对接（见表8-1），以尽量满足不同用户群体的需求。

表8-1 "我尚"运动系统接入的可穿戴设备及支持功能

品牌	形态	外观	通信方式	支持功能
盟联[2]	计步器	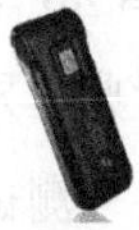	蜂窝网络	运动监测
	手环	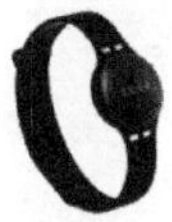	蓝牙	运动/睡眠监测
益体康[3]	计步器	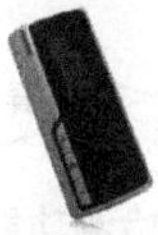	蜂窝网络	运动监测
易兴[4]	计步器	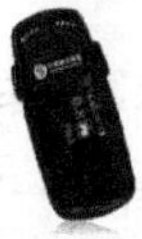	蜂窝网络	运动监测
神念[5]	手环	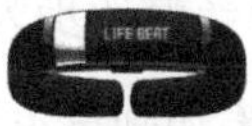	蓝牙4.0	运动/睡眠/心境监测
德赛[6]	手环	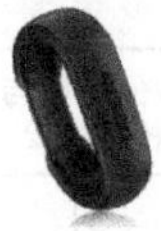	蓝牙	运动/睡眠监测

盟联、神念、德赛三款智能手环同时具备运动/睡眠监测功能，其中神念手环还能够基于心电传感器，提供初步的心脏健康指标、心脏负荷率、心率和压力状态等心境相关分析。为了提供完整的用户体验，在本系统中，智能手机APP可通过蓝牙接收这些智能手环采集的包括运动、睡眠、心境等在内的所有类型的监测数据，并加以图形化呈现。而对于盟联、益体康、易兴三款计步器，

仅通过蜂窝网络（内置 SIM 卡）将运动类数据直接上传至平台，并在 APP 上呈现平台反馈的数据。

嵌入式计步作弊排除算法：

在前述背景介绍中曾提到，由企业或好友圈子组织发起竞赛活动时，有必要对可穿戴设备的计步算法注入防作弊机制，以防止其在非正常情况下（如手摇、手绕、抖腿、单摆等）产生错误的计步，确保竞赛活动的公平性，为此，我们引入了一轻量级的特征提取和异常计步检测功能。

图 8-7 给出了这一算法的流程：首先，对三维加速度信号在短时统计窗口内进行周期性分析并计算步数，再进行典型异常计步现象检测；如果通过这些测试，则将当前步数进行累计；如果任一测试失败，则判别为异常计步，当前步数将不被计入，进入下一个统计窗口。

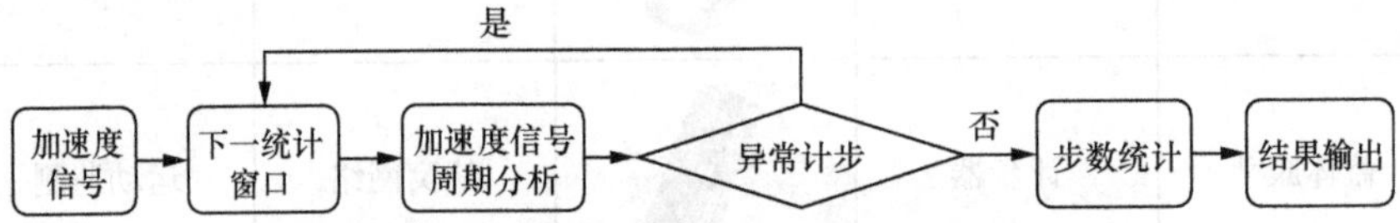

图 8-7　加入异常检测功能的计步算法流程

考虑到嵌入式设备低功耗的要求，为尽量减少计算量，异常计步检测采用级联的方式，如图 8-8 所示。每一级针对一种作弊形式，分别进行简单特征提取和检测，如果任何一个检测器判断当前计步为异常，则丢弃步数；如果所有检测判断为正常计步，则将当前计步累加到总步数中。

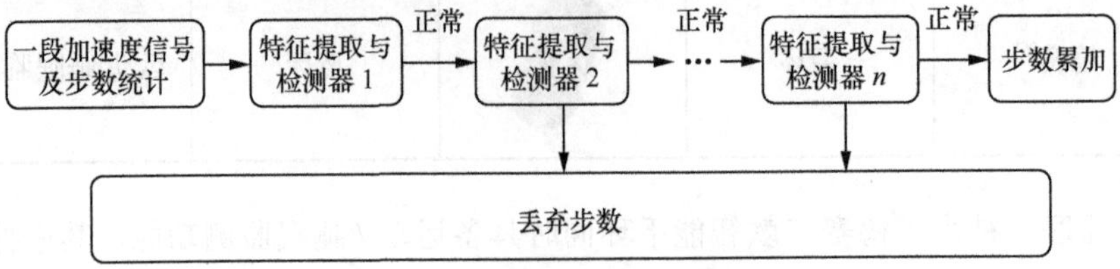

图 8-8　级联异常计步检测流程

接下来，对现有三种检测器进行逐一说明，包括基于平均幅度值的手摇、手绕检测，基于能量比的单摆检测，以及基于三轴信号互相关性的腿抖动检测。

（1）基于平均幅度值的手摇、手绕检测

如图 8-9 所示，将计步设备放在手上进行手摇、手绕的信号波形与正常走路的加速度信号波形有明显区别，其三轴的数值都很大。设 x、y、z 轴的加速度信号分别为 x、y、z，对加速度信号进行如下特征提取：$f_1 = x^2 + y^2 + z^2$，提取结果如图 8-10 所示。

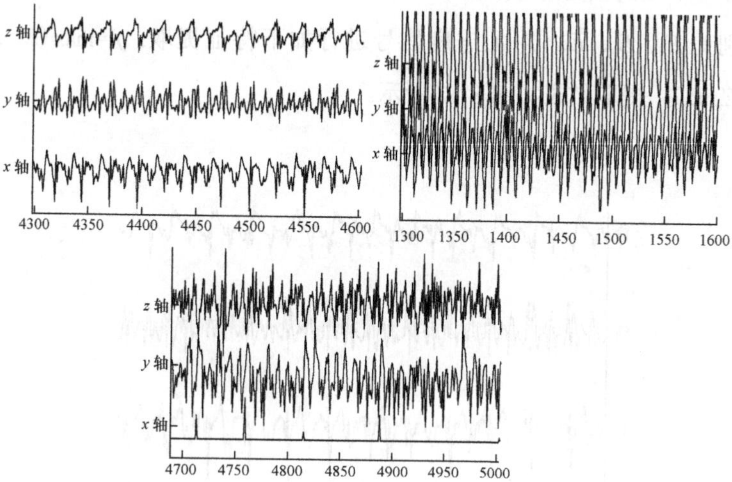

图 8-9　走路、手摇、手绕的加速度波形（x、y、z 轴）

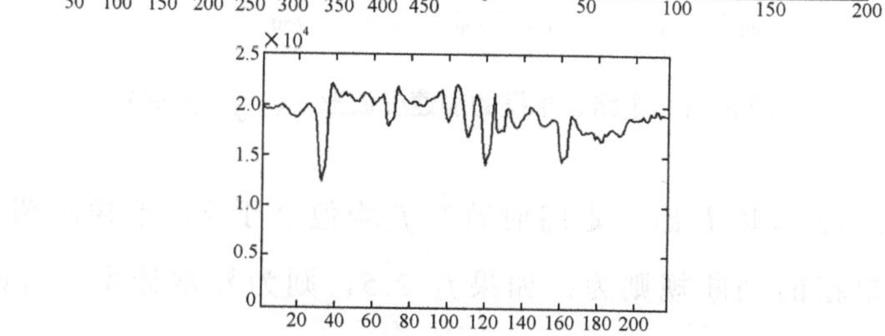

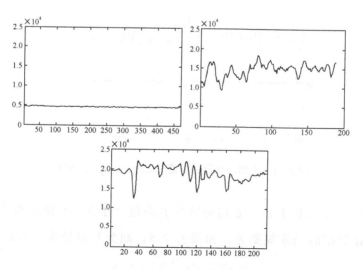

图 8-10　走路、手摇、手绕的特征提取结果（f_1）

从图 8-10 可见，特征 f_1 均值，走路时为 5000 左右，手摇时超过 12000，而手绕时则超过 15000。因此，制订手摇、手绕的判断规则为：如果 $f_1>12000$，则为异常计步，否则为正常计步。

（2）基于能量比的单摆检测

如图 8-11 所示，将计步设备拴在绳子上进行单摆运动时加速度波形非常简单，仅有一个轴的信号值较大，其余两个轴信号值很小。设 x、y、z 轴的信号能量分别为 E_x、E_y、E_z，对加速度信号进行如下特征提取：$f_2=\max(E_x, E_y, E_z)/\min(E_x, E_y, E_z)$，提取结果如图 8-12 所示。

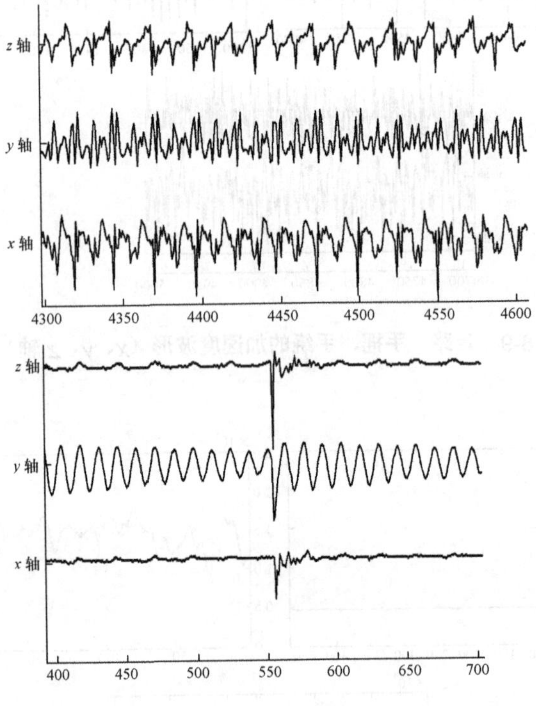

图 8-11　走路、单摆的加速度波形（x、y、z 轴）

从图 8-12 可以看出，走路时特征 f_2 均值小于 2，单摆时超过 4。因此，制订单摆的判断规则为：如果 $f_2>2.5$，则为异常计步，否则为正常计步。

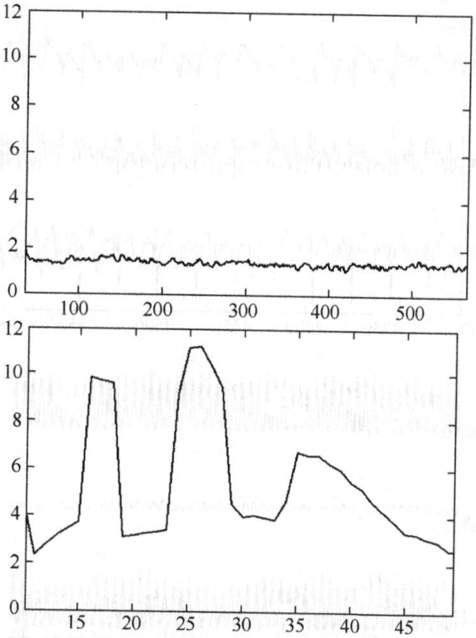

图 8-12　走路、单摆的特征提取结果（f_2）

（3）基于三轴信号互相关性的腿抖动检测

如图 8-13 所示，将计步设备挂 / 戴在腰带上，当腿习惯性地抖动时，其加速度信号波形也很简单，三个轴的信号几乎都是单摆波形，只是相位不同，三轴信号之间的相位或者是一致的，或者是相反的。根据这一特点，三轴信号之间的互相关系数要么接近 1，要么接近 -1。设 x、y、z 三轴加速度的互相关系数为 C_{xy}、C_{xz}、C_{yz}，对加速度信号提取如下特征：$f_3=\max(|C_{xy}|,|C_{xz}|,|C_{yz}|)$，结果如图 8-14 所示。

从图 8-14 可以看出，走路时特征 f_3 均值仅为 0.3 左右，抖腿时超过 0.9。因此，制订的抖腿判断规则为：如果 $f_3>0.72$，则为异常计步，否则为正常计步。

通过应用以上三个检测器，可以实现常见的生成虚假步数的作弊方式（手摇、手绕、单摆和抖腿等）的检测，并舍弃对应的异常步数，从而获得准确的计步结果。上述算法在盟联的计步器上进行了实现。经过反复测试表明，该算法可以去除 93% 的异常计步，同时被误检的正常计步只有 1% 左右，检测效果良好。

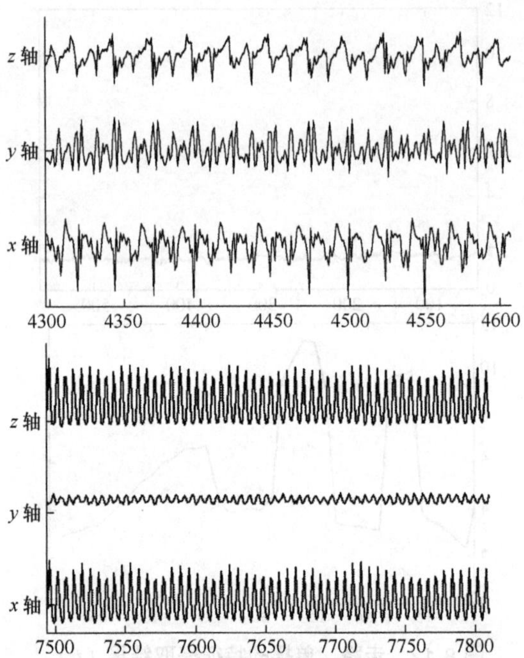

图 8-13　走路、抖腿的加速度波形（x、y、z 轴）

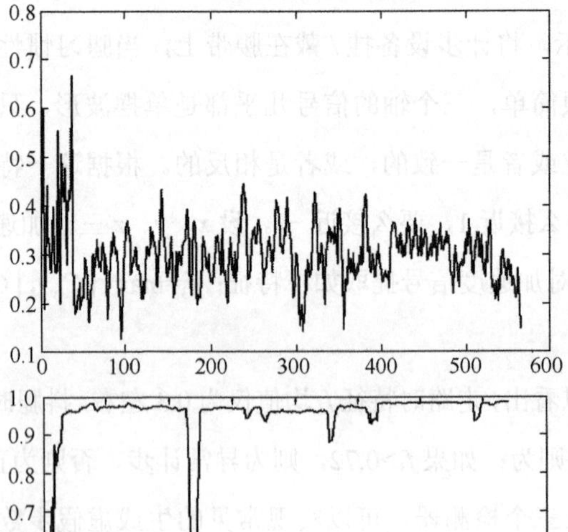

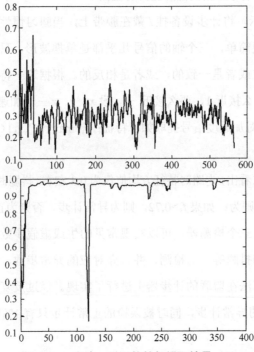

图 8-14　走路、抖腿的特征提取结果（f_3）

活动类型识别算法——Motionword（计步器侧）：

前述提到的另一有意义的需求是，除了基础的运动监测和管理以外，人们更希望自动记录自己的日常运动日志（运动方式、作息规律等），并获得健康促进反馈。在这一背景下，我们引入了基于计步器数据的用户活动类型识别算法“Motionword”，实现了5种基本活动类型的识别，包括{久坐不动，乘车，骑行，常规走动，有效锻炼}。基于这些活动类型的识别结果，业务应用可以为用户每天推送个性化的补充运动指导建议。

图8-15展示了活动类型识别的业务流程。考虑到对可穿戴计步设备低功耗和续航时间长的优先性要求，所设计的计算框架分三部分展开：① 计步器端在线处理。以盟联的计步器为例，该计步器采用MSP430低功耗处理器，内存仅有6k字节，处理能力为25MIPS，所以选择进行短时段（5秒时窗）数据的轻量级处理，对用户活动类型进行瞬时初步识别，再对该结果进行频率统计，最后形成数据摘要（即动频）并上传至平台。② 平台侧处理。平台侧接收、解析、存储上述数据，并从动频数据中提取特征，再采用*k*-NN分类器实现活动类型的最终分类，将结果推送给业务应用。③ 结果展示。业务应用的Web门户和手机APP可对活动类型识别结果进行展示，同时给出该用户当日和标准运动量相比仍需补足的运动量指导建议。

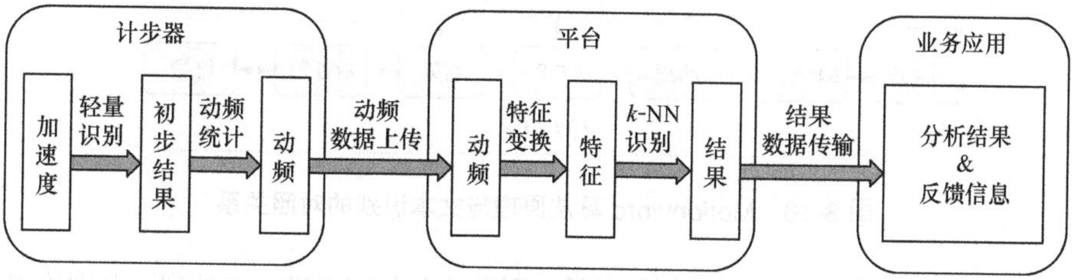

图8-15　活动类型识别业务流程

下面，先介绍该算法在计步器端的实现细节。在计步器端，将三轴加速度信号转换为动频向量，具体如下。

- 为减少内存占用，每一小段时间计算三轴加速度信号平方和（例如，每2秒计算一次，计算时窗为5秒）。假设三轴数据分别为x、y、z，三轴平方和为：$f = x^2 + y^2 + z^2$。

● 通过观察与实验发现，通常用户在进行不同类型活动时 f 的方差 var(f) 基本满足如下规律：

var(f) 静止 < var(f) 乘车 < var(f) 骑行 < var(f) 常规走动 < var(f) 有效锻炼

因此，通过统计确定不同活动所对应的 var(f) 的范围，确定分类阈值，可以给出基于 var(f) 的活动类型初步识别结果 (即静止、乘车、骑行、常规走动、有效锻炼 5 类之一)。

● 将每 2 秒的初步识别结果对应文本识别中的"词"（如图 8-16 所示），"词"的序列（即长时间的结果序列）对应"文本"，这里，5 分钟的数据被视为一个"文本"，长度为 150。对文本进行摘要，统计每个"词"的出现频率作为特征，即每 5 分钟获得一 5 维的"动频"向量。例如，[20,10,5,45,70] 表示在 5 分钟时间里，有 20 个时段被识别为静止，10 个时段被识别为乘车，以此类推。该"动频"向量直接上传到平台，它对应文本识别中的词频。

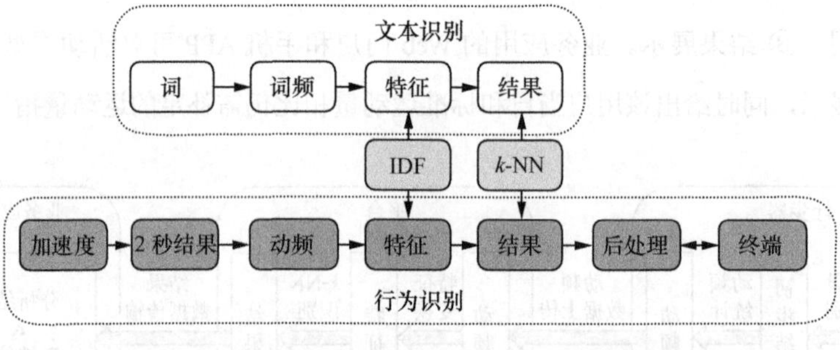

图 8-16 Motionword 算法原理与文本识别的对照关系

基于计步器上传的"动频"向量，平台和业务应用进一步处理，分别给出活动分类结果和运动指导建议。这两部分算法实现细节将在之后两个小节分别介绍。

8.1.3.2 CM-mHiP 平台侧的能力和算法支持

回顾第 6 章的讨论，移动健康创新平台 CM-mHiP 对"我尚"运动端到端应用将有不可或缺的作用，它一方面接入可穿戴设备及智能手机上传的健康相关数据，另一方面为上层业务应用提供能力支撑。

● 其中 DADS 引擎接收各类计步设备分别通过蜂窝网络直接上传的运动数据，智能手机 APP 上传的运动 / 睡眠 / 心境数据（来自智能手环），以及体重等其他体征数据（用户 APP 录入），并存储至电子健康档案系统 EHR。

● EHR 存储来自 DADS 的所有健康相关数据，并提供给“我尚”运动上层业务应用进行查询和展示。同时，EHR 中的智能分析模块，结合计步器上传的运动特征描述数据（“动频”向量），对用户每日到当前上传时刻为止的主要活动类型进行识别，并将识别结果提供给上层业务应用，以便进一步为用户推送个性化的运动指导建议。稍后将对活动识别算法在平台侧的设计实现进行重点介绍。

● 业务管理系统为包括“我尚”运动在内的上层业务应用提供统一业务注册、用户注册、设备管理，以及短信发送、定位等公共能力。

活动类型识别算法——Motionword（继续 - 平台侧）：

下面，继续介绍 Motionword 算法在平台侧的设计实现。根据前述计步器上传的动频向量，平台侧的分析算法设计步骤如下，以可靠识别活动类型。

● 基于“动频”信息，结合 IDF（Inverse Document Frequency）对不同的活动类型进行重要性加权。几乎每类活动中都会有“静止”的初步识别结果出现。例如，打篮球的 5 分钟是剧烈运动，但中间会有短暂的停顿，某些时段被识别为静止。因此，5 分钟内包含 60 秒静止并不能说明这 5 分钟的整体活动。因此，静止对活动识别的贡献最少，其对应的 IDF 权重也应该最小。相反，“有效锻炼”的初步识别结果通常只出现在锻炼过程中，5 分钟的静止、乘车、骑行或常规走动中都很少出现有效锻炼时段。因此，如果某个 5 分钟内包含 60 秒有效锻炼，那么，几乎可以肯定，这 5 分钟内用户确实是在锻炼。因此，锻炼对活动识别的贡献是很大的，其对应的 IDF 权重也应该最大。

● 将加权之后的“动频”特征向量，输入 k-NN 分类器，采用余弦距离，$\mathrm{Sim}(X, Y)=\cos\theta=\dfrac{x_1y_1+x_2y_2+\cdots\cdots+x_ny_n}{\sqrt{x_1^2+x_2^2+\cdots\cdots+x_n^2}\sqrt{y_1^2+y_2^2+\cdots\cdots+y_n^2}}$，度量特征向量间的相似性，其中 θ 为两个向量 X 和 Y 的夹角，从而得到每 5 分钟的活动识别结果。

● 对上述结果结合上下文信息进行后处理，生成最终的识别结果。例如，如果在多个常规走动中夹杂一个5分钟的有效锻炼，通常是误判，可以修正。长时间静止过程中突发的5分钟乘车也很有可能是误判，可予以修正。

算法验证测试：

为了证明前后端集成的“Motionword”算法的有效性，我们采集了10个用户11天（共110人天）的计步器数据，并由用户对这些数据进行活动类型标注，作为测试集合。由于Motionword算法是针对每5分钟的运动数据给出一个活动类型识别结果，每天共有288个识别结果，因此本测试集合共包括31680个识别单元。测试结果如表8-2中的混淆矩阵所示，整体识别率达到95.5%。主要错误发生在“乘车”和“骑行”两类之间。乘车与骑行容易出错的原因是这两者均与速度有关，观测实际数据时发现，车速较快或路面颠簸时，乘车容易被误判为骑行或常规走动；骑行也类似，车速慢时容易被识别为静止，车速快时容易被识别为常规走动。部分常规走动会与有效锻炼相混淆，这可能也是某些过渡状态产生的。此外，办公室和居家日常活动（如做饭、洗衣、陪孩子玩等）容易被误判为乘车或骑行，这是因为做家务时身体会有小幅度晃动，与乘车或骑行产生的晃动类似。

表8-2　活动识别算法测试结果混淆矩阵

识别 / 标注	静止	乘车	骑行	常规走动	有效锻炼	正确率（%）
静止	26872	690	82	197	13	96.47
乘车	23	944	63	38	5	87.98
骑行	1	0	32	9	0	76.19
常规走动	45	22	29	2054	198	87.48
有效锻炼	0	0	0	5	358	98.62

由此可见，“Motionword”活动类型识别算法，使用户能定量地了解自己每天生活中的久坐不动、乘车、骑行、常规走动、有效锻炼等活动的分布情况。图8-17给出了一个这样的案例。

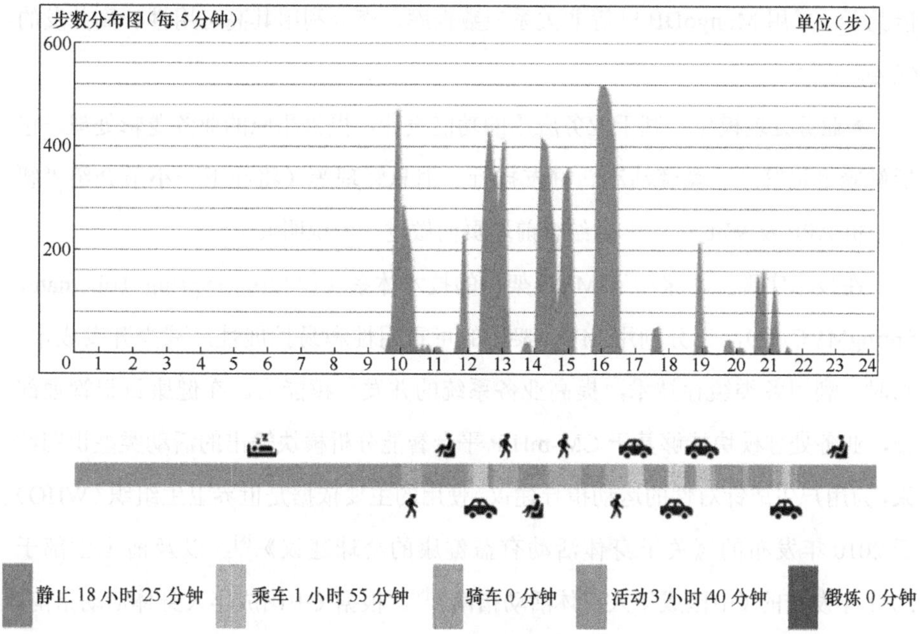

图 8-17 “我尚”运动日常活动类型识别案例

8.1.3.3 “我尚”运动业务应用——业务系统

“我尚”运动业务应用建立在CM-mHiP平台之上，由业务系统和智能手机APP及Web门户两部分组成。其中，业务系统充分利用CM-mHiP的基础能力，基于业务应用的功能设计，提供相应的业务逻辑处理，并为智能手机APP及Web门户提供接口支撑。智能手机APP及Web门户则调用业务系统的接口，并实现与用户的友好交互。

业务系统包括数据存储、业务处理和对外接口三个核心模块。

- 数据存储模块：业务系统需要存储用户的健康数据和业务数据。其中，健康数据主要来自于CM-mHiP平台，包括运动/睡眠/心境数据以及体重数据等；业务数据主要来自于智能手机APP及Web门户，包括用户的运动轨迹信息、好友互动信息、竞赛和活动信息等。

在技术实现上，数据存储模块分两步进行实施：先期鉴于系统快速上线的需求以及用户并发较小的情况，使用了关系型数据库，充分利用关系型数据库的索引、触发器、存储过程以及灵活的SQL查询。后期，在大用户量高并发的情况下，采用 MongoDB [7] 等非关系型数据库，充分利用其高可用性、高并发的优势。

● 业务处理模块：基于业务应用的功能设计，提供相应的业务逻辑处理，包括健康日记管理、竞赛活动、好友排行、消息管理等（将在下一小节介绍“智能手机 APP 及 Web 门户”时结合前端页面做进一步说明）。

在技术实现上，采用了 MVC 架构的技术体系（如 Struts+Spring+Hibernate，SpringMVC 等），充分利用 MVC 架构的可重用性和易扩展性，减少开发成本。同时，利用各类缓存技术，提高业务系统的并发支撑能力。在健康日记管理部分，业务处理模块能够基于 CM-mHiP 平台智能分析模块输出的活动类型识别结果，为用户生成针对性的运动指导建议，使用的主要依据是世界卫生组织（WHO）于 2010 年发布的《关于身体活动有益健康的全球建议》[8]，以及前卫生部于 2011 年发布的《中国成年人身体活动指南》[9]。根据《中国成年人身体活动指南》的推荐，用户有氧运动量至少为 30 分钟 / 天，或 150 分钟 / 周。

● 对外接口模块：对外接口模块包括与下层 CM-mHiP 平台和上层客户端的两类接口，一方面业务系统从 CM-mHiP 获取健康数据并调用其基础能力，另一方面，为上层客户端提供业务操作接口。

在技术实现上，对外接口使用 RESTful 架构风格的 Web 服务接口，从安全角度考虑，采用 HTTPS 协议的接口实现。

8.1.3.4 “我尚”运动业务应用——智能手机APP和Web门户

“我尚”运动业务应用的前端展示包括智能手机 APP 和 Web 门户两种形态。其中，智能手机 APP 支持安卓、iOS 两种操作系统，面向用户使用；Web 门户则面向用户和企业管理员使用。

● 智能手机 APP

智能手机 APP 的设计是基于 8.1.1 节所述用户需求，支持个人、企业和社交三种应用场景，分别对应“健康日记”、“企业空间”、“运动圈”三大功能板块，如图 8-18 所示。

在“健康日记”板块中，用户可查看并分享智能手环、计步器等可穿戴运动监测设备采集的当天及历史健康数据记录，包括运动、睡眠、心境等，亦可记录用户每次户外健步的轨迹以及体重变化数据（如图 8-19 所示）。

如果没有购买可穿戴运动监测设备，用户可利用其智能手机内置的加速度传感器，在 APP 中打开手机计步模式选项。针对手机计步尽可能降低功耗的需求，研发了低功耗、高精度安卓手机和 iPhone 计步算法，采用多级休眠 - 唤醒模式。在多种安卓智能手机上的功耗均低于相应的市场主流 APP，而且在计步精度、卡路里消耗方面，与专业跑步机给出的结果对标，优于同类产品，提升了用户体验。

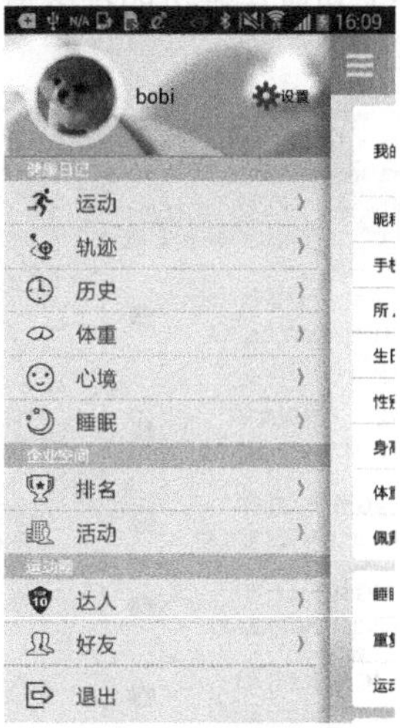

图 8-18 “我尚”运动 APP 的侧边栏对应三大功能模块

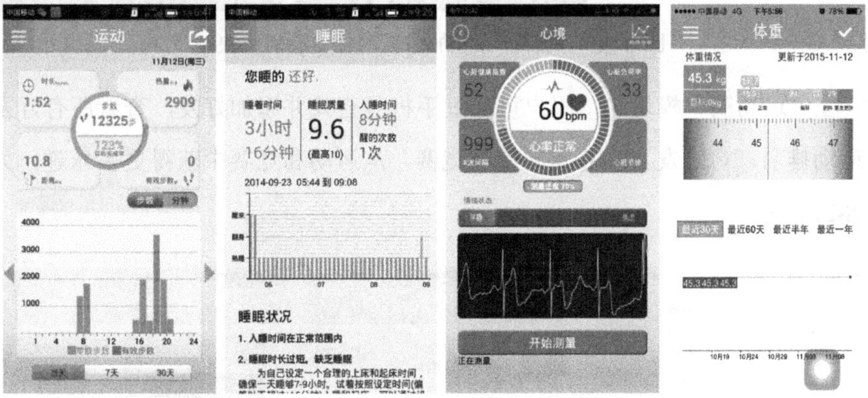

图 8-19 “我尚”运动 APP 的健康日记模块展示

除了基础的健康数据展示功能外，基于“Motionword”算法输出的每天活动类型分布（如图 8-17 所示），APP 还能够为用户进一步提供个性化的运动指导建议，促进用户达到理想运动量，避免久坐不动；同时，结合心境数据，提供有氧运动的准确分析和建议，预防运动过量；结合睡眠数据，提供针对性的睡眠指导建议，提高睡眠质量。这些个性化的健康指导是提高用户体验和使用黏性的关键因素。

在“企业空间”模块中，企业员工可查看企业管理员组织发布的竞赛活动，以及个人和所在班组的排名情况，提高参与运动的积极性和集体的荣誉感，如图 8-20 所示。

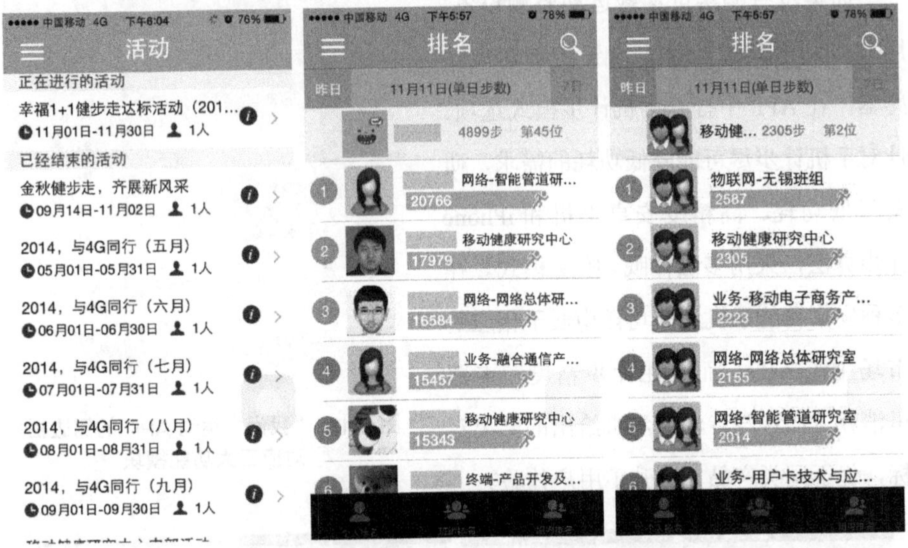

图 8-20 “我尚”运动 APP 的企业空间模块

在“运动圈”模块中，用户可通过手机号查找并添加好友，查看所有好友的运动排名，与好友互动并发起圈子竞赛，从运动和竞赛中获得更多乐趣，如图 8-21 所示。

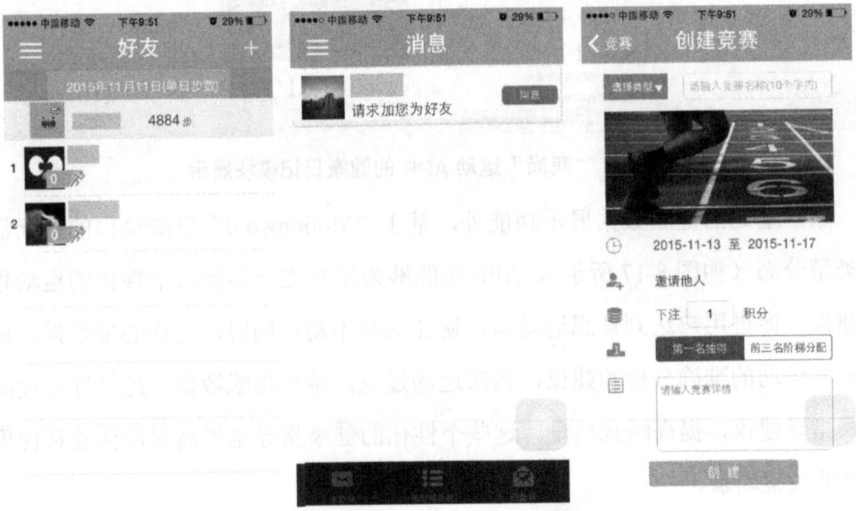

图 8-21 “我尚”运动 APP 的运动圈模块

以上从功能多样性维度介绍了 APP 的设计思路。在视觉效果方面，APP 的主色调采用了中国移动标准色中的绿色，不仅具有品牌识别性，更给人健康向上的感觉，产生愉悦感，设计风格则参考 iOS7 设计风格及安卓 5.0 的 Material Design 设计指南[10]，减少视觉装饰，突出内容与层次，页面呈现更加简洁扁平化。同时，注重交互细节，减少用户思考的时间。

● Web 门户

“我尚”运动 Web 门户作为另一种信息交互和展示前端，其主要功能与 APP 类似，包括查看健康数据及指导建议、查看企业活动及排名、与好友互动并发起竞赛等，如图 8-22 所示。对于企业管理员这一特殊角色，还可以在 Web 门户上进行企业活动策划和发布、员工信息管理等操作。Web 门户的视觉设计风格与 APP 统一，且同样注重扁平化。

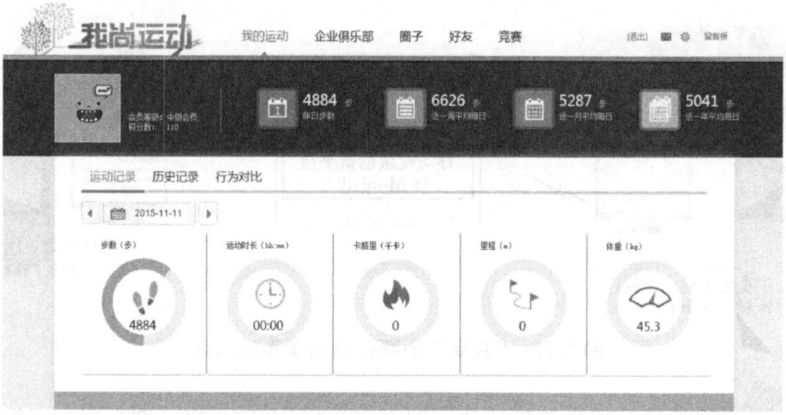

图 8-22 “我尚”运动 Web 门户

“我尚”运动原型系统完成研发后，曾为上万名中国移动内部用户和外部集团客户提供了较为稳定的试用服务，并在此过程中，及时发现和分析用户体验中的各种问题，从而对系统进行迭代优化。

2015 年年初，中国移动自主打造的“医疗云”平台上线试用，“我尚”运动原型系统经过进一步的系统集成（更名为“爱动力”）已作为“和健康”核心业务之一[11]在“医疗云”平台上实现商业化运营。该业务初期将主打集团客户市场，与中国移动其他优秀数据通信产品打包营销，商业前景可观。

8.2 “我尚”心呵护——心功能远程监护系统与服务

“我尚”心呵护是中国移动研究院移动健康创新团队与国内顶级心血管专科医院自2013年起联合研发的心功能居家远程监护系统。它基于可穿戴及便携式设备（包括带有心率监测功能的计步器、血糖仪、血压计、袖珍网关等）、手机和Web门户（如图8-23所示），面向5类心血管病出院患者（包括高血压、糖尿病、起搏器术后、搭桥术后和支架术后），由专业医护人员提供全面的居家健康监护、异常情况排查和干预，以及必要时刻的就医提醒服务，促进患者遵从用药和运动医嘱，加快康复进度，改善健康状况，降低再入院率。

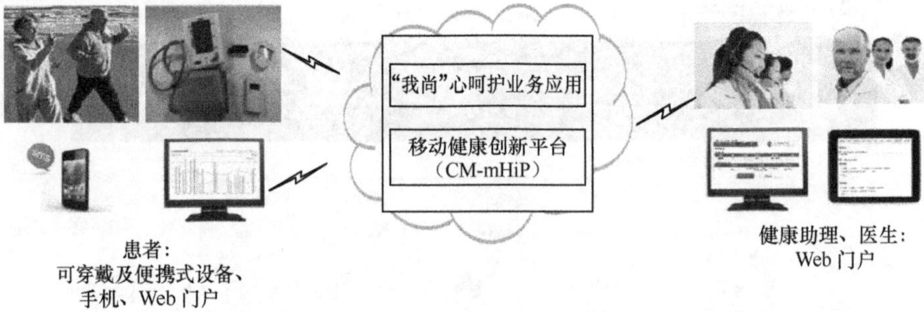

图8-23 “我尚”心呵护端到端系统示意

与“我尚”运动聚焦自我运动管理不同，“我尚”心呵护则强调由医护人员（包括健康助理和医生）提供分级的远程监护服务，专业医疗机构的医护人员全程参与系统的需求整理、临床照护路径设计和服务功能测试，确保系统完全符合专业医疗健康管理流程，并在合作医院招募了百余名患者进行试用。

8.2.1 背景需求

近年来，我国心血管病患病率持续上升，根据《中国心血管病报告2014》[12]，我国心血管病患者人数高达 2.9 亿，每 5 个成年人就有 1 人患有心血管病，每 5 例死亡就有 2 例死于心血管病，死亡率居各种疾病之首。在医疗费用方面，我国每年心脑血管疾病的直接耗资以及间接耗资总值达 3000 亿人民币，成为消耗医疗资源的“黑洞”。其中，心血管疾病的住院费用也在逐年上升，2013 年急性心肌梗死（AMI）的住院总费用达 114.7 亿元，更有 19% 的心血管病住院患者在出院后 30 天内会再次住院。面对如此严峻的形势，如何有效地管理心血管病、节省医疗开支、降低出院患者的再入院率已经成为社会各界关注的重点。

调研表明，对心血管病医治后的出院患者进行定期随访，可以显著降低其再入院率，进一步地，如果能够利用可穿戴及便携式设备和互联网技术，为出院患者提供持续的远程监护服务（包括对血糖、血压、运动等心血管病风险因素的监测和及时干预等），有望改善患者的居家康复效果，减缓或避免病情恶化。然而，由于我国医疗资源紧张，仅由专业医生提供远程监护服务，很难满足对患者产生的大量生理数据和异常情况的跟踪监测需求，使远程监护流于形式。因此，通过引入多种服务角色，设计团队配合的分级服务机制，用少量的医疗资源投入，达到降低再住院、节省医疗开支的效果，成为了医疗机构和患者的迫切需求。

8.2.2 应用场景

基于以上背景需求，我们与专业医护团队合作，研发了“我尚”心呵护心功能远程监护系统，使得包括健康助理和专业医生在内的服务团队能够及时而有效地为心血管病出院患者提供分级的远程监护服务，减少再住院的需求。图 8-24 给出应用场景示意，说明如下。

方案制订：患者出院时需要首先定制“我尚”心呵护心功能居家监护服务，医生根据患者的疾病类型、出院诊断信息等，制订个性化的监测管理方案，包括用药处方、血糖 / 血压 / 心率监测方案、运动处方、复诊计划等，并通过短信发送给患者。

日常监测：患者按照医生给出的管理方案，按时用药和适量运动，使用可穿戴及便携式设备采集血糖 / 血压 / 运动 / 心率数据并自动上传。同时，患者可以在 Web 门户中查看自己的体征数据及变化趋势。

系统自动分析告警：系统接收到患者的各项数据后，自动对数据进行分析，并按时提醒患者进行测量、用药和复诊；若系统检测到患者数据出现异常，则向其发送短信告警，建议患者注意休息、饮食，并提示其连续三天监测和上传健康数据。

健康助理干预：若患者的数据连续几天出现异常，系统则选择向健康助理推送数据异常干预任务（简称“异常任务”）。健康助理通常是接受过心脑血管知识和临床培训的呼叫中心客服人员，可以准确理解患者提供的数据，掌握常用的治疗方法和药物习性。健康助理通过电话回访等方式了解患者的情绪、睡眠、饮食、用药等各方面情况，排除数据异常原因，并可调整监测方案。

医生干预：若健康助理认为患者情况比较严重或比较复杂难以判断，可向患者的责任医生推送异常任务，医生查阅患者数据和病历后，可对其进行诊断并给出健康指导建议，可以调整监测方案、用药方案、复诊计划等。如果需要化学检验或实地就诊，医生可为患者加号，建议患者就诊。

就诊 / 定期复诊：患者查收来自医生的短信，按照医生给出的就诊建议或复诊计划，赴医院就诊或定期复诊。

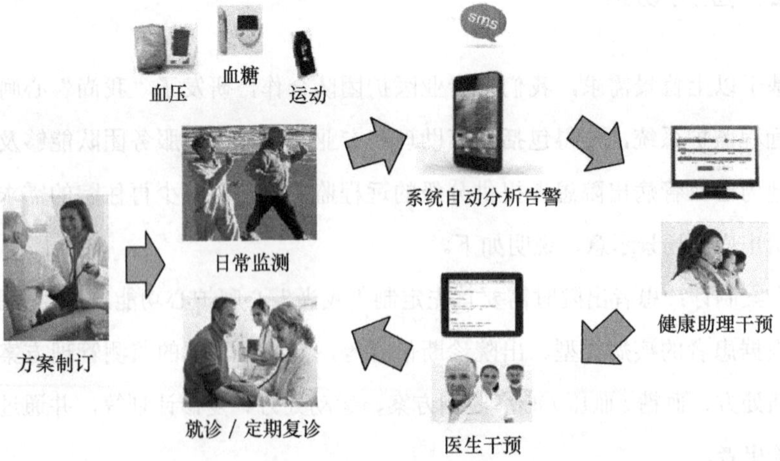

图 8-24 “我尚”心呵护居家分级监护应用场景

从上述讨论可见，在患者体征数据出现异常时，按照其异常指标的严重程度及前后变化、异常原因排查结果，由系统、健康助理和医生依次对患者进行干预处理。这样的分级服务机制，一方面保证了患者在出现异常情况时能够及时得到处理，另一方面针对非严重情况可以直接由系统、健康助理进行处理，降低了对专家医生资源的需求和运营成本，提高了工作效率。

8.2.3 系统设计及实现

本节，将从系统设计及实现的角度，依次介绍“我尚”心呵护端到端系统架构中几个主要组成部分，包括可穿戴及便携式体征监测设备，CM-mHiP 平台侧相关能力支持，“我尚”心呵护业务系统以及面向不同用户的 Web 门户等，如图 8-25 所示。

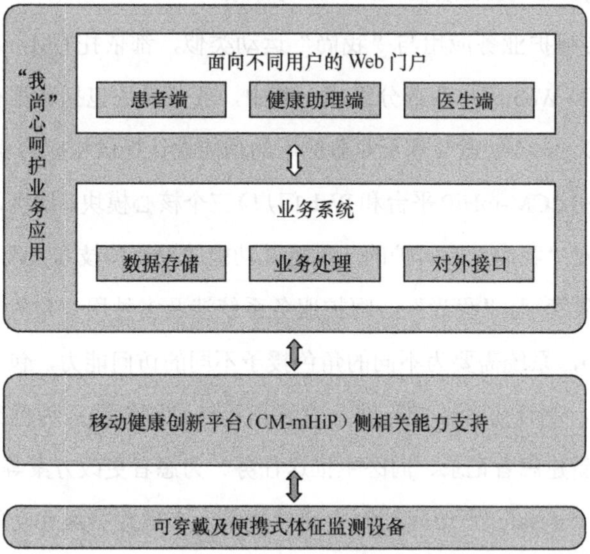

图 8-25 “我尚”心呵护端到端系统架构设计

（1）可穿戴及便携式体征监测设备

对于心血管病患者及接受治疗或手术后的出院患者，缺乏适当的日常身体运动及不遵从医嘱都是使症状恶化或推迟康复的重要危险因素，通过对其血糖、血压、运动及心率变化数据的持续跟踪监测，有助于健康助理和医生了解患者的健康状况和康复进程，并及时提供咨询和干预。

在本系统中，平台可方便地接入第三方厂商研发的不同形态的血糖仪、血压计和带有心率监测功能的计步器，采集患者的相应体征数据，并通过袖珍网关，实现数据的自动上传，方便老年患者使用。带有心率监测功能的计步器，使得患者可方便地记录运动（如慢步走路 1000 米）前后的心率变化及回归常规心率的时长，这些参数能够较好地反映和评价患者的心功能恢复状况，便于医护人员发现问题。

（2）CM-mHiP 平台侧相关能力支持

在“我尚”心呵护端到端服务系统中，CM-mHiP 一方面通过 DADS 引擎，接入袖珍网关上传的健康数据，并存储至电子健康档案系统，供上层业务应用调用；另一方面，通过业务管理系统，为上层业务应用提供统一业务注册、用户注册、设备管理，以及短信发送等公共能力。

（3）“我尚”心呵护业务应用——业务系统

“我尚”心呵护业务应用与“我尚”运动类似，都依托 CM-mHiP 平台之上并由业务系统和 Web 门户两部分组成。其中，业务系统包括数据存储（健康数据和业务数据）、业务处理（基于业务应用的功能设计提供相应的业务逻辑处理）和对外接口（对接 CM-mHiP 平台和 Web 门户）三个核心模块。这里，为避免重复，仅选择讨论针对“我尚”心呵护的几种特殊功能的设计和技术实现。

- 用户权限管理：“我尚”心呵护服务系统涉及多种用户角色（患者、健康助理、医生等），系统需要为不同的角色授予不同的访问能力，包括为医生授予查看患者信息、制订患者监护方案、设置出诊计划等权限；为健康助理授予管理患者信息、新建患者记录、向医生推送任务、为患者更改方案等权限。

这里采用 Ralasafe [13] 访问控制中间件技术，实现数据级和功能级双重权限管理。数据级权限主要负责针对不同角色赋予不同的数据查看和修改权限；功能级权限主要负责为不同角色提供不同的系统功能。

- 监护任务管理：根据临床护理流程要求，“我尚”心呵护系统涉及推送给健康助理和医生的 10 余种任务，包括血糖 / 血压异常任务、呼叫任务、回访任务等。任务管理需要解决三个核心问题：一是实现任务的抢占式处理和管理；

二是实现不同任务的优先级处理；三是保证任务推送的实时性和可靠性。

本系统通过全局数据锁，实现状态标识和数据锁定解决抢占式处理问题，通过定时器和内存映射技术，实现任务的挂起和注销等管理，保证了系统的稳定和实时性；利用责任链设计模式，解决任务优先级的灵活配置和任务类型的灵活扩展问题；同时，引入消息开放服务，实现不同任务的及时推送，保证数据消息流的可靠和高效处理。

● 监测方案制订：在本系统中，医生可以为患者制订监测方案和复诊计划。在收到健康助理推送的任务后，医生可以通过任务类型的不同和对生理数据的观察，修改患者原有的数据监测方案和用药方案，并通过短信下发新方案给患者。在技术实现上，核心问题是保证短信到达患者处能被及时确认，多次方案下发和不按序到达会导致用药方案的错乱。通过采用策略设计模式，按照回复短信的方式来分类处理用户方案，可有效解决这一问题。

（4）“我尚”心呵护业务应用——Web 门户

“我尚”心呵护业务应用以 Web 门户的形式进行前端展示，分别面向患者、健康助理和医生三种角色，提供不同的访问和执行功能。

患者可在 Web 门户上查看自己的血糖 / 血压 / 运动 / 心率数据记录及其变化趋势，以及医生制订的监测管理方案，如图 8-26 所示。

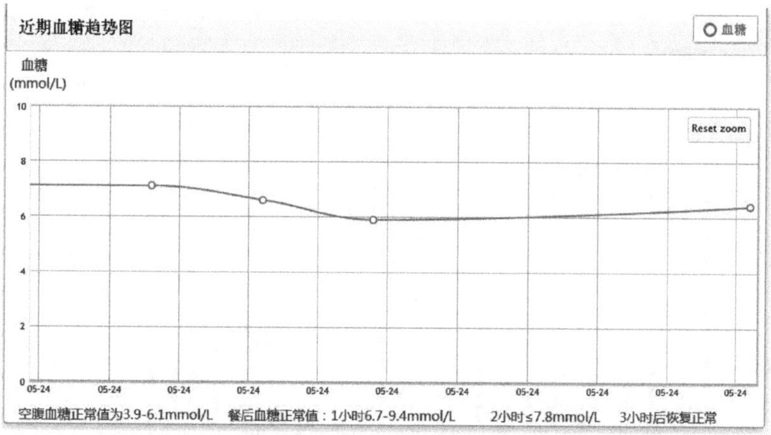

（a）近期血糖趋势

图 8-26 “我尚”心呵护 Web 门户——患者数据查看

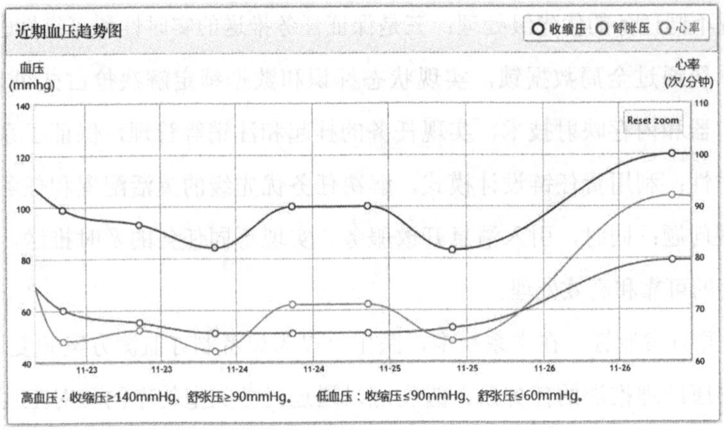

（b）近期血压趋势

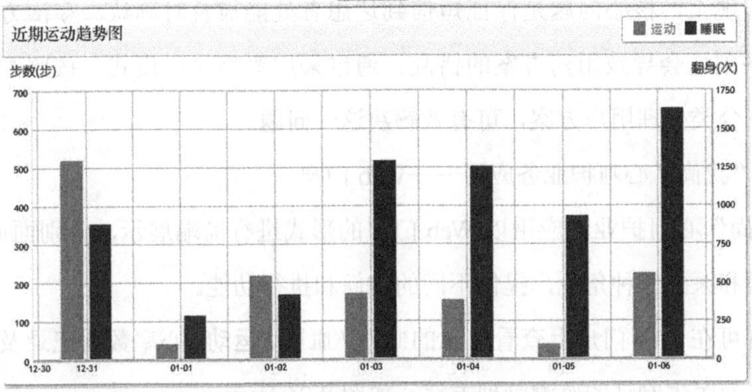

（c）近期运动趋势

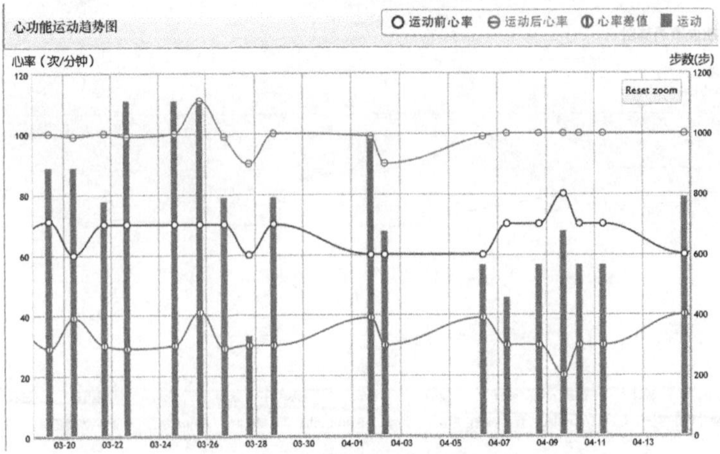

（d）心功能运动趋势

图 8-26 “我尚”心呵护 Web 门户——患者数据查看（续）

健康助理可在 Web 门户上为患者新建档案，查看患者的日常监测数据，根据患者情况修改当前监测方案，确认医生修改的用药方案等，如图 8-27 所示。

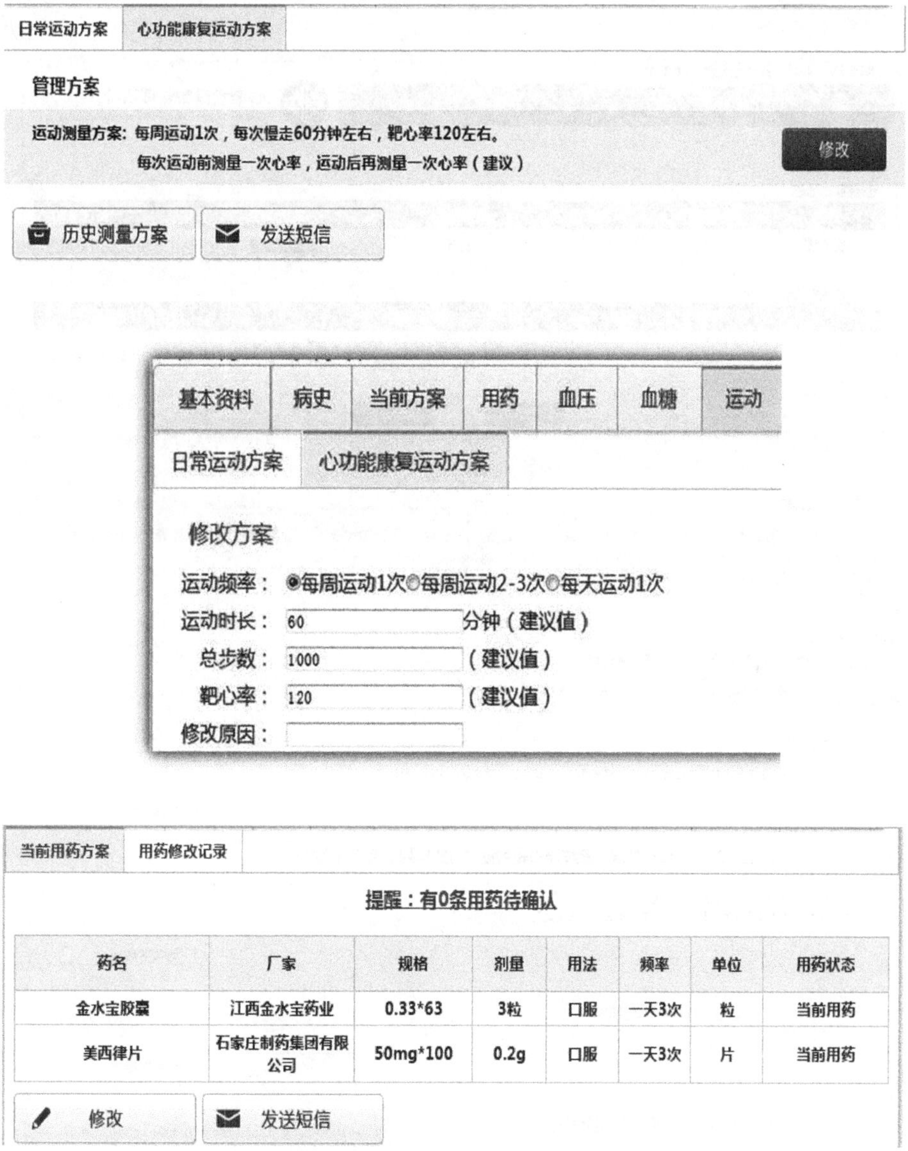

图 8-27 “我尚”心呵护 Web 门户——健康助理方案管理

同时，健康助理还可查看系统分配给自己的各种任务，如血压异常任务等，如图 8-28 所示。若健康助理选择“处理任务”，则需要记录回访内容，给出回访处理方案。若是选择“挂起任务”，该任务将退回给系统，由系统重新分配执行人。

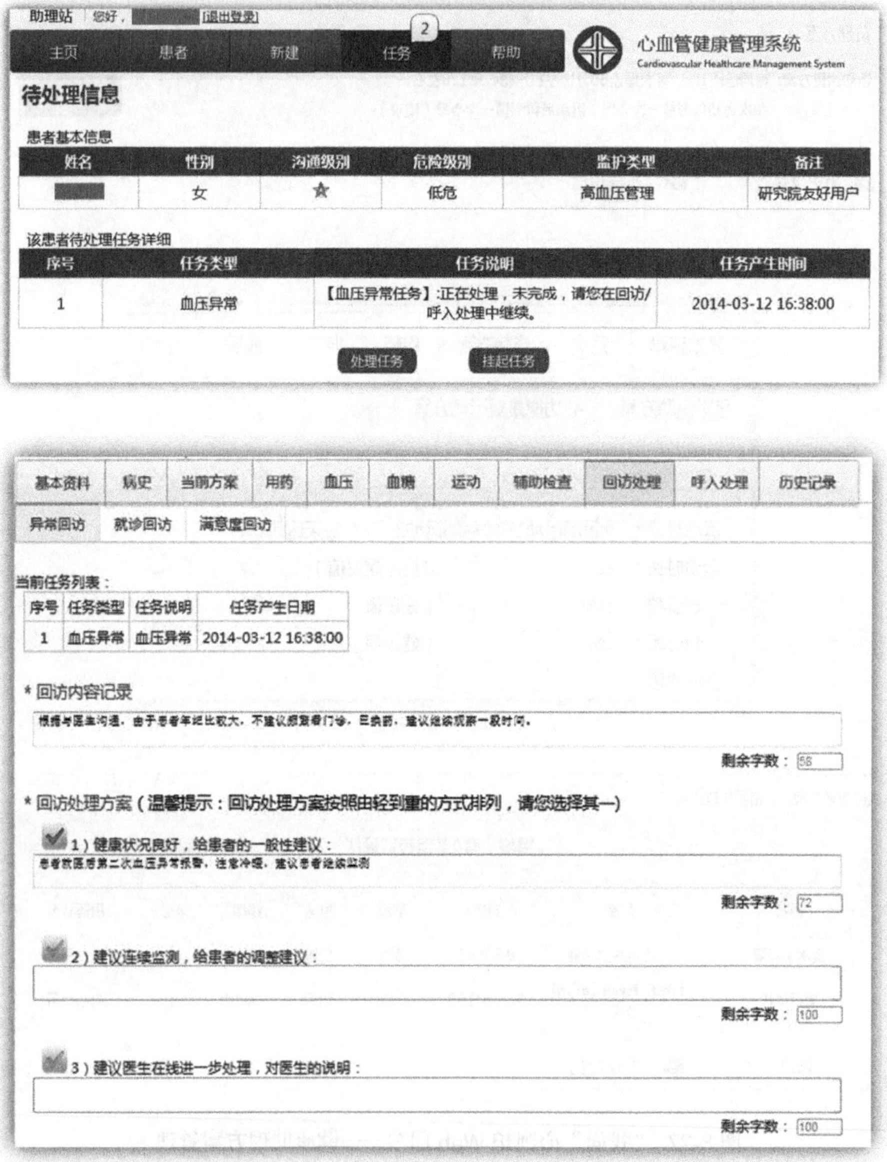

图 8-28 “我尚”心呵护 Web 门户——健康助理任务处理

最后，责任医生可在Web门户上查看和处理健康助理推送给自己的任务，并给出处理方案，包括调整建议、物理/化学检查建议、就诊建议等，如图8-29所示。此外，考虑到医生日常工作繁忙，经常处于移动状态不常坐班，因此，专门设计了针对医生可在小尺寸平板电脑上显示的Web门户，方便医生在任何地点利用碎片化时间，访问门户并处理任务。

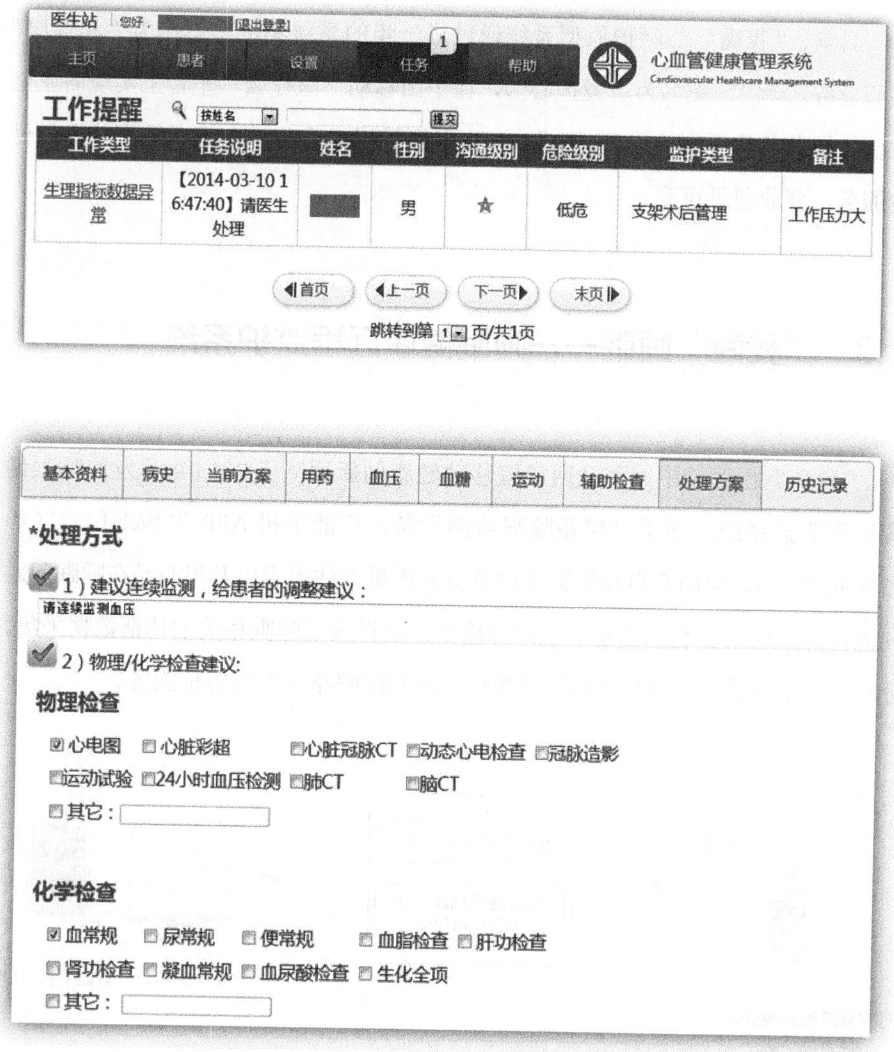

图8-29 “我尚”心呵护Web门户——医生任务处理

"我尚"心呵护原型系统完成研发后，在合作医院进行了试点应用，为155名出院患者提供了远程监护服务，其中包括12名高血压患者、7名糖尿病患者、118名心脏搭桥术后患者、8名起搏器术后患者和10名支架术后患者。通过使用该系统，医生和健康助理对患者的健康状况进行了有效的远程管理，尤其在季节交替、患者感觉疲劳等血压波动较大情况进行了及时的干预，使患者的情况得到了良好的控制。

目前，"我尚"心呵护原型系统通过进一步的系统集成，已作为"和健康"核心业务之一[14]（更名为"爱护心"），在中国移动"医疗云"平台上实现商业化运营。该业务将采用B2B2C模式，与专业医院谋求合作，向患者推广并提供付费服务，商业前景可观。

8.3 "我尚"睡眠——睡眠健康远程监护系统

"我尚"睡眠是中国移动研究院移动健康创新团队于2013年研发的睡眠健康远程监护系统，基于可穿戴睡眠监测设备、智能手机APP和Web门户（如图8-30所示），面向有自我睡眠结构分析和质量评估需求以及担心潜在睡眠问题的人群，帮助其在自己熟悉的家庭环境中，获得关于睡眠相关的体征数据采集、分析、质量评估、阻塞性睡眠呼吸暂停检测和睡眠指导等全方位服务。

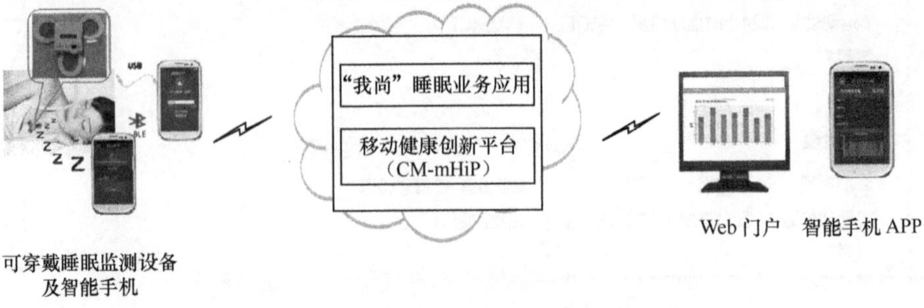

图8-30 "我尚"睡眠端到端系统示意

8.3.1 背景需求

近年来，睡眠健康问题已逐渐成为困扰中国人身心健康的重要问题之一。中国医师协会《2015年中国睡眠指数报告》[15] 显示，31.2%的中国人存在严重睡眠问题。中国潜在的呼吸暂停综合征患者约五千万人，呼吸暂停综合征可能导致高血压、冠心病、中风和猝死等问题，严重威胁人们的健康。报告同时指出，中国人的平均睡眠指数只有66.7分（满分100），勉强及格。

目前，睡眠障碍筛查和检测主要是在医院睡眠实验室利用多导睡眠监测仪进行的，只有很少的医院（如三甲医院）才拥有这样的资源及受过专业训练能胜任判读数据的医师，且该解决方案存在着多方面的问题，难以满足日益增长的睡眠问题人群的现实需要。

- 诊断费用高：一次临床监护费用约1000元左右；
- 预约周期长：用户排队接受测试的预约时间约数周至数月，只有症状最明显及相关科室转诊的患者才有优先权，服务到的人群非常有限；
- 舒适性欠佳：在医院睡眠实验室的陌生环境下，佩戴导管、脑电头带、心电电极和指夹式血氧传感器等进行睡眠呼吸监测和睡眠结构分析不能反映其日常居家睡眠环境下的实际情形。

因此，人们对于居家睡眠监护服务的需求非常强烈。在舒适、熟悉的家庭环境中进行监护更能反映出用户平时真实的睡眠情况。同时，简单易懂的设备/应用操作、专业及时的睡眠质量分析结果提供，都能够提升睡眠监护的用户体验。

8.3.2 应用场景

基于以上背景需求，我们研发了睡眠健康远程监护系统——“我尚”睡眠，让用户可以在舒适的家庭环境中获得全方位的睡眠监护服务，包括客观量化的睡眠结构、鼾声及环境噪声、睡眠呼吸暂停的检测分析，以及提供基于睡眠专业知识的有效提高睡眠质量的指导方案等，应用场景如图8-31所示。

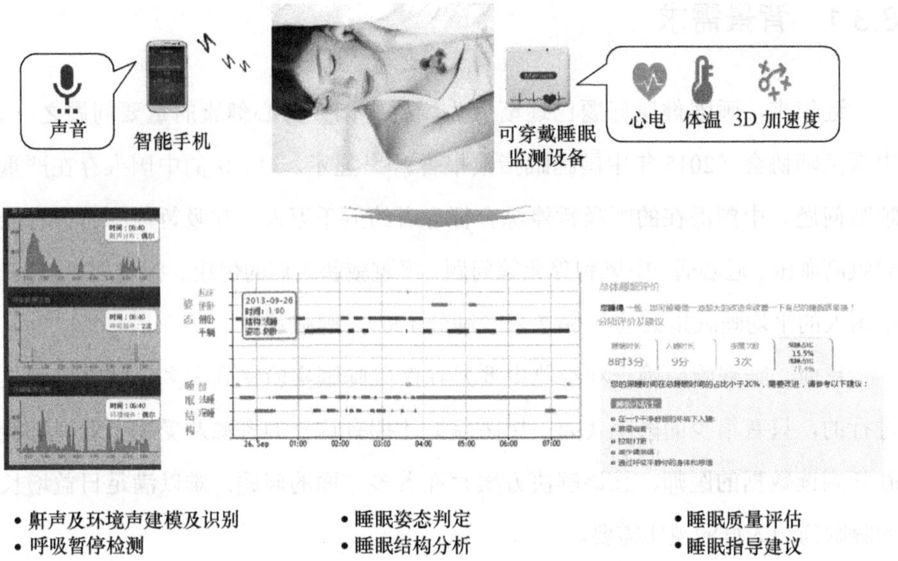

图 8-31 “我尚”睡眠应用场景示意

（1）睡眠数据采集：有自我睡眠评测要求或受睡眠问题困扰的人群，根据自身需求或医生推荐的睡眠监测方案，使用“我尚”睡眠应用进行数据采集。在准备入睡前，将睡眠监测设备佩戴至胸口，统一采集心电、体温和加速度数据；同时，开启“我尚”睡眠 APP 应用的录音功能，利用智能手机麦克风对睡眠期间卧室环境声信号（包括用户的呼吸声和各种背景及其它噪声等）进行自动采集和处理。早晨起床后，关闭睡眠监测设备及 APP 的录音功能，通过低功耗蓝牙或 USB，将睡眠监测设备采集的数据快速同步至手机进行初始分析和处理以及上传至平台进一步分析。

（2）声音事件（鼾声）识别和睡眠呼吸暂停检测：“我尚”睡眠应用 APP 设计并实现了高效的智能声音分析算法，基于手机麦克风采集的声音数据，实现对鼾声轻重、人声、环境声（滴水声、车鸣声、电视声、触碰麦克风声等）的建模和识别，并检测呼吸暂停事件，供用户查看。

（3）睡眠姿态判定和睡眠结构分析：“我尚”睡眠应用 APP 将睡眠监测设备采集的心电、体温、加速度等数据进行初步处理后上传至平台，平台上实现的智能分析算法，可对俯卧、侧卧、平躺等睡眠姿态进行判定，以及对深睡、浅睡、入睡等睡眠过程的结构进行分析，并将上述量化结果提供给用户查看。

（4）睡眠质量评估和睡眠指导建议：基于用户各项睡眠指标数据，提供总体的睡眠质量评估，以及个性化的提高睡眠质量生活方式指导建议，帮助用户改善睡眠质量。

8.3.3 系统设计及实现

本节，将从系统设计及实现的角度，依次介绍“我尚”睡眠端到端系统架构中几个关键组成部分，包括可穿戴睡眠监测设备、智能手机网关算法、CM-mHiP平台侧能力和算法支持、“我尚”睡眠业务系统、智能手机APP和Web门户设计及信息展示等，如图8-32所示。

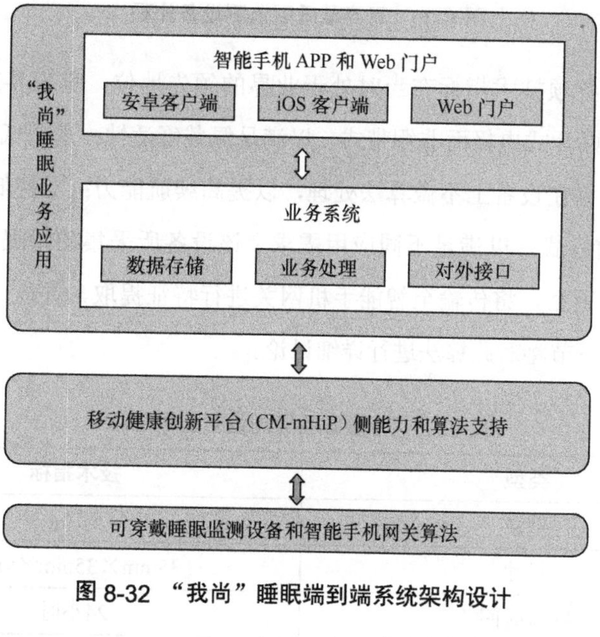

图8-32 “我尚”睡眠端到端系统架构设计

8.3.3.1 可穿戴睡眠监测设备

在本系统中，我们联合第三方厂商研发了一款非常轻便低功耗的可穿戴睡眠监测设备，如图8-33所示。该设备能够同时采集用户睡眠期间的心电、体温和三轴加速度信号数据。选择采集这几种体征数据，是考虑到睡眠监护应用的需求：其中心电信号反映了自主神经变化，从而间接反映不同睡眠阶段的结构变化；同时，采用胸部贴片式设备采集信号时，睡眠姿态及其改变可以直接反映在三轴加速度信号的变化上；体温高低的变化则可以影响人体的睡眠周期，临睡前体温较低的人，代表神经系统已经进入平和的状态，比较容易入睡。

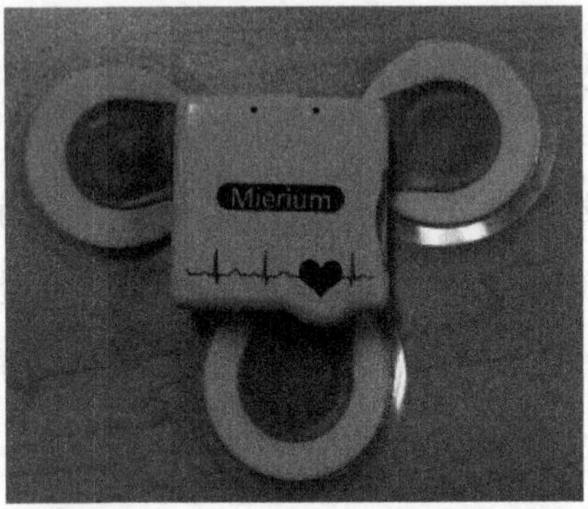

图 8-33　可穿戴睡眠监测设备外观

该设备的各项技术指标在当时处于业界的领先地位，见表 8-3，并具备如下特点：采用贴片式电极而非绷带式，以满足佩戴舒适性；选用低功耗处理器，只采集原始数据在设备上不做算法处理，以提高续航能力；支持低功耗蓝牙和 USB 两种通信方式，以满足不同应用需求。该设备所采集的睡眠期间的心电、体温、加速度数据，将传输至智能手机网关进行特征提取，并进一步上传至平台进行分析。下节将对此算法进行详细讨论。

表 8-3　可穿戴睡眠监测设备技术指标

类型	技术指标
重量	12.5g
尺寸	35mm×35mm×9mm
续航时间	24小时
采集信号	两导联心电、体温、三轴加速度
通信方式	低功耗蓝牙、USB

8.3.3.2　智能手机网关算法

智能手机网关上实现了三种计算任务，包括基于声信号的阻塞性呼吸暂停检测；基于加速度信号的睡眠瞬时姿态及特性提取；基于心电信号的心率变异率（HRV）提取。

（1）基于声信号的阻塞性呼吸暂停检测

利用手机内置的麦克风采集睡眠期间卧室产生的声信号，设计智能分析算法在手机上运行，可实现鼾声识别及阻塞性睡眠呼吸暂停事件检测。该算法的主要实现步骤如图 8-34 所示，下面分别讨论。

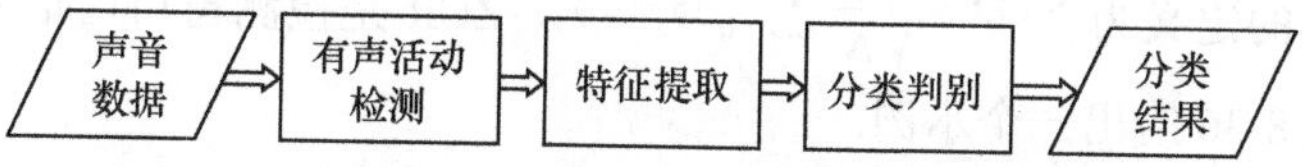

声音
数据
有声活动
检测
特征提取
分类判别
分类
结果

图 8-34 鼾声识别及睡眠呼吸暂停检测算法流程

● 声音数据采集

首先，应用 APP 调用智能手机麦克风采集声音数据（如图 8-35 所示），其采样频率为 8000Hz，采样精度为 16 比特，录音模式为单声道，声源距离大致为 70 厘米。

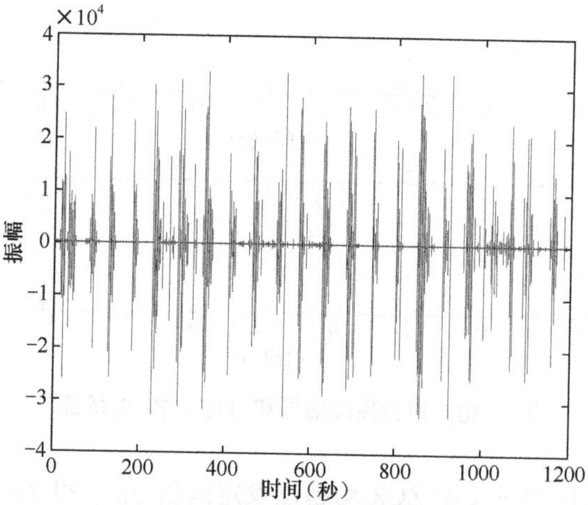

图 8-35 智能手机采集的声音数据

● 有声活动检测

有声活动检测是指从连续的背景声信号中提取出有触发事件的片段。对原始声音信号进行切割分帧，每帧长度为 50 毫秒，使用 150 毫秒的时窗（前后各有一帧的重叠），提取识别特征，并判别该帧是否为活动帧。

在选择识别特征时，主要有两方面的考虑：首先，优先使用轻量级特征。声音活动识别需要对输入信号逐帧分析，计算量较大，特征复杂时，会增加系统延时，降低实时性；其次，为了兼容不同智能手机的声音采集性能和不同用户使用场景的差异，应避免使用绝对特征（如能量），而选择相对特征，以便在实际应用中具有稳定的效果。

因此，最终采用标准差 STD [16] 和过零率 ZCR 两个特征进行声音活动识别。其中，STD 的定义为 $\mathrm{STD}=\sqrt{\frac{1}{N}\sum_{i=0}^{N-1}(s-\overline{s})^2}$，ZCR 是检测窗口内信号穿过零点的次数。图 8-36 给出一个示例。

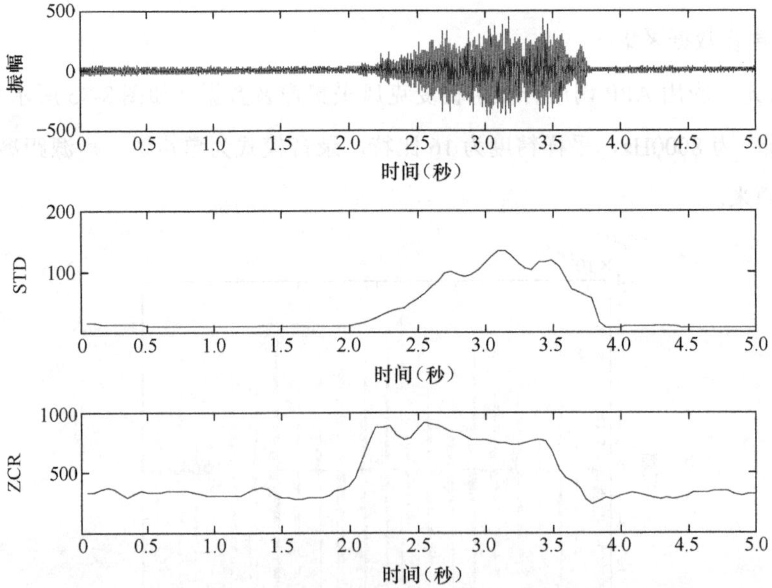

图 8-36　声音原始信号和 STD、ZCR 特征

当标准差 STD 和过零率 ZCR 均超过设定阈值 Th_{std} 和 Th_{zcr} 时，该帧被判别为活动帧。而这两个阈值的选取，采用动态更新机制，以抑制背景噪声强度变化产生的影响。Th 的更新由活动声音门限Th_{sound}和背景噪声门限Th_{noise}共同决定，每检测到一个活动声音帧，按如下方法更新活动声音门限：

$$Th_{sound}=a\times Th_{sound\_pre}+(1-a)\times V_{current}$$

其中，Th_{sound_pre}是更新前的活动声音门限，$V_{current}$是当前帧的特征计算值，Th_{sound}是更新后的活动声音门限。

同理，当检测到该帧为背景噪声帧时，按如下方式更新噪声门限：

$$Th_{noise} = b \times Th_{noise\_pre} + (1-b) \times V_{current}$$

最后更新判决阈值 Th：

$$Th = c \times Th_{sound} + (1-c) \times Th_{noise}$$

其中，a、b、c 是动态更新的经验阈值，这里分别取值为 0.2、0.2、0.3；STD 的初始阈值Th_{sound}和Th_{noise}的取值是 20 和 10，ZCR 的初始阈值Th_{sound}和Th_{noise}的取值是 400 和 200。

考虑到对声音进行逐帧识别可能出现异常点（Outlier），通过后处理可以修正孤立的活动帧，连接相邻的间隔较短的活动帧，并合并为声音事件片段。

- 声音事件分类特征提取

根据对睡眠呼吸声分布特性的分析，对每个声音事件片段选择提取 6 个声学特征（见表 8-4），形成该声音片段的特征向量。这些特征经过归一化处理后应用于日常睡眠环境下的鼾声识别，具有良好的辨别性、抗噪性和稳定性。

表 8-4　声音事件分类特征选择

特征	特征选择原因
信号1kHz以内能量占总能量的比值	鼾声的能量主要集中在1kHz以内，该特征对鼾声和人体活动有良好区分性
频谱峰值所在位置	鼾声的峰值在500Hz以内，而轻度鼾声与重度鼾声相比，峰值位置更靠近原点
声音片段长度	对夜晚常见的短促的噪声（滴水声、哐当一声）及悠长的噪声（如火车汽笛声）有明显的抗噪声能力
信号峰均值比	较好地区分轻度鼾声和重度鼾声，轻度鼾声的峰均值比高
信号平均能量	对较远声源的噪声具有区分性
差分时间序列复杂度	表征重度鼾声、轻度鼾声及其他声音在形态上的差异

- 声音事件分类判别

在分类判别阶段，采用了常规的三层前馈神经网络分类器（如图 8-37 所示），输入数据是每个声音片段的 6 维特征向量，输出则是 4 维分类结果向量，分别对应于睡眠呼吸障碍患者的重度鼾声、健康人群的轻度鼾声、人声（如说话、叹气等）及其他背景声音事件，这里采用了 10 个隐单元，故在神经网络的训练过程中，共有 100 个权值要学习、优化。

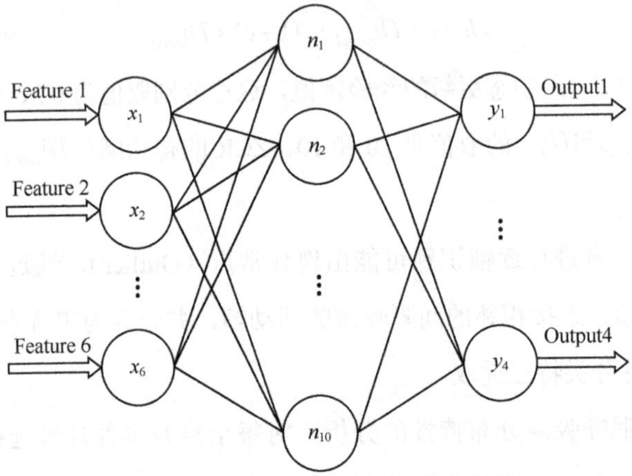

图 8-37　声音片段分类判别神经网络模型

● 阻塞性呼吸暂停检测

最后，根据上述分类结果，结合呼吸暂停事件的定义及其伴随鼾声的关系就可进行呼吸暂停事件的检测。具体判定一次呼吸暂停事件发生的规则是必须同时满足下述三点：

（a）一段声音信号，前后两端各有一个被识别成重度鼾声的睡眠声音片段；

（b）这段声音信号中不包含任何被识别成人声的声音片段（因为呼吸暂停事件是长时间的憋气，憋气时不会出现咳嗽、叹气等其他人体声音）；

（c）这段声音信号的长度在 10 ～ 60 秒之间。设置 10 秒下限是基于呼吸暂停的定义，设置 60 秒上限是基于呼吸暂停事件可能达到的最大长度。

● 实验结果

为了验证该算法分类的准确性，我们利用智能手机采集了 20 名用户（其中包括 13 名健康人和 7 名睡眠呼吸暂停综合征患者）睡眠期间的环境声数据，标定了 2378 个声音活动时间序列，其中，所有的鼾声事件均由人工标定，呼吸暂停事件由医生根据患者佩戴的多导睡眠仪输出信号标定。使用16人、1900组声音数据进行训练（在训练过程中使用交叉验证方法，提高模型准确度），使用4人、478组声音数据进行验证。睡眠事件识别的实验结果见表8-5，统计参数包括TP（True Positive，真正类）、FN（False Negative，假负类）和FP（False Positive，假正类），同时，计算识别准确率*P*（*P=TP/TP+FP*）和识别召回率*R*（*R=TP/TP+FN*）来评估识别结果。表8-5中，轻度鼾声的识别准确率高达94%，召回率高达95.2%。

表8-5　睡眠事件识别实验结果

	TP	FP	FN	P	R
轻度鼾声	157	10	8	94.0%	95.2%
重度鼾声	83	10	5	89.2%	94.3%
人声	84	11	20	88.4%	80.7%
背景声音	103	20	11	83.7%	90.4%

进一步地，对算法检测睡眠呼吸暂停的准确性进行验证。针对3名重度呼吸暂停患者，以医生通过多导睡眠仪标注的呼吸暂停事件作为金标准（Gold Standard），通过计算命中准确率和命中召回率来评估结果。考虑到医生标注主要基于血氧、口鼻气流和胸部阻抗信号，这些信号与鼾声没有准确的时刻对应关系。因此定义当检测到一次呼吸暂停事件与医生标注的一次呼吸暂停事件时间有重叠时，产生一次命中。睡眠呼吸暂停检测实验结果见表8-6。

表8-6　睡眠呼吸暂停检测实验结果

	TP	FP	FN	P	R
用户1	51	13	9	79.7%	85.0%
用户2	10	3	2	76.9%	83.3%
用户3	16	5	4	76.1%	80.0%

由此可见，通过智能手机便捷地监测和分类夜间睡眠时期的声音，可以用于评估打鼾情况、初筛睡眠呼吸暂停综合征及评估夜间环境声。

（2）基于加速度信号的睡眠瞬时姿态及特性提取

除了上述基于声信号的睡眠事件分析以外，“我尚”睡眠应用还能够基于可穿戴设备采集的睡眠期间人体的三轴加速度数据，利用智能分析算法，实现睡眠姿态和醒 / 睡状态的判定。该算法同样采用分布式计算框架，包括智能手机端和平台侧两个部分。在智能手机端，首先接收可穿戴设备上传的加速度原始数据。假定采样率为 64Hz，睡眠时长为 7 小时，睡眠时的加速度数据量约为 4.8MB。智能手机对每秒钟的加速度原始数据（64 个采样点）进行如图 8-38 所示的特征提取流程，形成每秒一次的姿态信息（包括动态和静态两种特性，以及平躺、俯卧、侧卧等姿态）。经处理后的 7 小时睡眠数据大小约为 12kB，这些数据上传至平台后进行最终的姿态判定及醒 / 睡分类，平台侧的算法将在下节继续介绍。

（3）基于心电信号的 HRV 提取

“我尚”睡眠应用不仅支持睡眠姿态和醒 / 睡状态的判定，而且可以基于心电信号实现睡眠结构分析，判断每 30 秒内用户所处的睡眠阶段（深睡、浅睡）。睡眠结构分析算法采用分布式计算框架：在智能手机端，采用小波变换方法，对心电信号提取 QRS 波和 HRV（心率变异率，在这里指 RR 间期）；在平台侧，主要实现基于 HRV 的睡眠阶段判断，下节将对平台侧算法进行详细介绍。

在智能手机端实现 HRV 提取，主要是降低不必要的数据上传。例如，一晚上（8 小时）的心电原始数据的大小大约为：8 小时 ×3600 秒 / 小时 ×256 次采样 / 秒 ×2B / 采样 >14MB。提取 QRS 波后得到的 HRV 数据大小约为：（假设平均心率为 75 次 / 分钟）8 小时 ×60 分钟 / 小时 ×75 次 / 分钟 ×1.5B / 次 = 55.8kB。由此可以看出，从心电原始信号到 HRV，数据量减小到原来的 1/250，有效降低了数据传输量。

8.3.3.3 CM-mHiP平台侧能力和算法支持

在“我尚”睡眠端到端系统中，CM-mHiP 平台起着多重作用，一方面接入智能手机上传的睡眠监测特征数据，进行分析处理；一方面为上层业务应用提供能力支撑：

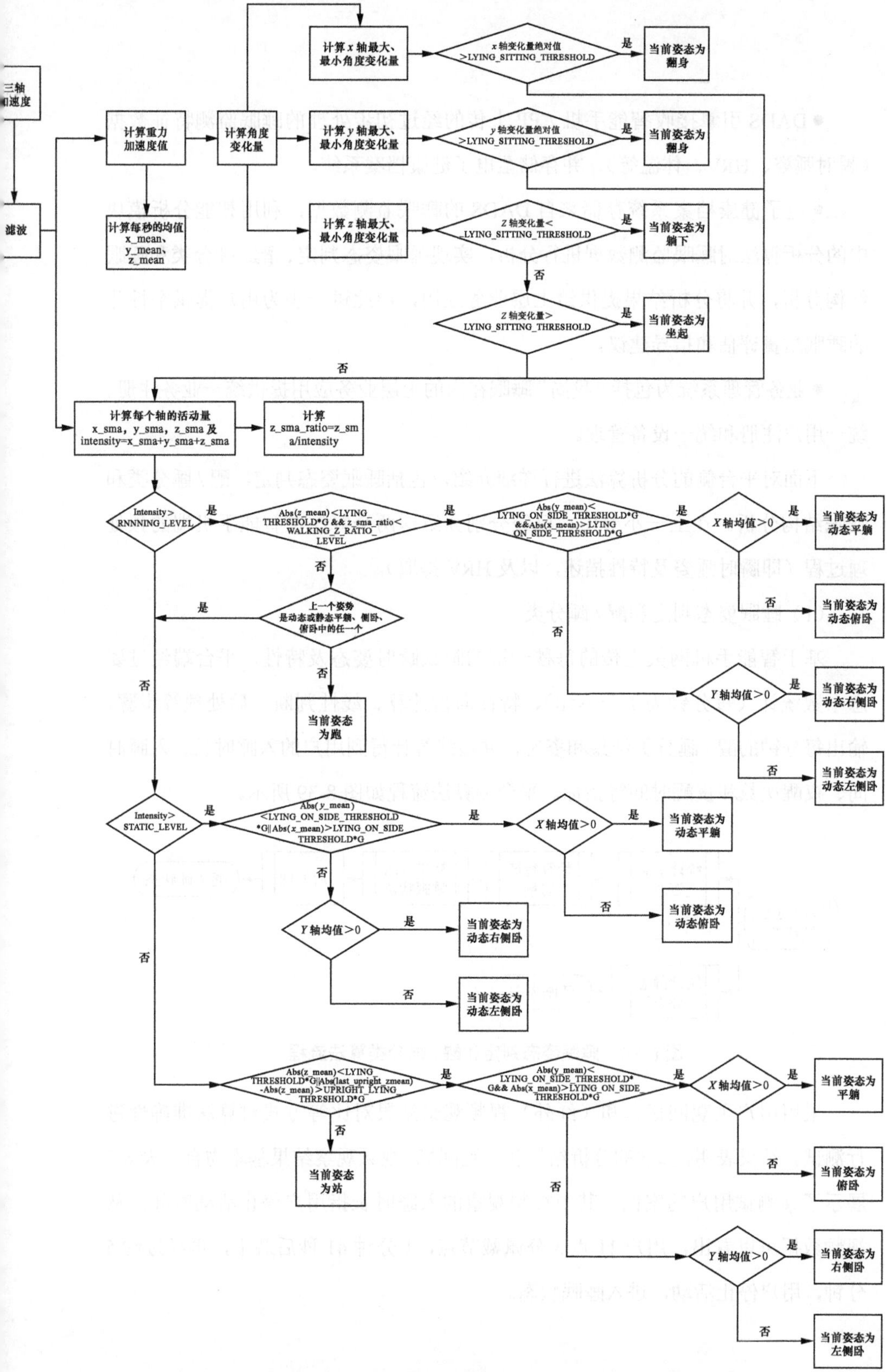

图 8-38 从加速度信号提取瞬时睡眠姿态和特性的算法流程

● DADS 引擎接收智能手机 APP 上传的经过初步处理的睡眠监测特征数据（瞬时睡姿、HRV、体温等），并存储至电子健康档案系统。

● 电子健康档案系统存储来自 DADS 的睡眠监测数据，利用智能分析模块中的分析算法对睡眠监测数据进行分析，实现睡眠姿态判定、醒 / 睡分类和睡眠结构分析，并将分析结果提供给上层业务应用，由此进一步为用户提供个性化的睡眠质量评估和指导建议。

● 业务管理系统为包括"我尚"睡眠在内的上层业务应用提供统一业务注册、统一用户注册和统一设备管理。

下面对平台侧的分析算法进行详细介绍，包括睡眠姿态判定、醒 / 睡分类和睡眠结构分析。在上一小节中，已经分别介绍这两个算法在智能手机端的预处理过程（即瞬时睡姿及特性描述，以及 HRV 提取）。

（1）睡眠姿态判定和醒 / 睡分类

基于智能手机网关上传的每秒一次的睡眠瞬时姿态及特性，平台端经过姿态个数统计（每分钟为 1 个单元）、特征向量计算、线性判断、后处理等步骤，输出每分钟的醒 / 睡分类结果和姿态，并最终统计得到用户的入睡时长、入睡时间、夜醒次数和夜醒时间等指标。平台端算法流程如图 8-39 所示。

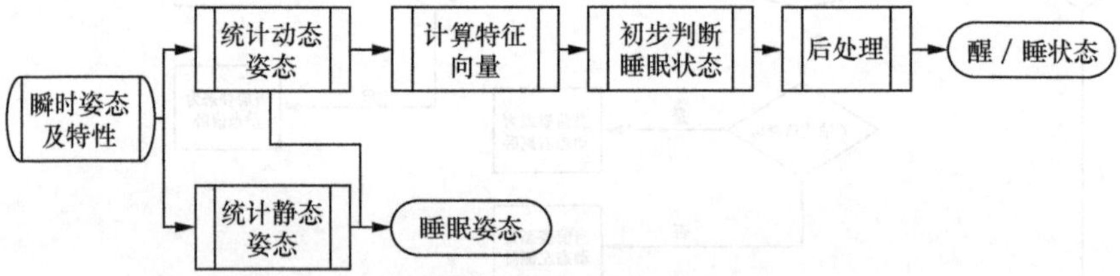

图 8-39　睡眠姿态判定和醒 / 睡分类算法流程

采用用户主观回忆、和（红外）视频观察结果对比等方式对算法准确性进行测试。结果表明，算法的分析结果和主观回忆、视频观察结果基本吻合。表 8-7 展示了某测试用户的案例，其中视频观察的入睡时长指用户停止活动时间。从视频数据可以看出，用户 11 点 3 分佩戴节点，1 分钟 41 秒后躺下，再经过约 5 分钟，用户停止活动，进入睡眠状态。

表 8-7　醒 / 睡分类实验：算法分析结果和视频数据对比

条目	佩戴节点时间	上床时间	入睡时长	入睡时间	夜醒
算法分析结果	11:03	11:05	7分钟	11:12	无
视频数据	11:03	11:05	5分钟 （停止活动）	11:10	无

（2）睡眠结构分析

基于智能手机上传的 HRV 数据，平台侧经过重采样、异常 HRV 处理、去趋势分析、特征计算、基于规则知识库的分类、后处理等步骤，最终输出每 30 秒的深睡和浅睡的分类结果。

● 重采样

对 HRV 数据进行重采样主要出于两个目的：一是 HRV 信号横轴的标度是次，在时间上不是均分的，通过插值的方法，得到在时间轴上均匀的采样点；二是利用 HRV 信号进行睡眠分析，以 30 秒为单位进行处理，心动周期一般在 0.9 秒左右，30 秒的 HRV 信号大约有 33 个数据左右，进行频谱分析时，采样点过少，频域分辨率太低，通过重采样可以提高频域分辨率。这里采用双线性插值的方法对 HRV 进行 2Hz 的重采样。

● 异常 HRV 处理

重采样后的 HRV 需要进行异常处理，主要原因是 QRS 波检测不是 100% 准确，存在一定概率的错误；其次，当 ECG 原始信号质量较差时，可能无法得到准确的 RR 间期。

在安静状态下，正常成年人心率的波动范围为 60 ～ 100 次 / 分钟，身体活动或精神兴奋时心跳都可增快。考虑到睡眠期间只可能存在翻身等不剧烈的活动，可以将睡眠期间的心率范围规定为 40 ～ 150 次 / 分钟。对于非正常范围内的 HRV，用距离其最近的正常 HRV 值来替代。

● 去趋势分析

考虑到心率有随着睡眠时间的延长而下降的趋势，为了后续采用整晚一致的规则，需要去除 HRV 中和入眠时间有关的信息，即对 HRV 进行去趋势分析。

这里采用简单的最小二乘的方法，对整晚的 HRV 进行线性拟合，去除 HRV 中的随时间线性变化的部分。

●特征计算

对于去趋势后的 HRV 数据，提取时域和频域两大类特征，见表 8-8。其中，频域特征采用窗口为 512 点的功率谱分析，512 点对应 256 秒的时长，选择这个窗口尺寸的原因是在保持频域分辨率的基础上有效利用 FFT 的计算资源。

表 8-8 睡眠结构分析特征选择

特征	描述
NDMH	去趋势后的RR间期的均值按均值和方差进行标准化
NStd	RR间期的方差按均值和方差进行标准化
NDif	去趋势后的RR间期的均值的差分按其均值和方差进行标准化
NLF/HF	低频高频比按其均值和方差进行标准化（其中低频范围为0.04～0.15Hz，高频范围为0.15～0.4Hz）
NVLF	极低频按其均值和方差进行标准化（极低频为0.003～0.04Hz）

●基于规则知识库的分类和后处理

考虑睡眠期间的 HRV 变化规律，包括 REM（快速眼动）和醒时的平均心率都比 NREM（浅睡和深睡）快；REM 和醒时心率变化的标准差大于 NREM；心率有随着睡眠时间的延长而呈下降的趋势；后半夜 REM 的心率变化有增大的趋势等，因此设计了分级的判断规则，由粗到细对睡眠分期逐级进行细化。同时，还需要进行后处理，去除判断结果中的不合理数据。

在第一级规则中，利用 NDMH 特征进行粗分类，具体逻辑如图 8-40 所示。其中，TH_1=1，TH_2=0，TH_3=−1/2，TH_4=0，TH_5=0。

在第二级规则中，根据心率和差分特征，在第一级规则判断的结果上进一步进行细分，从深睡中区分出差分特征较大的浅睡，从醒或 REM 中区分出差分特征不够大的浅睡，如图 8-41 所示。

接着，利用如下两条规则进行后处理：REM 之后不会马上进入深睡，睡眠先经过 NREM 才会进入 REM。

最后，将醒或 REM 合并进入浅睡类型，原有的三类分类结果最终转换为浅睡和深睡两类分类结果。

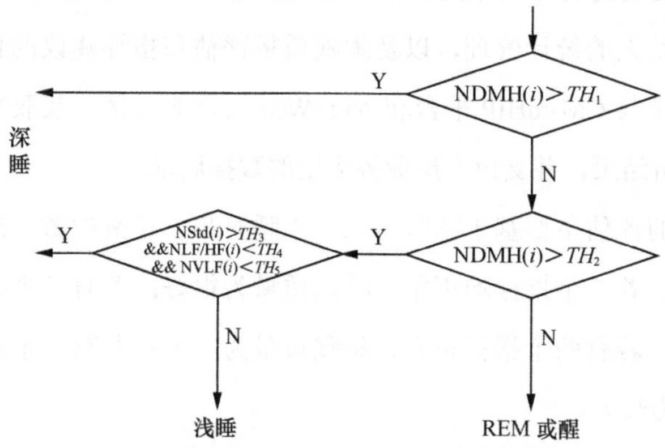

图 8-40　睡眠结构分析第一级规则逻辑

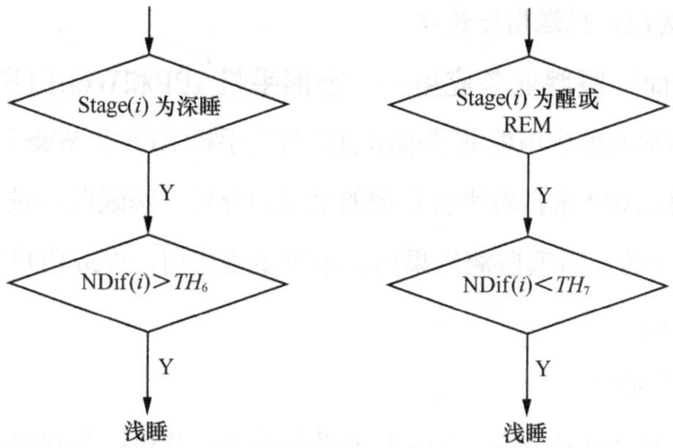

图 8-41　睡眠结构分析第二级规则逻辑

基于 MIT-BIH Polysomnographic Database [17] 数据库对算法进行验证。该数据库共有 14 人的 16 例睡眠样本数据，平均睡眠时长约 4 小时 52 分钟。数据包括脑电、心电、呼吸、血氧等指标，并伴有人工标注的 QRS 波、每 30 秒一个的睡眠阶段以及呼吸暂停事件等信息。利用上述讨论的方法对这个数据库的数据进行浅睡、深睡的自动分类，通过一一对应测试比较，算法的准确率为 87.3%。

8.3.3.4　“我尚”睡眠业务应用——业务系统

“我尚”睡眠业务应用同样建立在 CM-mHiP 平台之上，由业务系统、智能手机 APP 和 Web 门户组成。其中，业务系统包括数据存储、业务处理和对外接口三个核心模块。数据存储模块主要存储睡眠监测数据和业务数据；业务处理模块基于业务应用的功能设计提供相应的业务逻辑处理，其中包括对睡眠声音、睡眠结构分析结果的统计管理，以及睡眠质量评估和指导建议的自动生成；对外接口模块实现与 CM-mHiP 平台和 APP/Web 门户的对接，获取平台端的睡眠姿态和结构分析结果，并支撑上层业务应用的数据展示。

睡眠质量的评估主要基于睡眠时长、入睡时长、夜醒次数、深睡占比 4 个指标进行判断：若 4 个指标均正常，睡眠质量为很好；若有三个指标正常，睡眠质量为较好；若有两个指标正常，睡眠质量为一般；若有一个或零个指标正常，睡眠质量为较差。

对于睡眠指导建议的自动生成，参考了美国睡眠医学会的临床指南[18]，根据用户的睡眠时长、入睡时长、上床 / 起床时间、夜醒次数、深睡占比、浅睡占比等，相应地为用户推送指导建议。

8.3.3.5 “我尚”睡眠业务应用——智能手机APP和Web门户

“我尚”睡眠业务应用的前端展示包括智能手机 APP 和 Web 门户两种形态。其中，智能手机 APP 承担着声音数据的采集和分析、睡眠监测设备采集数据的接收、处理和上传、睡眠监测结果的展示等多重作用，Web 门户主要实现睡眠监测结果的展示。

- 智能手机 APP

智能手机 APP 支持安卓、iOS 两种操作系统，其核心模块包括睡眠声音分析和结果展示以及睡眠结构分析和结果展示两个部分。

睡眠声音分析和结果展示模块的界面如图 8-42 所示，可使用录音功能，并展示经算法处理分析后检测到的声音事件画像。

在睡眠结构分析和结果展示模块，首先 APP 从睡眠监测设备同步心电 / 加速度 / 体温数据，经过解析处理后上传至平台，平台完成数据分析后，将睡眠姿态判定、睡眠结构分析、睡眠质量评估及指导建议推送到手机 APP 上进行展示，如图 8-43 所示。

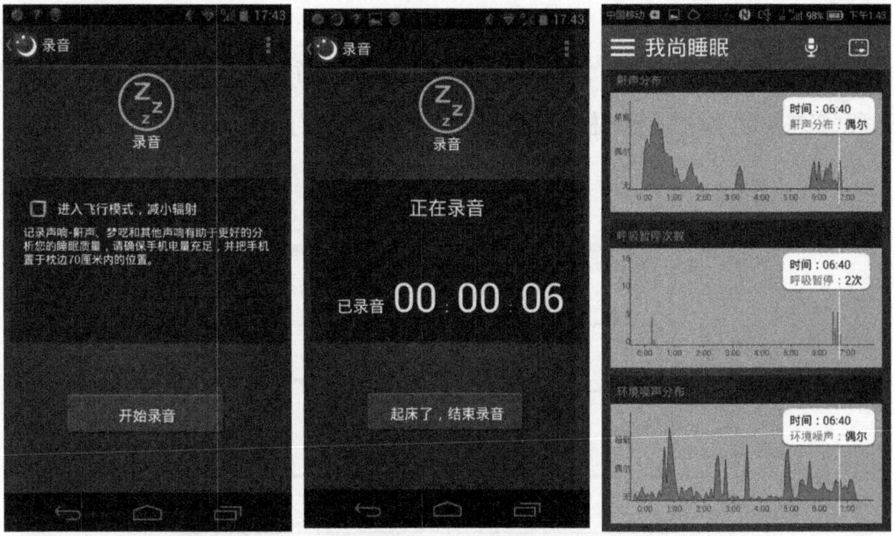

图 8-42 “我尚”睡眠 APP 的睡眠声音分析展示模块

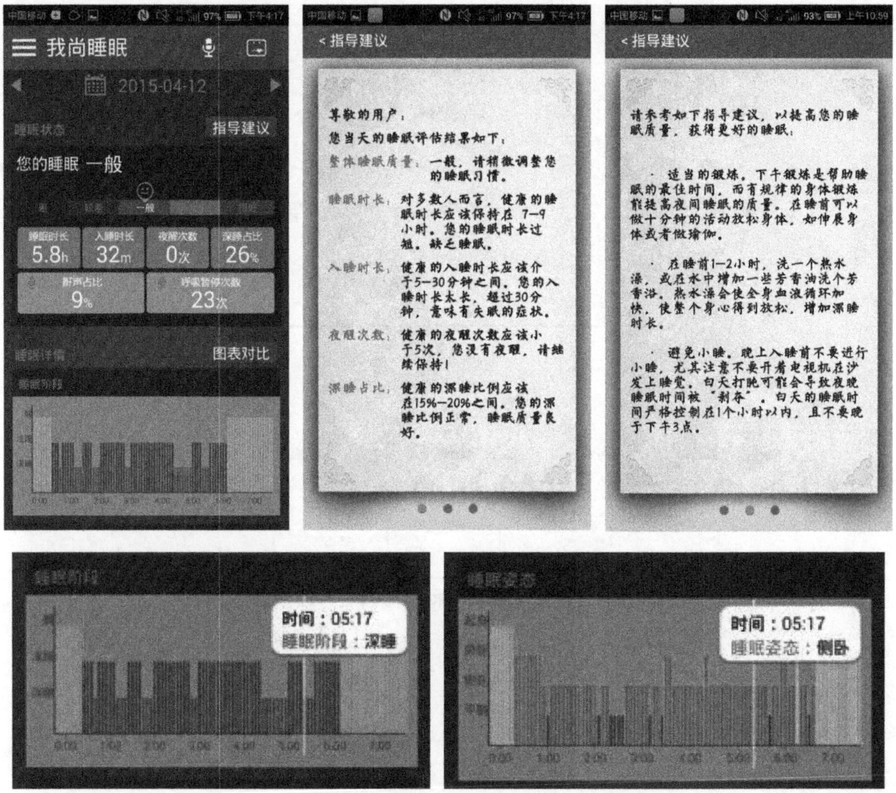

图 8-43 “我尚”睡眠 APP 的睡眠结构展示模块

● Web 门户

Web 门户主要实现鼾声、环境噪声识别结果、呼吸暂停事件检测结果的展示，以及睡眠姿态判定、睡眠结构分析、睡眠质量评估结果及指导建议的展示，如图 8-44 所示。

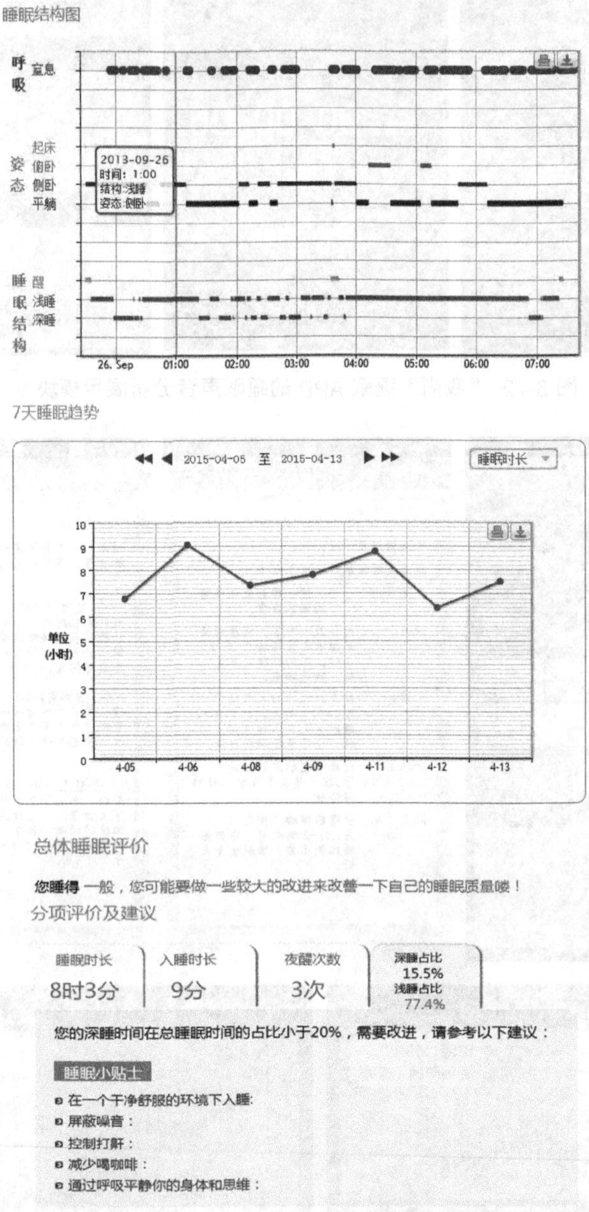

图 8-44 “我尚”睡眠应用的 Web 门户展示（睡眠特性、睡眠时长、总体睡眠评价）

在“我尚”睡眠原型系统完成研发后，和国内顶级的三甲医院睡眠中心达成合作意向，拟通过线上线下相结合的闭环服务模式，更加有效地实现睡眠健康远程监护服务，帮助用户摆脱睡眠障碍，提高睡眠质量。

8.4 “我尚”心电——心电自动分析和筛查系统

“我尚”心电是中国移动研究院移动健康创新团队于2013年研发的心电自动分析和筛查系统，基于可穿戴心电监测设备和手机（如图8-45所示），面向亚健康人群、心脑血管患者和出院患者，提供家庭和移动场景下的集心电采集、分析、筛查于一体的监护服务，实现对常见心律失常的筛查及严重程度判断。

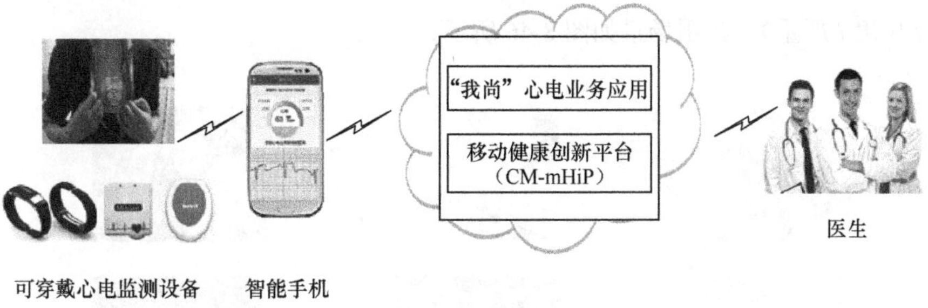

图8-45 “我尚”心电端到端系统示意

8.4.1 背景需求

在我国高达2.9亿的心血管病患者中，高血压占2.7亿，心肌梗死占250万，心力衰竭有450万，我国现阶段对心血管疾病以治疗性干预为主，实时监测和预防性干预还不成熟。

事实上，对于心血管病患者，心律失常是心脏功能发生异常的早期症状，如果及时检测到心律失常现象的发生，则能够及早诊断、预防和治疗心脏疾病，避免病情进一步恶化。随着可穿戴设备和移动互联网技术的发展，针对家庭和移动场景的远程心脏监护和心律失常自动筛查成为有效预防心血管病的手段，这一解决方案能够在一定程度上解决医疗资源匮乏的问题，并且很好地适应于心律失常的偶发特性。

家庭和移动场景下的心律失常自动筛查应为用户提供较好的使用体验，通常要满足以下几方面的要求：能够覆盖较多的心律失常种类、筛查结果通俗易懂、筛查准确率高、心电采集设备易用性佳且成本低。

8.4.2 应用场景

基于以上背景需求，中国移动研究院 2013 年研发了心电自动分析和筛查系统——“我尚”心电，为亚健康人群、心脑血管患者和出院患者等几类用户，提供常见心律失常（心动过速 / 过缓、房颤、早搏等）筛查及严重程度判断（无碍 / 中度 / 严重），应用场景如图 8-46 所示。

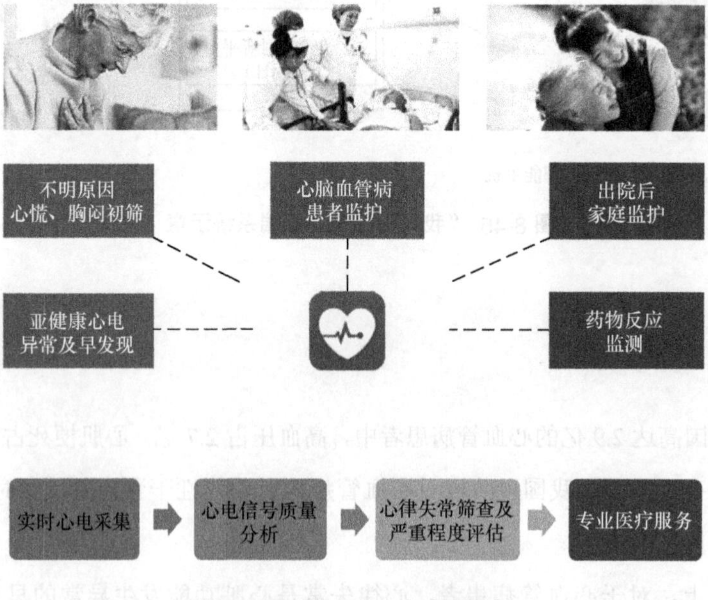

图 8-46 “我尚”心电应用场景

● 实时心电采集：用户佩戴可穿戴设备，实时采集心电信号，并传输至手机客户端进行显示；

● 心电信号质量分析：通过智能算法实时检测信号质量，帮助用户调节设备佩戴位置，确保心电数据有效性；

● 心律失常筛查及严重程度评估：自动分析心电异常情况，实现心律失常筛查（如心动过缓/过速、早搏、房颤等）和严重程度评估（无碍、中度、严重）；

● 专业医疗服务：基于客户端上传的数据，专业医疗机构的医生提供远程诊断和监护服务。

从上述应用场景可以看出，通过心电自动分析和筛查，一方面，减少了患者做检查的费用和时间成本，患者足不出户就可以完成检查；另一方面，减少了心脏内科医生的重复劳动，通过智能算法分析辅助人工检查，过滤心脏正常的情况，将医生的精力放在少数需要重点关注的心脏异常情况。

8.4.3 系统设计及实现

本节将从系统设计及实现的角度，依次介绍“我尚”心电应用端到端系统架构中几个主要的组成部分，包括可穿戴心电监测设备和智能手机网关，CM-mHiP 的能力支持，“我尚”心电业务系统和智能手机 APP 等，如图 8-47 所示。

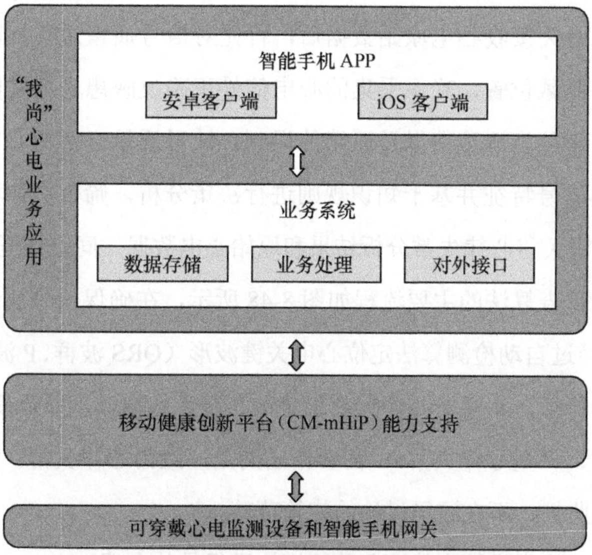

图 8-47 “我尚”心电端到端系统架构设计

8.4.3.1 可穿戴心电监测设备

在本系统中，需要使用可穿戴心电监测设备采集用户的心电数据。这里选择了三款不同形态的设备进行适配和对接（见表 8-9），尽量满足不同的用户需求。其中，第一款设备与前面讨论的“我尚”睡眠应用中的类似。这三款设备均可采集用户的心电数据，并通过低功耗蓝牙将心电原始数据传输至智能手机。

表 8-9 “我尚”心电系统接入的可穿戴设备

品牌	形态	外观	通信方式
移动研究院和第三方联合研发品牌	贴片	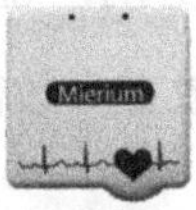	蓝牙
神念[5]	手环	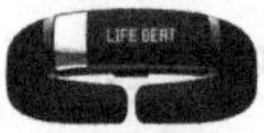	蓝牙
Hellofit[19]	贴片	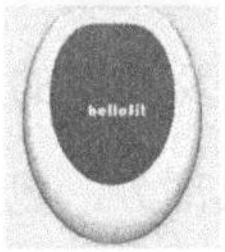	蓝牙

8.4.3.2 智能手机网关——心律失常筛查算法

智能手机网关接收心电原始数据后，首先对信号质量进行实时检测，帮助用户调节设备佩戴位置，确保采集的心电信号正确反映患者的实际情况，避免因无效数据引起的资源浪费以及后续的误判。针对质量合格的心电数据，分别检测多种关键信号特征并基于知识规则进行决策分析，筛查心律失常情况。最后，智能手机网关将心律失常分析结果和原始心电数据一同上传至平台。

心律失常筛查算法的主要流程如图 8-48 所示，在确保信号质量合格的情况下，心电数据经过自动检测算法定位心电关键波形（QRS 波群、P 波），结合心率、节律以及波形特征，实现对心律失常患者的初筛并输出其严重程度（包括无碍、中度心律失常、严重心律失常）。需要指出的是，致命心律失常，如室速、室扑及室颤属重症监护，不在这里讨论的初筛范畴。

下面，对心律失常筛查算法各功能模块进行具体介绍。

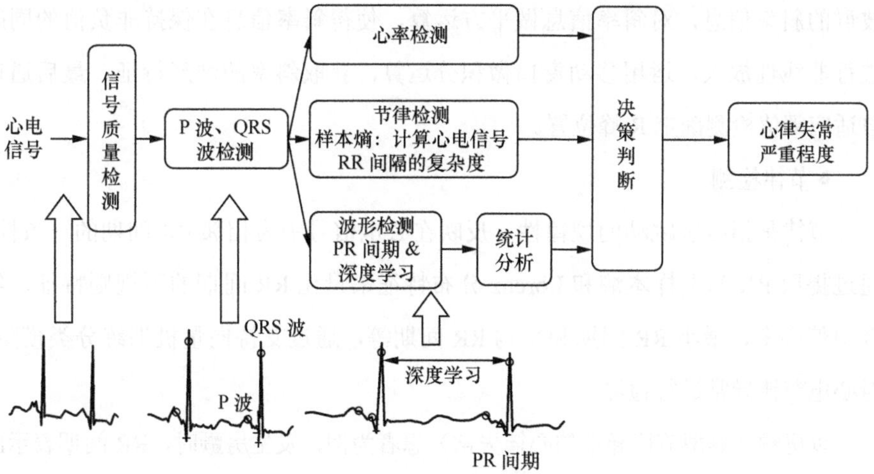

图 8-48 心律失常筛查算法流程

● 信号质量检测

采用参考文献 [20] 的信号质量评价技术，提取心电信号高斯能量分布、频谱能量分布，以及不同 QRS 检测算法对不同噪声的敏感度等多种特征，训练支持向量机（SVM）分类器，建立信号质量检测模型，实现心电信号质量的实时判断。

除了应用上述心电信号被噪声和干扰污染度量，还考虑结合心电关键波形的有效性，根据 P 波形态学特征，通过构建拟合波形对心电 P 波进行匹配检测（如图 8-49 所示），从关键特征是否可用的角度实现了心电信号质量检测。

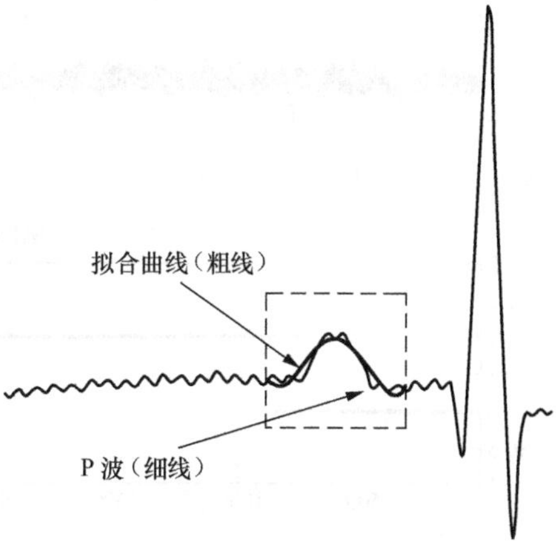

图 8-49 信号质量检测——波形匹配示意

● QRS 波提取

QRS 波形检测是心电信号处理最重要的步骤，是进行心率计算和节律检测的基础。这里采用 P-T 算法 [21] 实现 QRS 波群的定位：心电图通过带通滤波，降低基线漂移和高频噪声对心电信号的影响，微分求导整段心电信号，获取 QRS

波群的斜率信息，对斜率信息做平方运算，使得斜率信息在保持非负值的同时进行非线性放大，运用移动窗口做积分运算，获取斜率的波形特征，最后通过自适应阈值检测确定 R 峰位置。

● 节律检测

节律是指心脏跳动的规律性，反映在心电信号中为相邻 RR 间期的一致性。通过提取 RR 间期样本熵和 Lorenz 分布特征来量化 RR 间期的不规则特征，结合中值心率、最小 RR 间期和平均 RR 间期等，通过支持向量机训练分类模型，对心电节律异常进行检测。

以房颤（典型节律异常的心律失常）患者为例，发生房颤时，RR 间期表示出很强的不规则性，样本熵值增大。图 8-50 显示了一段长达 10 小时的房颤患者原始心电信号，由专业的医生对房颤发生时段进行标注，发生房颤标注为“1”，未发生房颤标注为“0”。接着，计算心电的 RR 间期，按照 12 次 RR 间期依次加窗，计算窗内样本熵值。从图中可以明显看出，样本熵与房颤的发生具有很强的相关性。

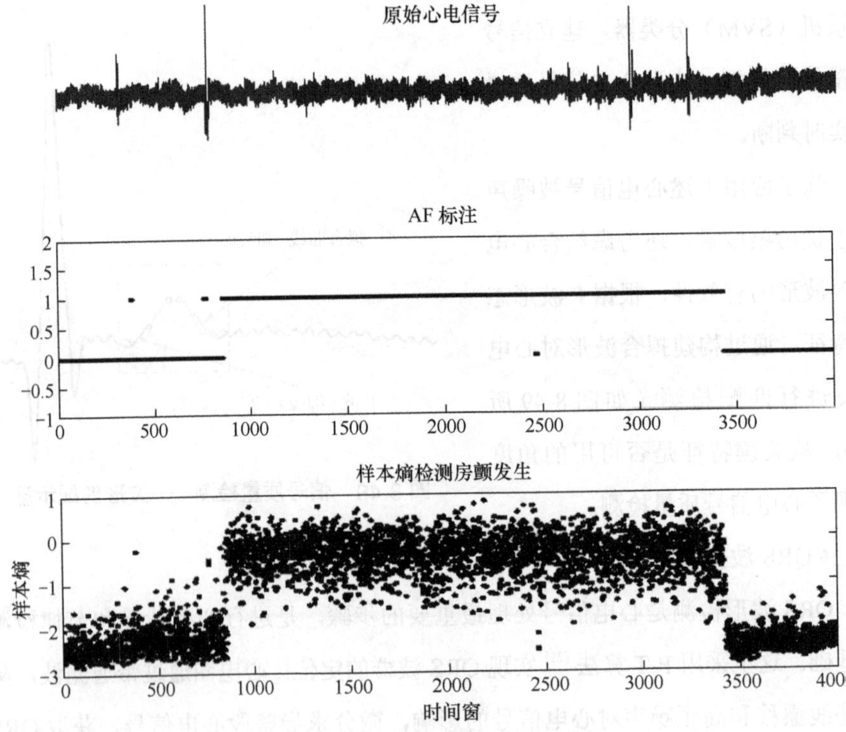

图 8-50　样本熵节律检测（房颤）

Lorenz 分布又称为 RR 间期散点图，反映了邻近 RR 间期的变化，是在直角坐标系上 {RR(*n*)-RR(*n*-1)，RR(*n*-1)-RR(*n*-2)} 标记全部相邻 RR 间期数据位置的点图。其中，横坐标为第 *n* 个 RR 间期与第 *n*-1 个 RR 间期的差值 RR(*n*)-RR(*n*-1)，纵坐标为第 *n*-1 个 RR 间期与第 *n*-2 个 RR 间期的差值 RR(*n*-1)-RR(*n*-2)。Lorenz 分布直观地揭示逐个心搏之间的瞬间变化。如图 8-51 所示，图 8-51(a) 为正常心电图的 RR 间期 Lorenz 分布，由于正常心电 RR 间隔比较规则，其 Lorenz 分布（{RR(*n*)-RR(*n*-1)，RR(*n*-1)-RR(*n*-2)}）主要集中于原点周围；而节律失常的患者 RR 间期会发生较大的不规则改变，其心电 RR 间隔的 Lorenz 分布（{RR(*n*)-RR(*n*-1)，RR(*n*-1)-RR(*n*-2)}）如图 8-51（b）所示，表现为很强的离散性。

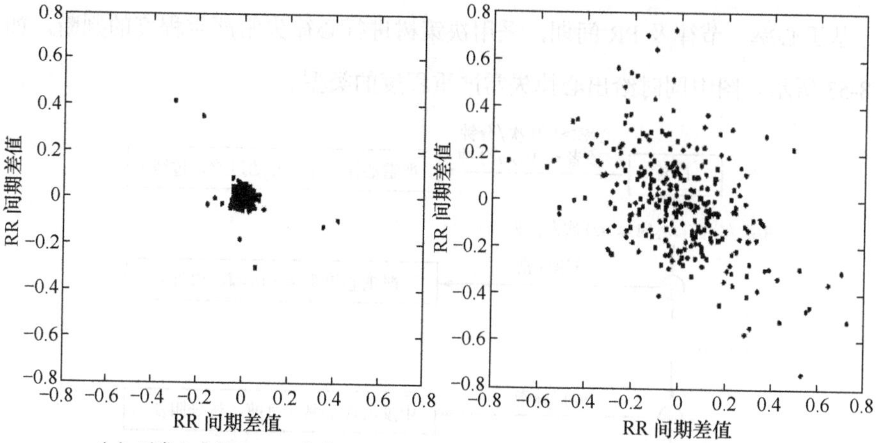

（a）正常心电的 Lorenz 分布　（b）节律失常的 Lorenz 分布

图 8-51　Lorenz 分布节律检测

- PR 间期检测

PR 间期是反映心电的一个重要波形特征，代表心电激动产生到传导至心室的时间，是识别心律失常的一个关键参数。PR 间期在心电图上表现为 P 波起点到 QRS 起点的间期，通过算法获得 P 波起点到 Q 波起点可计算得到 PR 间期。PR 间期检测如图 8-52 所示。

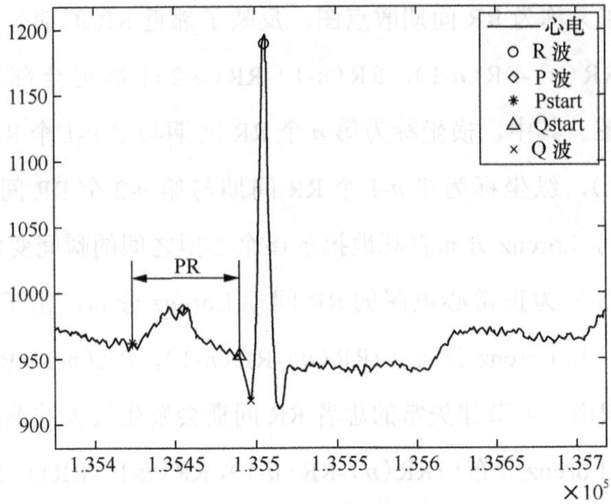

图 8-52　PR 间期检测

● 决策判断

基于心率、节律及 PR 间期，采用决策树进行心律失常严重程度的判断，如图 8-53 所示。图中同时给出心律失常严重程度的类型。

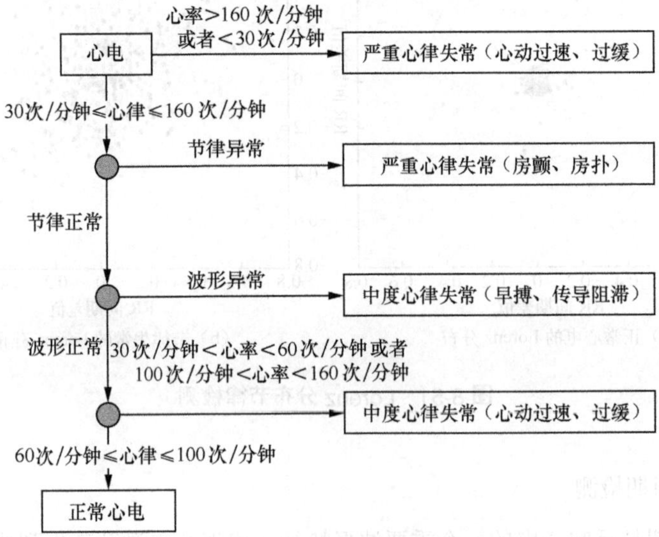

图 8-53　心律失常决策树判断逻辑

两类数据被用来对上述心律失常筛查算法进行准确性验证。一是信号发生器产生的 18 种常见心律失常信号，初筛及严重性判断测试的结果，正确率为 100%（窦性心律不齐、过缓、过速、房速、房扑、房颤、早搏等）；二是公开数据库 MIT-BIH Arrhythmia Database [22]，该数据库包括 48 名被试者，其中 20 名正常人，4 名植入起搏器患者，24 名心律失常患者（包括房颤、房扑、早搏等）。由此，获得总共 708 个测试事件，其中，正常情况 379 个，中度心律失常 199 个，严重心律失常 130 个。算法取得的总体正确识别率为 93.1%，见表 8-10。

表 8-10　心律失常筛查算法测试混淆矩阵

识别 标注	正常	中度心律失常	严重心律失常	敏感度	特异性
正常	343	34	2	90.5%	97.9%
中度心律失常	7	186	6	93.5%	93.3%
严重心律失常	0	0	130	100%	98.6%

8.4.3.3　移动健康创新平台（CM–mHiP）能力支持

在“我尚”心电端到端系统中，CM-mHiP 一方面通过数据汇聚和分发服务引擎，接入经智能手机网关上传的心电原始数据以及心律失常和严重程度筛查结果，并存储至电子健康档案系统，供上层业务应用调用；另一方面，通过业务管理系统，为上层业务应用提供统一业务注册、统一用户注册和统一设备管理。

8.4.3.4　“我尚”心电业务应用——业务系统

“我尚”心电业务应用由业务系统和智能手机 APP 两部分组成。其中，业务系统同样由数据存储、业务处理和对外接口三个核心模块构成。数据存储模块主要存储心电数据、心律失常筛查结果和业务数据；业务处理模块基于业务应用的功能设计提供相应的业务逻辑处理，其中包括对心电原始数据及心律失常筛查结果的统计管理；对外接口模块实现与 CM-mHiP 平台和 APP 的对接。

8.4.3.5　“我尚”心电业务应用——智能手机APP

“我尚”心电业务应用的前端展示为智能手机 APP 的形态，支持安卓、iOS 两种操作系统。智能手机 APP 承担着心电监测设备采集数据的接收、分析和上传，以及心电原始数据及心律失常筛查结果的展示等多重作用，如图 8-54 所示。其中，心律失常筛查结果包括心率数值、PR 间期正常与否、节律正常与否、心律失常严重情况（无碍、中度、严重）等。

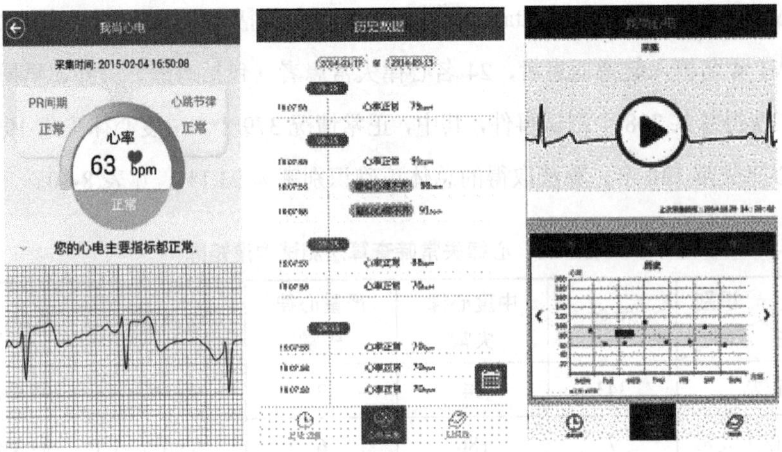

图 8-54 “我尚”心电 APP

在“我尚”心电原型系统完成研发后，组织了 300 人次的试用，并在试用过程中收集用户反馈，对系统进行迭代优化，确保设备及 APP 的使用流程简便、呈现的心律失常筛查结果清晰易懂。

后续，拟和第三方运营公司合作，利用其专业的运营资源和医疗服务资源，为患者提供完整的心电诊断、监护和干预服务。

这一章，主要介绍了过去几年由中国移动研究院移动健康创新团队自主研发的“我尚”系列应用的几个代表：“我尚”运动、“我尚”睡眠、“我尚”心电，以及与专业医疗机构合作研发的“我尚”心呵护，其中：“我尚”运动面向健康/亚健康人群，聚焦自我健康管理，突出“运动社交”概念；“我尚”心呵护面向出院患者，聚焦远程医疗监护，突出和医疗机构共同研究制定的分级干预机制；“我尚”睡眠面向亚健康和睡眠障碍人群，聚焦健康促进和慢病管理，突出基于智能分析算法的呼吸暂停检测和睡眠结构分析；“我尚”心电面向心律失常人群，聚焦慢病管理和院外康复/干预环节，突出基于智能分析算法的心律失常检测。尽管定位各有不同，但在这 4 个系统的设计和开发过程中，始终坚持以用户需求为驱动，以解决用户痛点为目标，明确应用场景，采用系统化方法进行迭代开发，通过集成智能分析算法或联合专业医疗资源，为用户提供有价值的信息和服务，并基于实际运营中收集的用户反馈和数据，不断优化系统，改善用户体验，最终打造出被用户需要、有商业前景、兼具社会价值的健康医疗应用。

参考文献

[1] 我尚运动 [EB/OL]. http://mhealth.cmri.cn/iactivity/, 2015

[2] 盟联 [EB/OL]. http://www.milink.cc/, 2015

[3] 益体康 [EB/OL]. http://www.etcomm.cn/healthy.html, 2015

[4] 易兴 [EB/OL]. http://www.yixingkeji.com/Product/2713494923.html, 2015

[5] 神念 [EB/OL]. http://www.neurosky.com.cn/beatband/, 2015

[6] 德赛 [EB/OL]. http://care.desay.com/, 2015

[7] MongoDB [EB/OL]. www.mongodb.org/, 2015

[8] WHO. Global recommendations on physical activity for health [EB/OL]. http://www.who.int/dietphysicalactivity/publications/9789241599979/en/, 2010

[9] 中华人民共和国卫生部疾病预防控制局. 中国成人身体活动指南 [Z], 2011

[10] Android Material Design [EB/OL] . https://developer.android.com/design/material/index.html, 2015

[11] 爱动力 [EB/OL]. http://health.10086.cn/Web/serviceADL.jsp?appId=0012, 2015

[12] 国家心血管病中心. 中国心血管病报告 2014 [R], 2015

[13] Ralasafe [EB/OL]. http://www.ralasafe.com/, 2015

[14] 爱护心 [EB/OL]. http://health.10086.cn/Web/serviceADL.jsp?appId=0010, 2015

[15] 中国医师协会. 2015 年中国睡眠指数报告 [R], 2015

[16] HAO T, XING G, ZHOU G . ISleep: Unobtrusive sleep quality monitoring using smartphones[M]. Proceedings of the 11th ACM Conference on Embedded Networked Sensor Systems, 2013

[17] MIT-BIH Polysomnographic Database [EB/OL]. http://www.physionet.org/physiobank/database/slpdb/, 2015.

[18] RODIN S S, BROCH L , BUYSSE D , et al. Clinical Guideline for the Evaluation and Management of Chronic Insomnia in Adults [J]. Journal of Clinical Sleep Medicine, 2008, 4(5)

[19] Hellofit [EB/OL] . http://www.demohour.com/projects/342432/, 2015

[20] BEHAR J, OSTER J，LI Q，CLIFFORD G D. ECG Signal Quality During Arrhythmia and Its Application to False Alarm Reduction [J].IEEE Transactions On Biomedical Engineering, 2013, 60(6)

[21] PAN J P, TOMPKINS W J. A Real-Time QRS Detection Algorithm[J]，IEEE Transactions On Biomedical Engineering, 1985, 32(3)

[22] MIT-BIH Arrhythmia Database [EB/OL]. http://www.physionet.org/physiobank/database/html/mitdbdir/mitdbdir.htm, 2015

第三篇
推动健康医疗产业的可持续发展

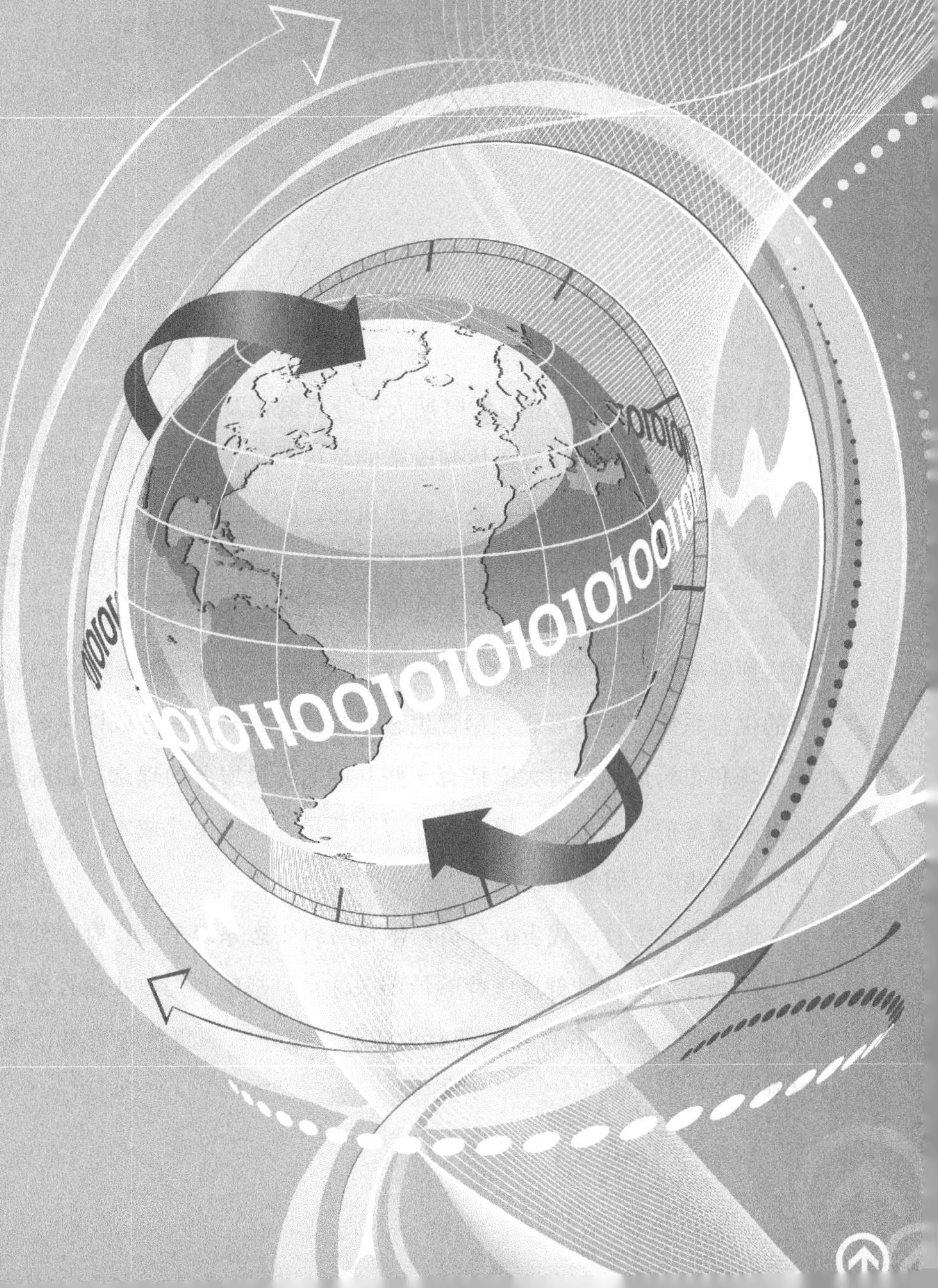

第 9 章

产业各方的战略布局和商业模式

近年来，为了有效应对新时期人口分布变化及经济转型和发展带来的挑战，国内外对健康医疗服务体制改革的举措和步伐不断加快，再加上科学技术的飞速进步，使得以往主要以医疗机构、医药方、支付方、医生及患者形成的整体医疗服务格局发生变化，各方承担的角色也在不断演进，来自外界的新“搅局”者和利益相关方纷至沓来，产生了新的灵活多样的服务模式。在这种新形势下，互利共赢的伙伴关系愈发重要，跨界（行业）融合成为趋势，新的生态系统正逐步形成。尽管生态系统的各利益相关方或许代表不同的行业立场和市场活动，但大家持有一些共同的为民服务的理念，那就是扩大健康医护服务的可及范围，提高医疗服务质量并降低医疗成本，改善患者或消费者的健康医疗服务体验。

通过对典型行业代表的分析，本章将对生态系统中（政府除外的）各主要利益相关方在移动健康医疗领域的关注点、战略布局、实施行动及商业模式进行分析，说明各自在传统行业中被“赋予”的角色在这里已悄然发生转变。

9.1 国内外主流通信网络运营商

通信运营商进入并不熟悉的健康医疗垂直行业，特别强调互联互通、开放平台和合作伙伴的重要性。一方面运营商基于其无所不在的网络基础设施、数据中心和云计算技术、海量用户市场及规模化服务能力等优势，积极构建医疗云平台，吸引专业医疗服务机构、第三方应用开发者和服务商等合作伙伴打造生态系统，运营商可在其中发挥不同作用，从仅提供数据传输通道，到平台运营，再到合作提供移动健康医疗服务。另一方面运营商可根据自身发展战略需要，选取优质合作伙伴，通过投资、合资、并购等方式，集聚健康医疗领域的核心能力和资源，提升其在行业的整合能力。通信运营商在该领域里可以扮演的多重角色如图 9-1 所示。

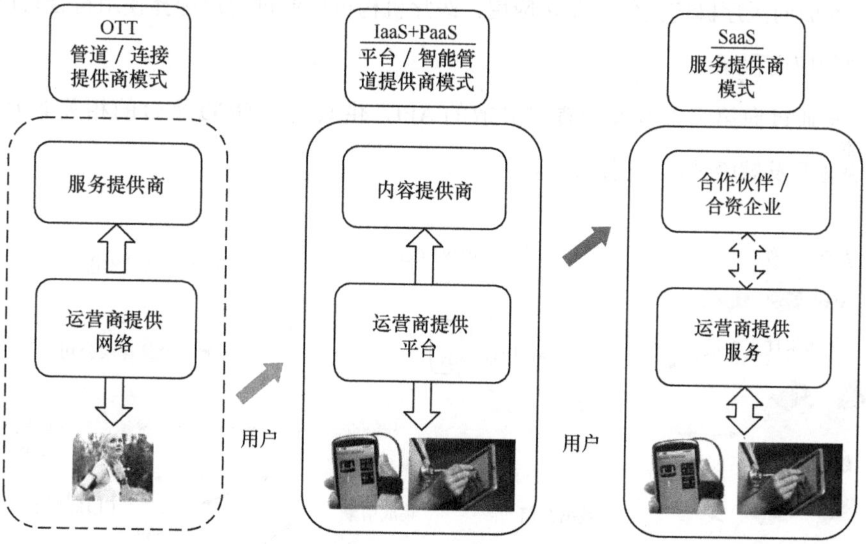

图 9-1 通信运营商在移动健康医疗领域的多重角色

下面，以北美运营商 AT&T 和 Verizon 以及中国移动为例进行说明，同时对其他主流运营商进行概略总结。

9.1.1 AT&T

AT&T 是美国最大的固定网络通信和第二大移动网络通信运营商[1]，拥有全网通信基础设施，近年来在健康医疗领域进行了多方面的创新和布局。

（1）构建基于云计算的医疗信息交换平台 HCO

通过建设医护共同体在线（Healthcare Community Online，HCO）平台，实现患者的医护相关数据在多个医疗信息系统间交换和共享，为医生、健康医疗服务提供方、保险公司和患者提供信息和电子医疗应用的实时接入，如图 9-2 所示。AT&T 基于 HCO 平台提供的行业解决方案包括以下几点。

- 医学影像云存储，基于云计算技术实现医疗影像的存储、访问和共享；
- 医疗信息交换，实现多家医院、诊所间对临床和管理信息的快速、高效、安全访问；
- 通过基于临床路径规则过滤等方法对健康和临床数据进行分析处理，实现医疗决策支持；
- 面向医疗机构提供定制化应用，医疗机构可以通过门户选择使用符合自己需要的应用程序；
- 通过向第三方开发者提供开放的 API，供其调用 HCO 平台的相关能力，以快速开发健康医疗应用。

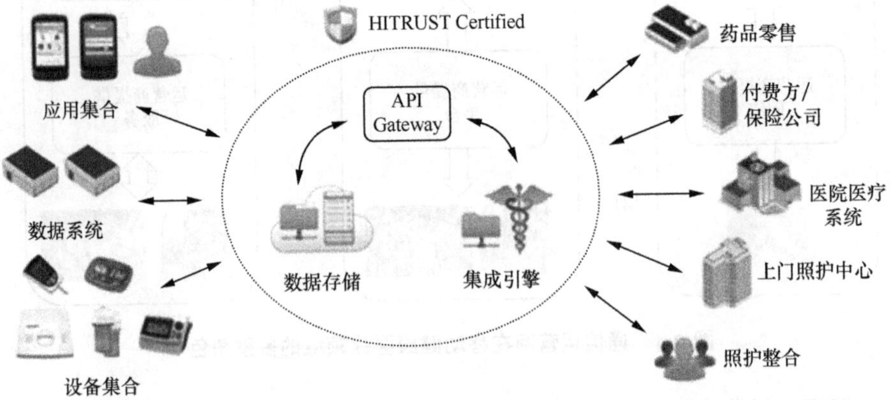

图 9-2　AT&T 医疗信息交换 HCO 平台

截至 2013 年，该平台已接入 121 家医院，十几万医生，服务两千多万患者，向第三方开放了 300 多种 API，集成了 50 多项应用[2]。

（2）与合作伙伴推出一系列产品和服务

AT&T 与糖尿病管理专家 Welldoc 合作，以“DiabetesManager”作为自有品牌，面向集团客户（通用电气、福特汽车公司等）提供针对 II 型糖尿病患者的慢性疾病管理服务。AT&T 负责产品的销售、客服及计费等，WellDoc 负责产品的开发和运营，患者的服务费用则由保险公司的相关险种承担。AT&T 还以“交钥匙（Turnkey）”的方式向健康医疗机构提供一站式远程患者监护解决方案，实现对（如心血管）疾病的监测和管理，同时提供多种生命体征采集设备，包括体重计、血压计、脉搏血氧仪、血糖仪等。AT&T 还与第三方合作提供老年人急救服务等，并接入 Fitbit、Withings 等公司的多款可穿戴设备。

AT&T 成功的服务模式受益于几方面原因：一是美国政府强力推动医疗机构采用以电子病历为代表的信息化系统。2009 年的《美国复苏和再投资法案》（ARRA）要求政府投资 190 亿美元激励医疗信息技术的应用推广，给供应商带来发展契机；二是美国的大型医疗集团拥有多家连锁医院和大小诊所，医疗集团规划采用统一的、安全的医疗信息系统，为旗下医院和诊所提供信息存储和共享；三是美国以家庭医生为主，分级诊疗制度较完善，患者的电子病历信息需要在不同社区诊所、医院间可访问。

美国的分级诊疗制度、医生多点执业、医疗信息化、商业保险、医院集团管理等一系列成熟体系，为美国移动健康医疗的发展提供了肥沃土壤，而 AT&T 在此基础上，充分利用运营商的现有能力，设立首席医疗信息官（CMO），与专业有实力的合作伙伴深度合作，在医疗、卫生和健康领域进行了统一的规划，进行商业模式创新，从而构建了良好的生态系统。

9.1.2 Verizon Wireless

Verizon 无线（Verizon Wireless）是美国最大的移动通信运营商，早在 2010 年就发布了基于云计算的医疗信息交换（Health Information Exchange，HIE）平台[3]。

作为美国首个4G-LTE网络运营商，Verizon抢占市场先机，利用其覆盖广泛的LTE高速网络基础设施，2014年6月推出了“虚拟问诊”（Virtual Visits）服务[4]。

Verizon的HIE平台[5]允许患者的电子病历在互不兼容的医疗信息系统之间交换，将医疗服务机构提供的患者病历数据转换成可通过Web安全访问的标准格式，从而扫除众多导致临床数据无法在医生、诊所、医院和支付方之间共享的互操作性障碍。

Verizon与医疗IT投资公司Health Evolution Partners建立合作伙伴关系[6]，旨在促进移动健康、远程医疗和健康数据管理领域的创新。两家公司于2012年2月宣布，将利用Verizon的IT基础设施，助力Health Evolution Partners所投资的100家医疗保健IT公司进行上述领域的创新。

Verizon推出的Virtual Visits服务提供一种简单、方便和成本效益好的方式为远程患者诊治感冒、流感、喉咙痛或其他简单非急症性疾病。患者通过智能手机、平板电脑或者PC上的摄像头视频“连接”临床医生，进行医患互动，获得医生的诊断和指导，医生将电子处方发送给药店，患者依据电子处方购买药品。如图9-3所示，一位医生正通过Virtual Visits服务向名为Sarah的患者提供远程诊治。Virtual Visits服务打通远程就诊与电子处方、购药环节，同时将能力开放给医疗机构、保险公司和雇主，允许他们基于该平台的API进一步为他们的患者提供相应的健康医疗APP服务。

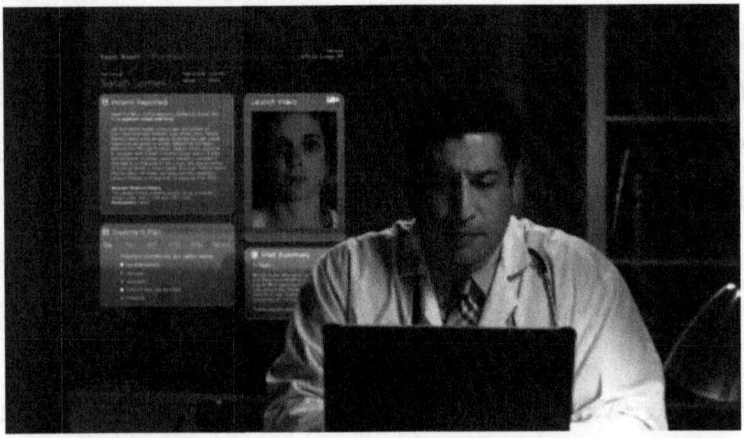

图9-3 Verizon无线推出的Virtual Visits服务

9.1.3 中国移动集团公司

近年来，中国移动认真落实国家《卫生信息化“十二五”规划》、卫生计生委关于信息化发展的“46312”总体规划等相关要求，制定了移动健康和智慧医疗领域“以客户为中心，为用户提供终身健康管理服务”的战略目标。依托优秀的通信网络和庞大的用户群体，利用 4G LTE、云计算、大数据等 ICT 新技术能力，秉持以用户为中心、应用为导向、数据为驱动，与专业医疗机构密切合作的指导思想，力图打造开放的健康医疗云平台，以电子病历、电子健康档案、全员人口数据库三大核心数据库为基础，提供统一的数据管理、标准共享、用户和设备鉴权保障及运营支撑等服务和解决方案。具体而言，一方面通过产学研用一体化创新体系实现新产品孵化和快速迭代，另一方面聚合产业链上的合作伙伴，不断丰富和拓展健康医疗创新应用和服务。

- 前瞻研究、技术创新和产品孵化

中国移动 2012 年即在集团公司研究院创立移动健康和智慧医疗研究中心，开展该领域的发展战略分析、顶层设计、关键技术和系统研究以及产品孵化创新（如图 9-4 所示），研发了移动健康创新平台（CM-mHiP），具备灵活开放、海量存储、智能分析三大核心能力；通过自主研发、与医疗机构深度合作、接入第三方合作伙伴等方式，围绕市场和用户重点需求、结合患者路径管理以及临床医护流程，孵化了运动管理、心功能远程监护、睡眠监护、糖尿病管理、心电自动筛查系统、耳鸣检测干预系统、孕婴关爱等“我尚”系列移动健康医疗应用；深入研究并建立了从嵌入式设备、智能移动终端到云平台的端到端的智能计算和信息交互体系架构；与知名医疗机构和专业医疗集团在专科分级诊疗、健康医疗大数据平台和挖掘方面开展深入合作。

- 品牌、系统部署和服务运营

中国移动重视医疗服务品牌的建立，并进行业务领域的细分与深耕。在“和健康”品牌下细分出“医疗”、“卫生”、“健康”三个应用服务领域。其中“医疗”领域依托专业医疗机构，针对慢性疾病人群提供监护和医疗诊断服务；在“卫生”领域，配合和响应政府在人口健康信息化等方面政策，并通过分析挖掘人口健康大数据培育新的市场增长点；“健康”领域则面向不同用户群，与“卫生”领域配合，提供居家监护、运动健康等丰富的健康类业务。以开放的“医疗云”平台为根基，构建开放合作的移动医疗生态圈，目前“医疗云”平台整合医疗健康行业资源，一期已上线，接入 10 余款终端，服务涵盖健康促进、慢病管理、体检等，并提供远程医疗、社区养老、区域医疗、移动护士站、医疗大数据等解决方案[7]。

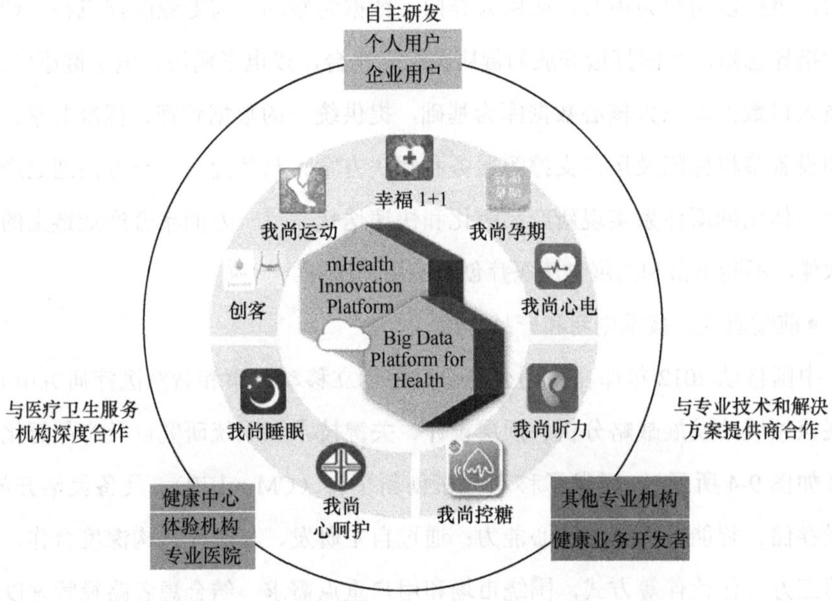

图 9-4　中国移动研究院健康医疗创新孵化成果

另外，中国移动重视产、学、研结合，依托中南大学成立了“移动医疗”教育部—中国移动联合实验室，开展移动健康监护系统、无线医院、医疗大数据等多方面的合作研究。

9.1.4　其他运营商

此外，国内外很多其他运营商也在健康医疗领域进行策划和布局，以下几家运营商的发展战略、行动实施和取得的经验值得关注和借鉴，见表 9-1。

表 9-1　其他运营商在健康医疗领域的布局

运营商	模式特点		概述
	平台	服务	
西班牙电信 Telefonica	自研	自研+投资	（1）成立专属健康医疗领域的业务部门，独立于通信业务部门，开发并销售基于ICT的医疗业务（就医提醒、远程监控、移动电子病历等） （2）2013年2月投资巴西最大的慢性疾病医护公司Axismed
韩国运营商SK Telecom	合资	合资+投资	（1）与首尔国立大学医院合资成立Health Connect公司，联合推出了品牌为 Health-On的个性化健康管理服务以及术后管理、智能医院等服务，致力于基于个人的医疗信息、遗传信息、生物信息（血压、血糖、饮食及活动习惯等），打造下一代医疗健康医疗服务 （2）投资韩国医疗设备企业NanoEnTek[8]和中国分子诊断仪器公司西安天隆，打造产业链
日本运营商NTT Docomo	自研	合资	（1）研发健康管理平台Wellness Support Platform，整合健康管理产业链，实现多样化设备的接入和健康管理服务 （2）与医疗器械公司欧姆龙合资成立Docomo Healthcare公司，整合双方在健康方面的业务和服务，开展运动、饮食、辅助生活、病患远程监控等业务，截至2013年7月，用户规模超过170万

9.2　互联网和IT巨头

移动健康医疗迎来了历史性的发展机遇，使互联网和 IT 巨头看到了其中巨大的商机和深远的影响，于是争先恐后地进入该领域进行规划、布局，发挥自身在平台、用户、资金、技术、服务和跨界整合等方面的优势，以创新的产品、商业模式强势介入传统医疗行业，积极参与重构健康医疗生态圈。这其中既有国外的苹果、谷歌、三星、微软、IBM、高通公司等，也有中国互联网巨头BAT（百度、阿里巴巴、腾讯），还有新锐巨头小米公司。这些 IT 巨头的商业模式和服务探索最终能否挖掘出互联网 + 下健康医疗服务的金矿，尚不明朗，但是基于以往成功的商业经验，对 IT 巨头在健康医疗行业的战略和部署进行分析，会更精确地把握该行业未来的发展方向。

9.2.1 苹果公司

苹果公司在健康医疗领域的尝试始于 2006 年与耐克公司合作推出的 Nike+iPod 运动监测产品[9]，但从 2014 年开始则启动了一系列周密计划的布局，包括当年 4 月播出的 iPhone5S 与多款运动健康管理应用和传感器结合的“Powerful”广告，当年 6 月发布的 Health APP 和聚焦个人健康管理的开放平台 HealthKit，2015 年 3 月推出的苹果手表（Apple Watch）和聚焦临床医学研究的开源平台 ResearchKit，还有 2016 年 4 月刚刚推出的开源 CareKit 服务[10]，体现出苹果公司的前瞻视角和创新能力，在行业中引起了热议和追逐。苹果从设备、应用、开放平台到大数据进行了全方位布局，通过与产业链上的合作伙伴，尤其是专业医疗机构，开展广泛深入的合作，构建了良好的健康医疗生态系统。

（1）开放平台 HealthKit 与 Health APP

HealthKit 移动应用平台（如图 9-5 所示）用于汇集、管理和分析用户的健康相关数据，并与授权的医院信息系统和医护人员共享。进一步地，基于 HealthKit 平台开发的各种应用之间也可共享数据，从而可以进行更全面、更深层次的健康管理活动。

在 HealthKit 的研发和应用进程中，苹果一方面与全球知名的医疗机构（如梅奥诊所、杜克大学医院、斯坦福大学医学中心、克利夫兰诊所、Ochsner Health System 等）合作，获得医疗领域的专业知识支持，确保苹果提供的工具符合患者实际需求；另一方面，苹果与主流电子健康档案（EHR）供应商（如 Epic Systems、Cerner、Athenahealth、Allscripts 等）合作，将 HealthKit 中的健康数据开放给患者的 EHR，以给予医生选择的自由，需要时可查看和利用这些纵向健康数据，掌握两次随访之间患者的身体状态，从而做出更好的诊断和治疗决策。

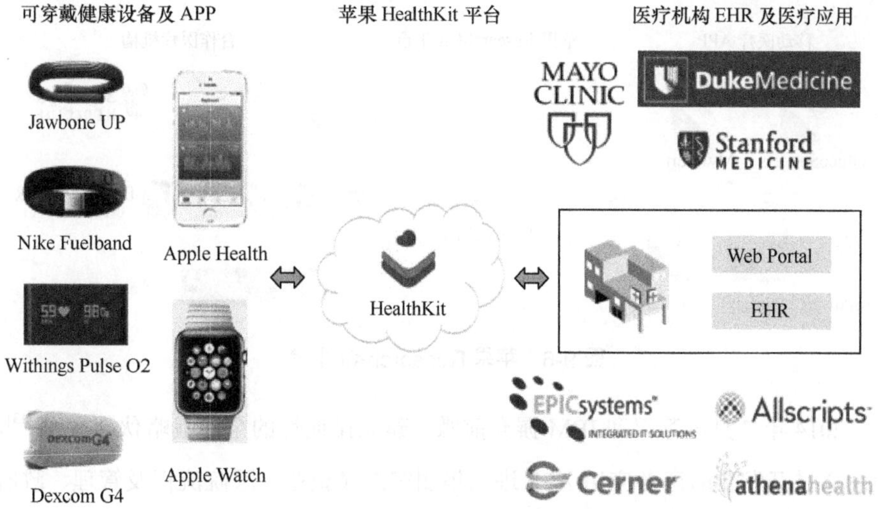

图 9-5　苹果 HealthKit 平台

苹果自有的 Health APP [11] 能够采集或接收来自于 iPhone 本身的传感器、第三方应用和设备（如 Jawbone UP、Nike Fuelband、 Withings Pulse O2、 Dexcom G4 等）、苹果手表等的数据，并将这些数据与 HealthKit 平台交互，从而实现用户全方位健康数据（包括运动、体重、用药、营养、睡眠、关键体征、血糖及诊断数据等）的汇聚和共享。

（2）ResearchKit 平台

与 HealthKit 聚焦个人健康和生活方式的跟踪和管理不同，ResearchKit 主要解决医学研究人员在开展医学研究和临床试验时面临的种种问题（如符合医疗研究要求的志愿者难招募、日常生活中的客观体征数据难以获得、数据收集频率低等）。借助于智能手机传感器和 APP，ResearchKit 收集、整合、分析用户（即医学试验和研究的对象）的医疗和健康数据，包括 HealthKit 的健康数据、特定疾病的相关体征数据，以及描述疾病症状的问卷信息等，并将其应用于对特定疾病的研究。ResearchKit 发布时，提供了 5 款与顶尖医疗机构合作开发的分别针对糖尿病、哮喘、帕金森、心脏病、乳腺癌的免费 APP（如图 9-6 所示）。截至 2015 年 10 月，与 ResearchKit 合作的医疗机构已达 17 家 [12]。

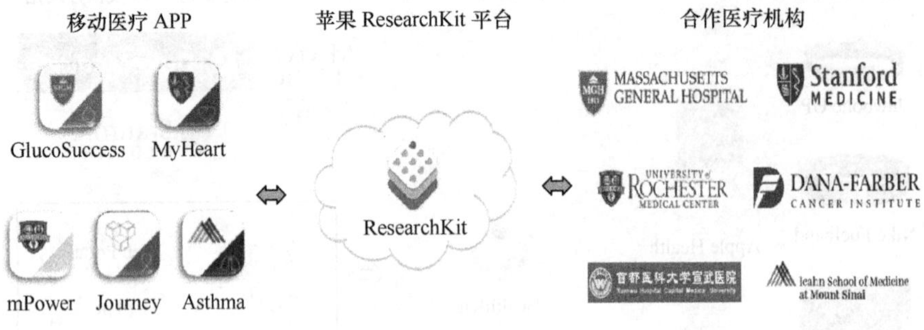

图 9-6　苹果 ResearchKit 平台

2014 年 7 月，苹果和 IBM 摒弃前嫌，建立排他性的全球战略伙伴关系 [13]，力图通过开发新的商务应用 APP 进入集团客户（企业、医院流程及管理、政府采购等）移动市场，该战略合作的很大一部分将瞄准医疗行业，尤其是移动医疗行业。IBM 发挥其在云计算和 Watson 智能分析认知计算技术的优势以及行业咨询与开发能力，联合苹果的个人用户基础和开放平台，同时，IBM 和苹果都十分了解安全及监管问题，懂得如何创造可行的、有价值的、符合消费者和企业需求的产品，这些都是移动健康医疗发展所必备的因素。作为初始的合作成果，2015 年 4 月双方联合发布了 4 款帮助院内及巡回医护人员进行患者护理和医用物品及事项管理的移动应用 [14]。

（3）Apple Watch

Apple Watch [15] 针对运动健康监测和提醒，利用其自带的 6 轴惯性传感器、心率传感器等，收集用户的运动和脉率数据，并将其上传到 HealthKit 平台，基于 Apple Watch 的应用 2015 年已有 200 多款，如图 9-7 所示。在 2015 年 9 月召开的苹果新品发布会上，苹果 CEO Tim Cook 表示，苹果手表第二代系统 Watch OS 2 将推动更多移动健康应用的产生 [16]，并以第三方公司 AirStrip 研发的两个苹果手表原生 APP——AirStrip ONE 和 AirStrip Sense4Baby，作为案例。AirStrip ONE 应用主要帮助医生在苹果手表上跟踪患者的预约安排，远程查看患者的实时健康数据，如心率、血压、血氧等。医生还可以接收患者的化验室检查结果，并分享给其他医护人员。另一款 AirStrip Sense4Baby 应用则可以帮助孕妇在苹果手表上监测自己的心率、宫缩和胎心（孕妇心率由苹果手表采集，后两个参数需要使用 AirStrip 的胎心监测设备采集并传输至苹果手表），这些数据可以进一步分享给医生进行远程监测。

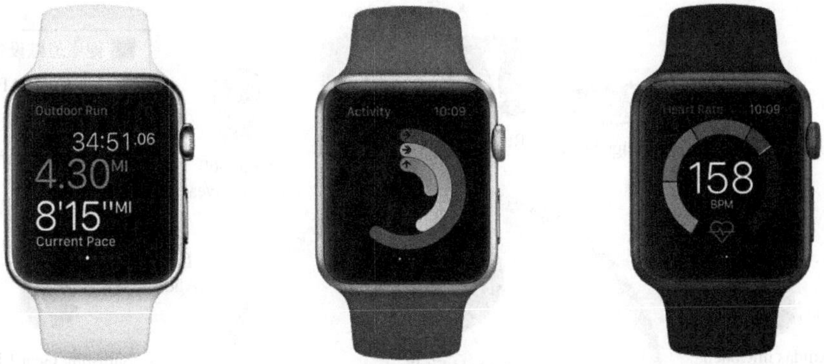

图 9-7 Apple Watch

根据市场研究公司 Wristly 的最新调研报告[17]，接近三分之二的苹果手表用户比以往更加频繁地进行锻炼，或者锻炼的时间有所延长。83% 的用户称该设备改善了他们的健康状态（24% 表示很大程度改善，59% 表示部分改善）。

从以上苹果构建的生态系统可知，苹果充分发挥其技术创新实力，加上其本身具有的先天 iOS 平台优势、优秀的产品设计，利用其巨大的号召力，整合可穿戴设备、第三方应用、专业医疗机构及电子健康档案服务商，不断开创从健康管理到诊断治疗的新模式。

9.2.2 谷歌

与苹果在健康医疗领域的布局相比，谷歌在健康平台、智能手表、前瞻研究领域的策略有所不同。

一是，谷歌推出的 GoogleFit 平台聚焦在运动健康领域，通过开放 API 汇聚健康跟踪设备和 APP 采集的数据，如图 9-8 所示，提供包括羽毛球、篮球、足球、健美体操、远足、跳绳、滑冰、赛艇、沙滩跑步、冲浪、排球、瑜伽等 100 种运动的输入模式[18]，但尚未研发自有健康应用或与医疗机构深入合作。

二是，谷歌目前没有推出自有品牌的智能手表，但其可穿戴设备操作系统

Android Wear 支持的各类手表将成为向安卓移动健康应用输送运动健康数据的主力。

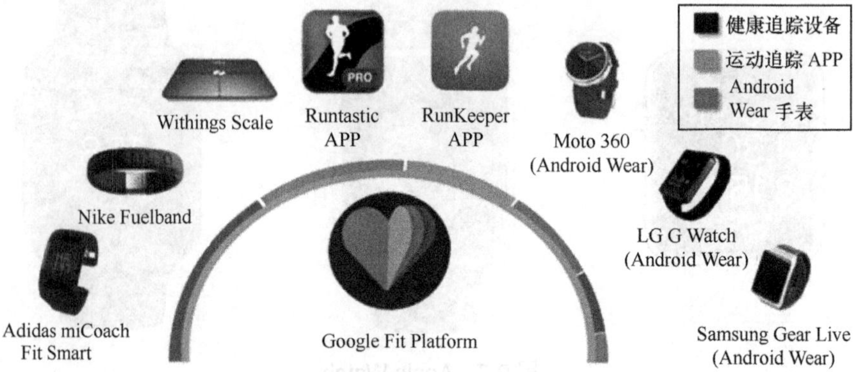

图 9-8　谷歌公司的 GoogleFit 平台

三是，Google 在生命医学的前瞻研究领域做了很多探索和实践，包括与瑞士诺华制药公司共同研发智能隐形眼镜[19]（如图 9-9 所示），帮助糖尿病患者监测泪液中的葡萄糖水平；投资提供平价个人 DNA 检测的生物医学技术公司 23andMe；注资了一家抗衰老研究公司 Calico，试图解决如何延缓甚至逆转衰老的超级医学难题等。Google X 计划目前正在研发癌症自主检测腕带[20]，并且谷歌在着手开展一项名为“Baseline Study”的医学研究项目，试图通过对人体基因和分子信息的分析，绘制出一个健康人体所具有的最完整图谱[21]。2015 年 6 月，谷歌证实，正在测试兼容 Android、iOS 以及 Chrome 扩展的 StudyKit，该平台软件由 Google X 开发，隶属 Baseline Study，可聚合不同来源的用户健康数据和

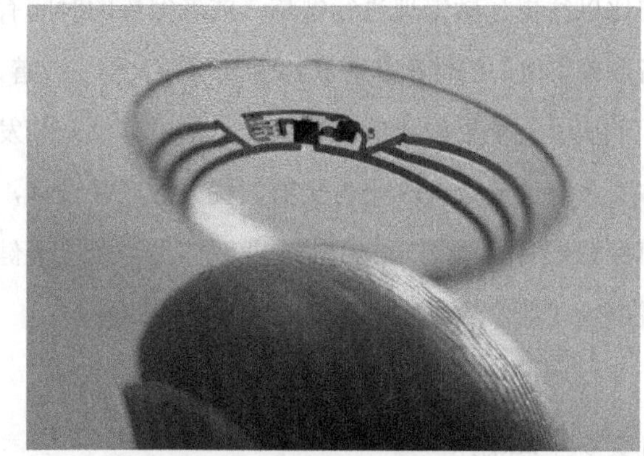

图 9-9　谷歌正在研发中的智能隐形眼镜

习惯行为并分享给科研人员用于医学研究。

9.2.3 百度、阿里、腾讯（BAT）

中美两国医疗行业面临的问题、医疗体制以及政策法规、环境不尽相同，决定了中国的互联网巨头在该领域的战略定位、发展路径有别于美国。面对中国如此庞大的健康医疗服务市场，以BAT为首的国内互联网巨头正通过大额投资、公司并购、平台建设，争先抢占服务接入端口，借助互联网＋下的跨行业运营经验和多方优势，强势介入，积极营销，催生医疗改革。

9.2.3.1 阿里巴巴集团（阿里）

阿里最初通过移动支付切入移动医疗，之后悉心打造云医疗平台和医药电商平台的生态系统，目前已形成“支付宝＋阿里健康＋阿里医疗云”的多头并进的领域布局。

（1）支付宝与“未来医院”计划

2014年5月，阿里旗下的支付宝推出“未来医院”计划[22]，根据这一计划，支付宝将对医疗机构开放自己的平台能力，包括账户体系、移动平台、支付及金融解决方案、云计算能力、大数据平台等，旨在优化患者在医院的就医流程，提高就医体验，提升医院的管理效率，如图9-10所示。

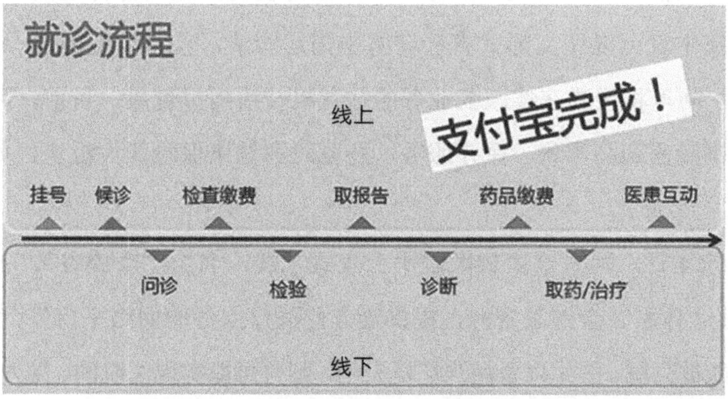

图9-10 支付宝“未来医院”覆盖就医多流程

支付宝2015年6月发布的《未来医院一周年服务数据报告》[23]显示，通过“未来医院”服务，用户就医逗留时间缩短了一半，看病难题缓解，而且用户好评率在80%以上。以广州妇女儿童医疗中心为例，“未来医院”上线一年，总共为患者节省了22万8千多小时（相当于26年）不必要的就医等待时间。截至报告发布之时，未来医院已经签约200多家医院，即在第一年中“平均每2天”就有一家医院与支付宝签约，其中82家已经上线。不过，在良好的患者体验和医院反馈背后，仍存在一些困难。由于要与不同厂商提供的医院HIS深度整合，推进上线的速度较慢，实现与医保对接进行移动端实时费用结算也是目前难以跨越的一个障碍。

随着越来越多利益相关方的参与，“未来医院”的功能也在不断增强，从最初的移动挂号缴费、查报告单等基础应用，到涵盖慢性疾病管理、医药配送、电子处方等功能的智能健康医疗服务系统。而“未来医院”沉淀的大量患者就医数据，将可以通过大数据分析，提供智能健康管理、疾病预测、临床路径决策支持等服务。

（2）阿里健康

2014年1月，阿里联手云锋基金共同投资，实现联合控股中信21世纪[24]。九个月后，该公司正式改名为“阿里健康”。2015年3月，阿里健康APP2.0版本上线，该版本为用户增加了药品安全识别、名医在线咨询、预约挂号和加号、电子处方等功能，其中阿里健康导入新浪微博爱问医生资源打造的“问医生”平台，在家中就可以图文形式直接向医生描述病情，获得医生的进一步指导。同年4月，阿里将天猫在线医药业务的运营权转给阿里健康。目前，阿里健康的业务范围涵盖药品零售、医疗服务、药监码和健康保险四大板块，如图9-11所示。

2015年4月，阿里健康云医院平台正式上线，名为“医蝶谷”，被定位为“整合医疗全体系、全链条资源，提供全方位医疗服务的网络平台”[25]。“医蝶谷”如果能被医院、医生以及用户广泛采用，则有可能实现医院间、院内科室间、医生与患者间的数据和信息互通，如图9-12所示，从而打破时空限制，促成医生多点执业、远程诊疗和分级诊疗服务。

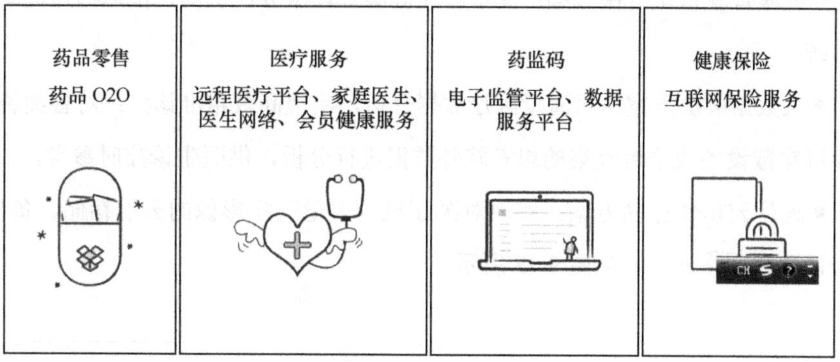

图 9-11 阿里健康业务板块

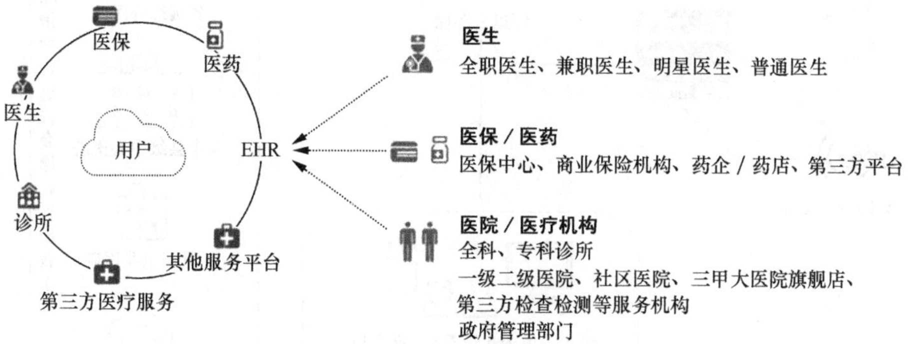

图 9-12 "医蝶谷"一体化医疗服务平台

(3) 阿里医疗云

2015 年 6 月，阿里旗下子公司阿里云计算有限公司宣布，为医疗机构和面向健康医疗行业的创新应用开发企业推出医疗云解决方案。阿里希望该解决方案能充分利用其在云计算和大数据领域的优势，整合医患两端，构建包括用户、医疗设备开发商、医疗软件开发商以及医疗机构在内的医疗云生态。

通过整合现有阿里云计算产品，阿里医疗云解决方案设计完成如下任务[26]。

- 医疗信息化系统解决方案：利用云计算技术，协助传统医疗 IT 系统向互联网转型，提供远程医疗、分级诊疗等服务，从而优化院内看病流程，提高院内医生诊疗水平等。

●健康管理系统解决方案：支持移动健康管理服务提供商，快速构建健康管理系统。

●大数据解决方案：对海量医疗数据分析，实现高效精准诊疗；对各类智能医疗可穿戴设备或平台收集的患者院外数据进行分析，供医生诊疗时参考。

●医疗云影像存储方案：实现对医疗机构大量医疗影像的云端存储、备份、安全调取和判读分析，如图 9-13 所示。

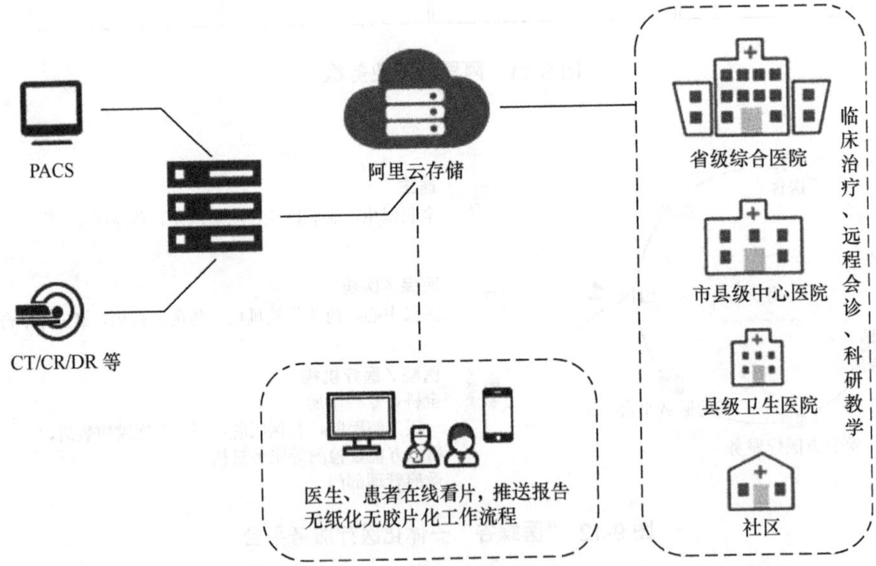

图 9-13　阿里医疗云影像存储方案

医疗云解决方案使用的阿里云产品包括弹性伸缩服务（Elastic Scaling Service，ESS）、弹性计算服务（Elastic Computing Service，ECS）、开放数据处理服务（Open Data Processing Service，ODPS）、开放存储服务（Open Storage Service，OSS）、图片处理服务（IMaGe Service，IMG）、关系型数据库（Relational Database Service，RDS），以及云盾和云监控等安全产品。

云盾和云监控产品分别用来保证（用户自己开发的）APP 的安全，实现对 APP 的安全评估和安全加固；它同时提供多线 BGP 接入、专有网络 VPC 等网络层的技术，以保证网络服务的可达性和安全性。

截至 2015 年 10 月，已有 80% 的互联网医疗创业企业、60% 的医疗级可穿戴设备公司、60% 的医疗信息化企业与阿里云建立了合作伙伴关系[27]。公开资料显示，阿里医疗云的合作方已经涵盖慢性疾病管理、女性健康管理、医学影像、健康轻问诊、基因检测等多方面的公司[26]。

9.2.3.2 百度

作为搜索引擎公司，百度早在 2010 年就与医疗信息平台“好大夫在线”合作，邀请上千名三甲医院的主任医师进行医学词条的编撰。后来，还开展了“彩虹计划”及“百度百科疾病类词条编辑计划”等，帮助用户通过百度搜索获得权威的医疗信息。近几年来，百度在移动健康医疗领域不断尝试并完成了包括“百度健康”、智能健康设备云平台 Dulife、“百度医生”和“药直达”等一系列布局。基于其开放平台技术，百度致力于打造人与信息、人与服务、线上与线下产品三大闭环。

（1）百度健康

2013 年 7 月“百度健康”上线[28]，如图 9-14 所示，这是百度打造的一款全新的医疗就诊问询平台，主要为成千上万的用户提供医疗健康知识、健康问答、预约挂号等服务。同时，该平台还包括一个医药馆模块，提供药品信息展示及导航服务，用户在查询药品后，可以进行比价，然后选择到各个医药电商购买。截至 2015 年 6 月，百度健康已涵盖 14 个医院科室，1.6 万家医院。

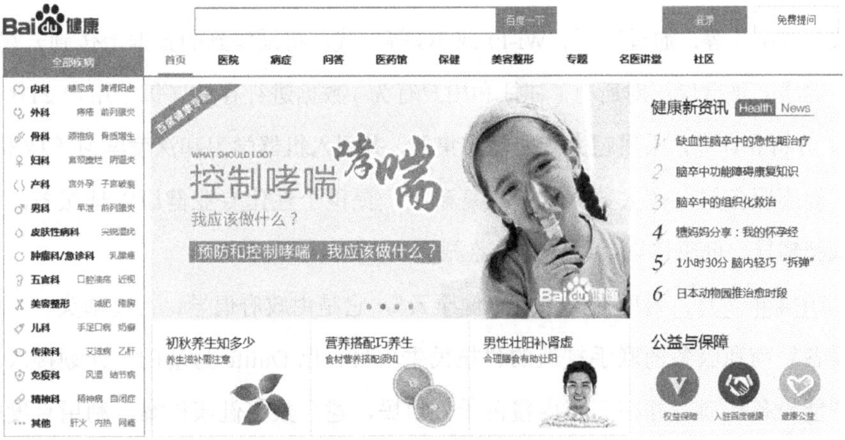

图 9-14 百度健康

（2）百度智能健康设备云平台 Dulife

2013 年底，百度建立智能健康设备云平台 Dulife [29]，如图 9-15 所示，其特点是“百度云服务 + 联合品牌授权”。

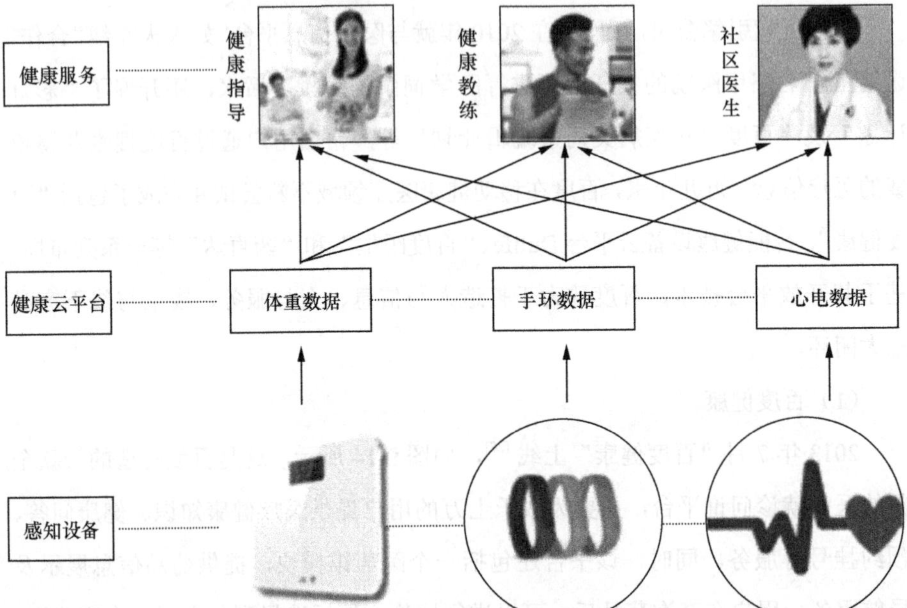

图 9-15　百度智能健康设备云平台 Dulife

感知设备层：包含众多可穿戴和便携式健康跟踪设备，例如智能手环、体脂仪、血压计等，通过蓝牙、Wi-Fi 或 3G 等方式，将采集到的数据上传到云端；

健康云平台层：对所有 (体征和用户行为) 数据进行存储（每个用户 2TB 空间）、分析和计算，采用超大规模计算集群，并引入机器学习和深度学习等技术；

健康服务层：在大数据分析的基础上，提供个性化专业健康管理服务，例如减肥辅导、健康咨询、远程心电监测等。

2014 年 7 月，百度推出“北京健康云”，它是由政府倡导、百度牵头、与智能设备厂商和服务商联手打造的科技民生项目。以 Dulife 为基础，计划接入百家智能设备厂商，并在三年内覆盖千万市民，建立数字健康档案，利用百度的大数据处理与分析能力，提供健康管理服务。

（3）百度医生

在构建智能健康设备云平台 Dulife 后，百度的战略也从“连接人与信息”延展到“连接人与服务”。2015 年 1 月，百度上线移动版“百度医生”，全面进军移动医疗 O2O[30]，为用户提供找医生、约医生、评医生的服务闭环，实现智能医患双选。与解放军总医院（301 医院）、上海华山医院、北京中日友好医院达成战略合作，搭建基于信息网络技术的疾病诊疗平台，探索医疗领域的 O2O 新型服务模式及医院的创新运营模式。“百度医生”目前已开通了预约挂号服务，用户可通过该功能选择科室、医生，和医生约定时间，最多可预约 3 名医生，全国已覆盖 292 个城市，3202 家医院[31]。百度医生移动端如图 9-16 所示。

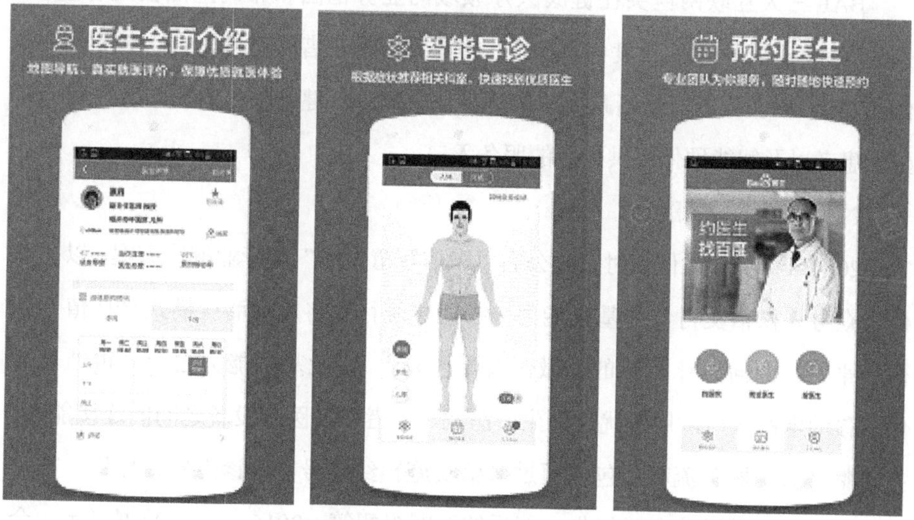

图 9-16　百度医生移动端

（4）百度药直达

2015 年 4 月，百度发布针对药品 O2O 的产品“药直达”，和药店合作，为用户提供药品搜索、附近药店购药服务，药店则提供咨询与送药服务，后续接入第三方送药合作方，解决药店送药问题[32]。药直达开展的服务亦是平台型电商模式，与阿里健康具有一定的共性，双方构成 O2O 药品竞争。

百度在医疗行业的发展战略不仅获得了顶级医院的医疗资源的支持，同时也得到了政府部门的认可，在与北京市政府合作后，又与深圳市卫计委于 2015 年 10 月达成了战略合作[33]。

百度一方面通过智能健康设备云、百度健康、百度医学、百度医生 O2O 服务等打造全系列产品，另一方面开放自身的技术能力，吸引合作伙伴构建医疗 + 互联网生态联盟，实现健康数据、医疗数据、医药数据的资源互通和聚合，再借助其技术优势，尤其是大数据分析能力，对这些数据进行分析挖掘，获得对不同领域问题的智能应用。正在研究的综合多项人工智能技术的“百度医疗大脑”有希望在个人健康管理（健康评估 / 智能预诊）、医疗大数据研究（疾病分析 / 药用分析）和公共卫生管理（疾病预测 / 人群健康）发挥出巨大的价值。

9.2.3.3 腾讯

BAT 三大互联网巨头在健康医疗领域的业务范围和布局重点彼此有重合，也各有特色，与阿里、百度各自的切入点不同，腾讯借助其强大的社交平台（微信和 QQ）以及拥有海量活跃用户的优势，快速进入健康医疗领域，为医院、医生、患者以及智能硬件提供全新的服务入口。

（1）微信“智慧医疗”

2014 年 8 月，微信支付正式公布“微信智慧生活”全行业解决方案，以“微信公众号＋微信支付”为基础能力，帮助传统行业将原有商业模式“移植”到微信平台。面向医疗行业的“微信智慧医院”，在此基础能力之上，再结合微信的移动电商入口，用于优化医生、医院、患者以及医疗设备之间的连接能力，打通整个医护服务流程，包括通过微信实施预约挂号、候诊提醒、导诊、支付诊疗费用、实时送达电子报告、院后的医嘱提醒等。2015 年 1 月数据显示，全国已经有近 100 家医院上线微信全流程就诊，支持微信挂号的医院已经超过 1200 家[34]。

2015 年 4 月，腾讯与北京银行签署全面战略合作协议[35]，携手搭建方便就医服务的“互联网 + 京医通”的创新金融产品，围绕“京医通”项目与微信支付开展合作，利用“微信支付 + 微信公众号”模式实现线上申办“京医通”卡、账户充值、预约挂号、缴费、信息推送、业务查询等功能，支持首都民生建设，推动医疗卫生产业的升级发展。

（2）智能硬件

腾讯在面向健康医疗的智能硬件方面进行了一系列布局。2014 年 6 月，新硬件公司有品 PICOOC 获得腾讯和京东战略领投的 B 轮融资，数额为 2100 万美元；7 月初，微信开放智能硬件接口，随后接入 iHealth、华为等四家厂商的“微信版”智能手环[35]。2015 年 4 月，“腾讯产业共赢基金”与复星国际领投硅谷的医疗诊断器械创业公司 Scanadu，该公司的多功能体征检测和诊断设备 Scanadu Scout 有望提供医疗级的疾病诊断。

2015 年 1 月，腾讯与合作伙伴推出一款用于糖尿病管理的智能硬件产品“糖大夫”血糖仪，如图 9-17 所示，该血糖仪配备了彩色显示屏，操作方式与智能手机类似，实现了与微信的联动，微信公众号将给用户推送定期测试提醒和测试结果。此后 2015 年 11 月，腾讯正式推出“糖大夫”2.0 版—“腾爱 · 糖大夫[36]”，这一版基于互联网平台和大数据服务的模式，携手丁香园及众安保险（国内首家互联网保险公司），开展全球首创智能医疗保障计划，为患者提供如同家庭医生般的实时在线医疗诊断和健康管理服务，打造个性化血糖管理方案，并打破传统，由众安保险为“腾爱 · 糖大夫”量身定做“糖小贝”糖尿病并发症保险，让患者体验到“社交 + 健康保险 + 医护服务”深度融合所带来的一站式新型服务。

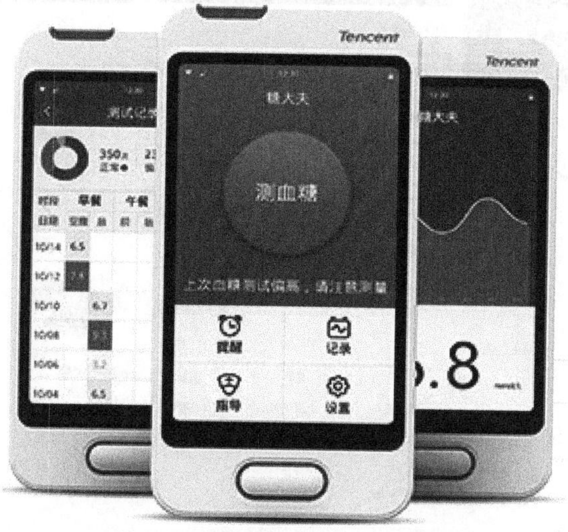

图 9-17 “腾爱 · 糖大夫”2.0 智能血糖仪

（3）微信平台服务

2014年9月，腾讯宣布投资7000万美元给丁香园，10月，挂号网获得由腾讯领投的超过总额1亿美元的C轮融资[37]。腾讯先后高调投资“丁香园”、“挂号网”，实现了医生资源、患者资源以及医疗服务资源的横向整合。

首先，丁香园的产品和服务主要面向医生、医疗机构、医药从业者以及生命科学研究人员，目前拥有超过400万专业会员，腾讯与丁香园的合作内容中包括将丁香园的相关APP与微信系统对接，可以让患者通过微信查询疾病信息、药品信息，可以通过微信平台和医生互动等。此外，截至2014年9月，挂号网已同23个省市的900余家三级及二级医院进行了线下对接，并推出了移动医疗开放平台——“微医”平台（2015年9月，挂号网正式更名为“微医”）。腾讯与其合作，便将“微医”平台与微信、QQ打通[37]，间接打通了上述医院、医生资源与患者三方的对接：面向医院开放标准的接入接口，让医院一点接入即可服务全国患者；面向医生开放标准的接入接口，让医生一点接入即可创建自己的传播品牌及患者服务平台。与微信、QQ打通，使得全国的医院、医生能为亿万用户提供便捷的就医服务。微信智慧医疗与“微医”如图9-18所示。

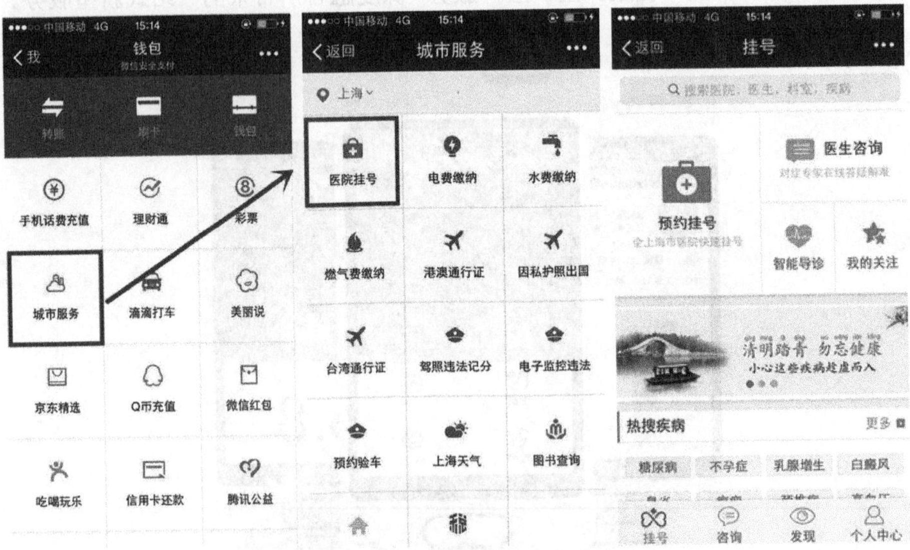

图9-18 微信智慧医疗与“微医”

从腾讯在健康医疗行业的布局和具体实践可以看到，腾讯借助微信平台的社交能力以及微信支付体系，一方面促进医患、院患之间的沟通，提高医院管理流程，优化患者就医全流程，实现医疗数据流量的汇聚；另一方面，通过接入第三方及自有智能健康医疗硬件设备，实现个人健康档案 PHR 的汇聚。

9.3 垂直领域IT/互联网公司

专注健康医疗垂直领域的大型及中小型创业公司众多，这些公司经常从提供一种专门服务或能力入手，深耕细作，在取得初步成功占据市场的一席之位后，服务产品和范围就开始外延扩张，包括线上向线下扩展、健康管理向诊疗扩展、单一产品向解决方案提供商转变等。

9.3.1 Epic

近几年来，随着 HITECH 法案中“Meaningful Use”措施的推出，美国的大型电子病历厂商发展迅速，其中占据市场份额最大的 Epic 电子病历系统拥有 1900 万患者电子病历[38]，覆盖了超过 53% 的美国人口，其客户涵盖 Cleveland Clinic、Johns Hopkins 等顶尖医疗机构。

Epic 产品分为面向医院、面向执业医生及面向消费者三类用户群体，其中面向医院的产品包括 Inpatient EMR（住院电子病历），实现的是医疗过程记录及临床信息跨科室和护理团队的互通；Integrated Ambulatory EMR（集成化门诊电子病历），实现独立执业的医生和社区医院之间共享电子病历，包括分享病人信息、护理信息并互摊成本。

面向医生的产品包括 Ambulatory EMR（门诊电子病历），用于记录患者信息，给予医生指导建议及安排相关治疗，涉及医疗决策支持、在线处方等；场外 APP（APPs for Outside the Practice），由一组 APPs（包括 MyChart、Bedside、

Haiku、Canto、Lucy 等）组成，用于集成 PHR（个人健康档案），可实现住院病人的管理、社区医疗记录的共享等[39]。

Epic 的移动门户应用 MyChart 已有数百万患者使用，MyChart 实现 PHR 集成到 EHR（电子健康档案），为患者提供有限的医疗记录查看、医患互动、预约挂号、上传日常健康数据（包括苹果 Health APP 采集的数据）、访问其他家庭成员的 EHR 等，以激励患者更好地管理自身健康，其中 HealthKit 用户须向苹果授权，才能与 MyChart 分享自己的健康数据，然后经由 MyChart 转给医生查看。如图 9-19 所示。

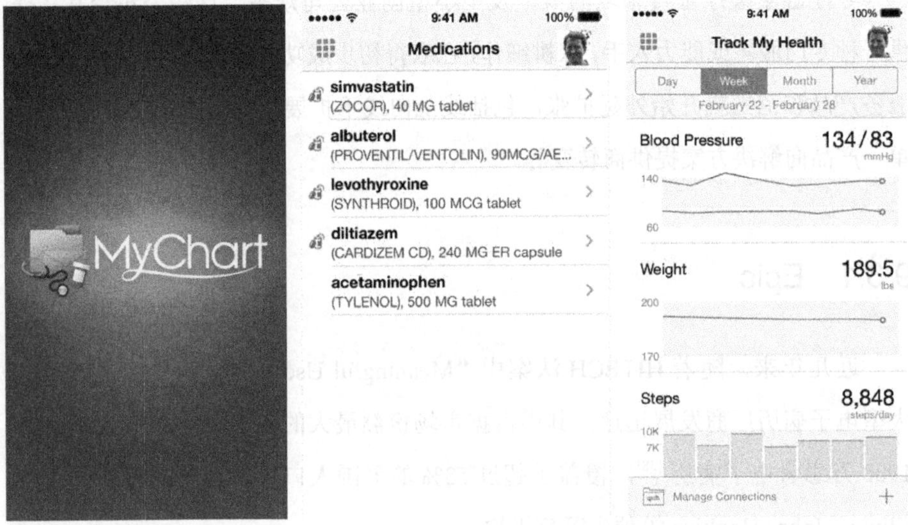

图 9-19　Epic 的 MyChart 应用

Epic 客户多为大型医院及医疗中心集团或诊所联盟。这些大型医疗机构的电子病历系统比较复杂，内部数据交换频繁，都有自己的数据中心或本地服务器。Epic 定制系统收费很高，初装及后续服务都要收费。Kaiser Permanente 建立了一套涵盖集团医疗机构的 Epic System EMR 耗资 40 亿美元[40]，杜克大学医学中心花费了 7 亿美元， Epic 在北美经 HIMSS EMRAM 认证为 7 级的医院中市场份额已达 70%。这种产品定制和服务收费与传统 IT 服务商（如 IBM）的商业模式十分接近。

9.3.2 WebMD

WebMD 是美国最大的健康医疗服务网站[41]，创立于 1996 年，其定位是为患者和医护人员提供健康医疗资讯和在线沟通渠道，拥有丰富且权威可靠的健康医疗资讯来源，涵盖了面向消费者、专业医师、药物及治疗、个人健康管理等多个专业网站。目前业务还扩展到为企业和个人提供在线和线下的健康风险评估，生活方式教育和电话健康咨询，其 iOS 应用新增了“Healthy Target”功能，用户可跟踪并整合来自多种设备的身体健康数据，如运动跟踪设备、血糖仪或其他与 iPhone 相连的健康设备。

WebMD 覆盖了美国 40% 以上的医师，同时也是全球医师最愿意付费的专业网站，依托一站式的疾病和健康管理服务，截至 2014 年 2 月，月均独立用户总数达 1.56 亿[42]。WebMD 网站及移动 APP 如图 9-20 所示。

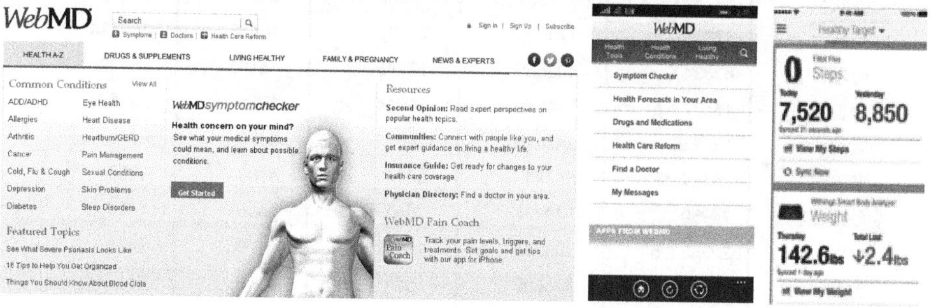

图 9-20 WebMD 网站及移动 APP

9.3.3 春雨医生

国内移动健康医疗领域创业公司非常之多，但如今积累了众多用户，并且业务欣欣向荣的公司却屈指可数，“春雨医生”就是其中之一。春雨医生首先聚焦“轻问诊”模式，集聚社会医疗资源，利用医生碎片时间，通过移动互联网，为患者提供问诊服务。据春雨 2015 年的统计，每天平台上互动的线上问诊量达到 10 万，注册用户 5800 万，已有 15 万名主治医师以上资历的医生注册[43]。

根据动脉网互联网医疗研究院的“解构春雨医生报告”，注册的医生从春雨医生共获得2077万元收入，而其中收入最高的一位来自北京协和医院，凭借优质的服务获得461754元的收入回报[44]。春雨医生各医疗科室收入情况如图9-21所示。

科室	咨询收入	私人医生收入	图文咨询收入	电话咨询收入	门诊预约收入
儿科	1373078	799185	236098	45429	28472
耳鼻喉科	168768	359031	15274	10010	10244
妇产科	1956545	750390	230817	30320	21221
骨科	343780.5	328328	5076	2750	5487
口腔科	154830	147008	20877	4680	12077
男性泌尿科	521802	783375	198563	31797	21736
脑神经	203518.5	579248	31399	8660	29712
内分泌	102031.5	318838	12042	5410	10156
内科	882432	2712829	93033	39117	108974
皮肤科	772353	496557	138037	36865	32639
外科	428041.5	1738666	24786	10460	104214
心理科	87834	403665	13785	16102	15239
心血管	166771.5	534686	10944	13507	24757
眼科	150330	245415	11033	5090	8315
营养科	75169.5	56794	5014	4680	1328
整形美容	94950	288972	7862	6440	1866
中医	289483.5	208236	15937	6170	4474
肿瘤科	72262.5	346600	6585	5660	26477
总计	7843980	11097823	1077162	283147	467388

图9-21　春雨医生各医疗科室收入情况

春雨医生的轻问诊模式，有效地降低了现有医患之间存在的巨大沟通成本，并且构建了一整套的医生激励体系、医生评价体系和医生分配体系，使得名优医生愿意从所属医院走出去，在春雨医生的平台上树立自己的品牌，为实体医院过滤、分流，而医生本人也能获得较好收入。作为后续发展计划，春雨医生正在开展线上线下一体化的私人医生服务，用户可以通过春雨医生聘任自己可以信赖的医生作为私人医生，每年的成本在2000元左右；同时，春雨医生还在大力建设线下诊所，截至2015年6月，已开办25家春雨诊所，由线上的医生坐堂，甚至是占股、控股。这样医患之间可以形成一种从线上到线下的强绑定关系、长期关系。

2015 年 8 月，春雨医生和美国远程医疗和放射学解决方案提供商 USARAD 控股公司（该公司是美国联合委员，U.S. Joint Commission，认证的公司）达成合作 [45]。利用这项合作，USARAD 数以千计的涵盖所有专科的美国执业医师，将可为春雨的用户提供服务。 这就是说，春雨医生在联手 USARAD 及其旗下的 SecondOpinions 后，便具备了第三方医疗咨询、远程放射学和专家远程医疗服务能力，加强了其移动健康医疗平台的竞争优势。

9.3.4 丁香园

丁香园是国内规模最大的社会化健康医疗媒体平台，为超过 400 万医学专业人士提供多种形式的交流平台和工具，如专业论坛、生物商城、微博平台、会议会展等 [46]。2014 年 9 月，丁香园获得腾讯规模为 7000 万美元的战略投资，是国内当时该领域最大的一笔融资 [47]。腾讯入股后，丁香园的服务内容和范围也逐步增加，包括为广大患者提供相应的服务，而不只是医护专业人士。

丁香园目前也在从线上走向线下，打造 O2O 闭环，与春雨医生不同的是，丁香园走的是重资产道路，自办实体诊所，而春雨医生则到已有的实体诊所挂牌，走轻资产路线。

此外，2015 年 10 月，丁香园与上海医药在医药电商、移动医疗领域达成全面战略合作 [48]。移动医疗领域易变现的重要环节在于购物，双方合作有望在丁香园的 O2O 模式中，以更优惠的价格，更高效的送达体验，为患者提供及时、便利的药品管理和慢性疾病管理服务，从而实现多样的盈利模式。

9.3.5 大姨吗

2012 年，北京康智乐思网络科技有限公司在国内推出首款女性经期和健康数据记录 APP“大姨吗”[49]，如图 9-22 所示，其随后延伸的系列产品中包括多款女性健康管理类产品，如好孕妈 APP、美月优选健康生活类电商平台等。2015 年，大姨吗已拥有超过 1 个亿的注册用户，成为全球用户量最大的女性健康管理应用，也是国内最活跃的移动女性社区。2015 年 10 月，大姨吗宣布获海通开元、汤臣倍健以及大姨吗创始人柴可追投的投资[50]，共计 1.3 亿人民币，累计获得逾 4 亿人民币的融资。

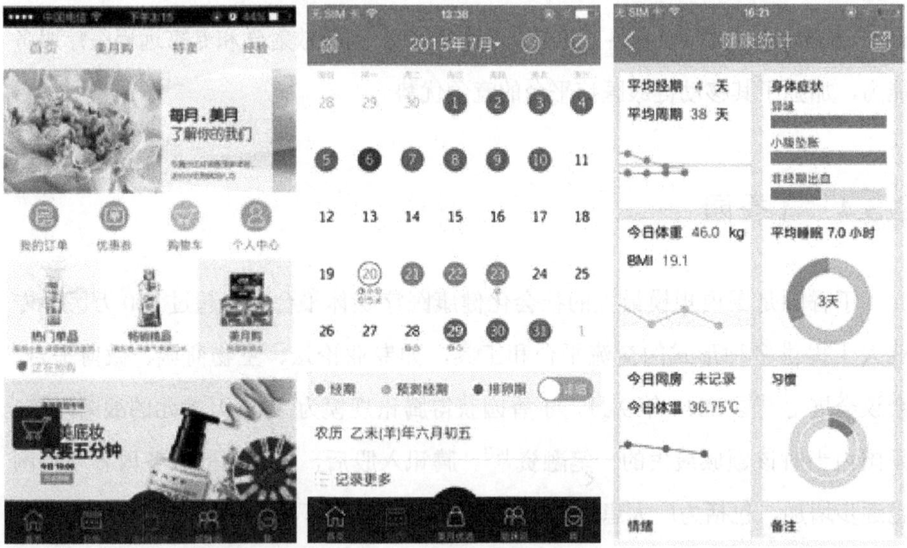

图 9-22 女性经期和健康数据记录“大姨吗”APP

大姨吗 APP 以简单的经期记录功能和“小”数据（月经初潮年龄和周期长度数据）收集为切入点，解决女性刚性需求及痛点。之后，通过设置积分机制，激励用户养成记录习惯，形成连续而非片段化的有临床价值的经期数据，并通过设计和引入新功能，引导用户逐步输入更多维度的数据（如通过增加天气预报功能引导用户输入所在地区）。同时，构建“姐妹说”女性移动社区，在增强互动性的同时，进一步丰富了数据的种类。

随着数据存量和数据种类的不断增加，大姨吗通过应用大数据分析挖掘，一方面为用户提供个性化的、精准的经期预测（2015 年目标是实现对 75% 用户的月经期的预测误差控制在两天以内）；另一方面，发现初潮年龄年轻化、卵巢功能衰退提前至 30 岁等共性趋势，在此基础上与北大医学部合作，联合发布《2015中国女性生理健康白皮书》，为国家有关女性问题的政策制定提供依据。在大姨吗的数据战略中，强调数据结构的完整性，确保信息充分、决策有效。因此，设计并实施了金字塔般的数据采集和分析工具，由下至上包括：月经初潮年龄+周期长度数据采集、长时间周期数据跟踪、错数据筛查和质量管理、地区/年龄维度/分析工具、综合统计和逻辑论证、深度分析、关键趋势和（经期预测）算法。

在商业模式方面，大姨吗探索和生态系统有关各方广泛合作，涉及美容护肤、电商电器、快消、医疗健康、食品、汽车、媒体、互联网、运动等多个领域，并与Apple Watch、三星Gear2适配，实现“工具+社区+电商”的闭环模式。如大姨吗与1号店、苏宁合作发起大姨妈节，实现生理周期用品的精准营销，与携程合作推出旅游大姨妈险等。尽管一段时间以来的定位偏向健康服务，但大姨吗正在引入更多的具有专业医疗性质的服务，藉以提升用户体验，获得用户更多信任。而在医疗服务提供模式上，主要与专业医疗机构合作，而不是自身直接主导。大姨吗已与“美中宜和妇儿医院”（Amcare）、“和睦家”达成合作，实现了数据互通。

9.4 医疗器械硬件厂商

在互联网+健康医疗浪潮的冲击下，医疗器械厂商也在考虑如何发挥更大价值适应新的服务提供形态，从传统的独立式硬件装置到小型化便携式及可穿戴的网络化设备转型，并同时更加注重面向应用的硬件“软化”，加强和生态系统其他利益相关方合作。

9.4.1 九安医疗

九安医疗成立于1995年，经近20年发展，电子血压计的销售数量已列世界前三位[51]。从2010年开始制定并实施新的转型战略，提出以可穿戴设备及智能硬件为起点进入移动医疗和健康大数据领域，进而围绕用户建立健康生态系统。其智能硬件 iHealth 系列产品已涵盖血压、血糖、血氧、胎心、体温、体重、体脂、运动等领域。苹果推出 HealthKit 后，九安医疗正式成为其合作伙伴，2014 年 6 月，iHealth 智能腕表成为首款与微信连接的可穿戴智能硬件[52]，如图 9-23 所示。

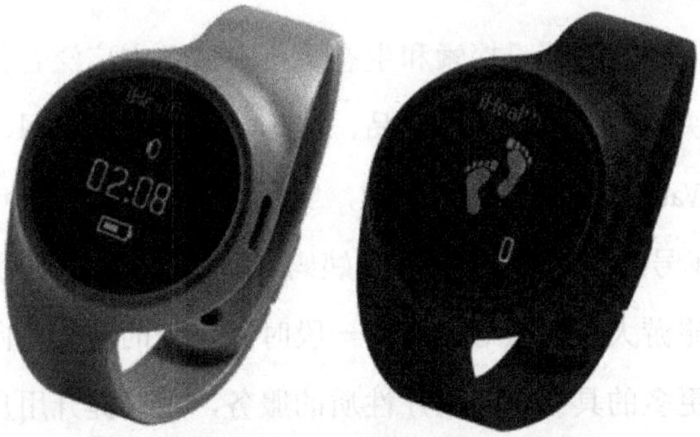

图 9-23　iHealth 微信智能腕表

九安医疗计划大力推进 iHealth 系列产品的 B2B2C 模式，即与保险公司、医疗机构和大型企业等合作，通过这些第三方渠道把产品卖向用户，从第三方获取收益。九安医疗移动互联血压计如图 9-24 所示。

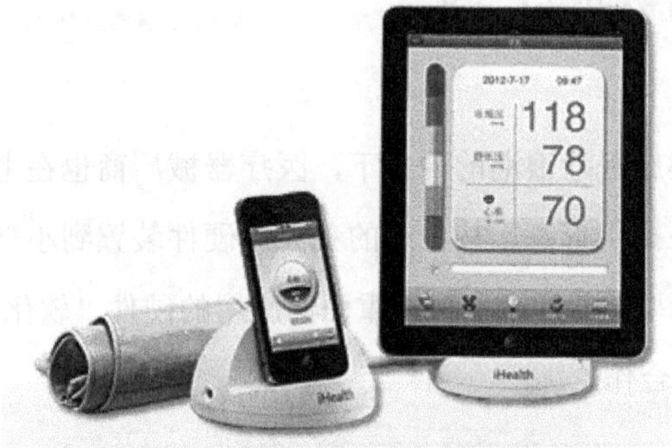

图 9-24　九安医疗移动互联血压计

2014 年 9 月，小米以 2500 万美元入股九安医疗，持其 iHealth 的 20% 股份。双方将在用户体验、小米电商和云服务方面开展深入合作，共同打造移动健康云平台[53]。

9.4.2 其他厂商

“鱼跃医疗”创立于1998年，是国内最大的康复护理、医用供氧及医用临床系列医疗器械厂商[54]。2015年2月，鱼跃医疗与鱼跃科技等共同投资5000万元设立“苏州医云”，鱼跃医疗占比10%，从事互联网健康管理服务、智能硬件的研发及互联网药品交易等业务[55]。苏州医云的目标是打造互联网医疗社区平台，平台上每个网络社区均由资深医护专家领衔从事糖尿病等慢性疾病管理，网络社区收益将由医生与医云共同分享，前期将从糖尿病这一慢性病种开始试点，未来会逐步拓展至高血压、妇科及儿科等其他病种。依托鱼跃医疗自身慢性疾病及家庭护理医疗器械产品线，打通医生、医疗器械、药品、病患资源，实现有效的疾病管理闭环服务。

“三诺生物”的主营业务是血糖监测产品，2013年9月以120万元增资“糖护科技”，获得后者8%的股权，此举旨在拓展三诺血糖监测产品在移动慢性疾病管理服务领域的应用。继与糖护科技合作推出音频接口血糖仪后，又推出第二款新产品蓝牙血糖测试仪微信版，如图9-25所示，通过蓝牙可将检测结果与微信好友共享，三诺生物还在组建医生专家团队，将在后台提供血糖管理的咨询建议等增值服务[56]。

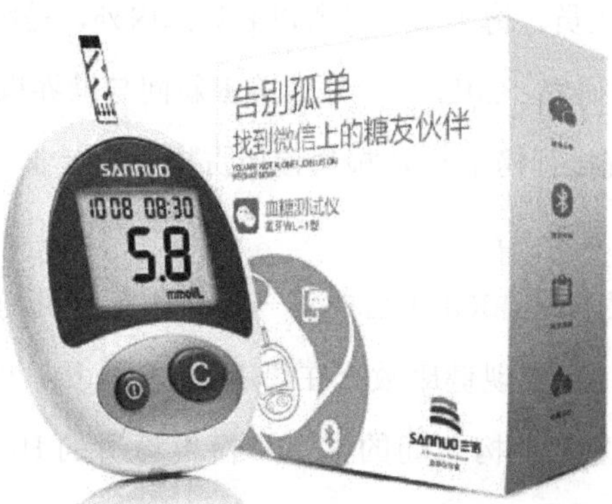

图 9-25 三诺生物的蓝牙血糖测试仪微信版

9.5 医疗服务提供机构

作为传统健康医疗服务行业的核心组成部分，提供专业医护服务的各式各类机构（医疗集团、大型综合性医院、专科医院、社区医院、体检中心等），也在纷纷利用自身的优质资源开始拥抱互联网+。这些机构意识到互联网+的技术浪潮和跨界融合的发展模式将会给传统医疗行业带来深远的甚至是颠覆性的影响，因此，必须开放思维，从只专注于院内的就医、诊疗环节延伸出来，关注患者健康医护全路径服务。许多医疗机构主动出击，寻求变革和创新服务模式，在提升服务质量、降低服务成本、强化行业竞争力方面成效显著。

9.5.1 梅奥诊所（Mayo Clinic）

美国梅奥诊所（Mayo Clinic）是世界著名的集医疗、科研、教育为一体的综合性、非营利性医疗集团[57]，于1864年由梅奥医生在明尼苏达州罗切斯特市（Rochester）创建，至今已有150多年的历史，主要由分布在三个州的4家医院（其中以罗切斯特市的梅奥诊所最大最著名）以及梅奥医学院、梅奥研究生院、梅奥健康科学学院等教育机构组成，共有3300多名医生、科学家和研究人员以及46000多名辅助保健人员。梅奥诊所之所以名扬海内外，是因为其高质量的医疗服务以及医学教育和研究，2015年，在《美国新闻与世界报道》发布的2015—2016年美国最佳医院排行榜中[58]，梅奥诊所占据8个专业领域的第一名，超过所有其他医疗机构位居第一。

梅奥诊所是苹果HealthKit平台的第一家合作医疗机构，积极寻求服务模式变革，通过HealthKit实现健康数据在患者、医护人员、第三方监测设备（如Nike Fuelband）和医疗机构之间的共享。梅奥诊所的Health APP如图9-26所示。

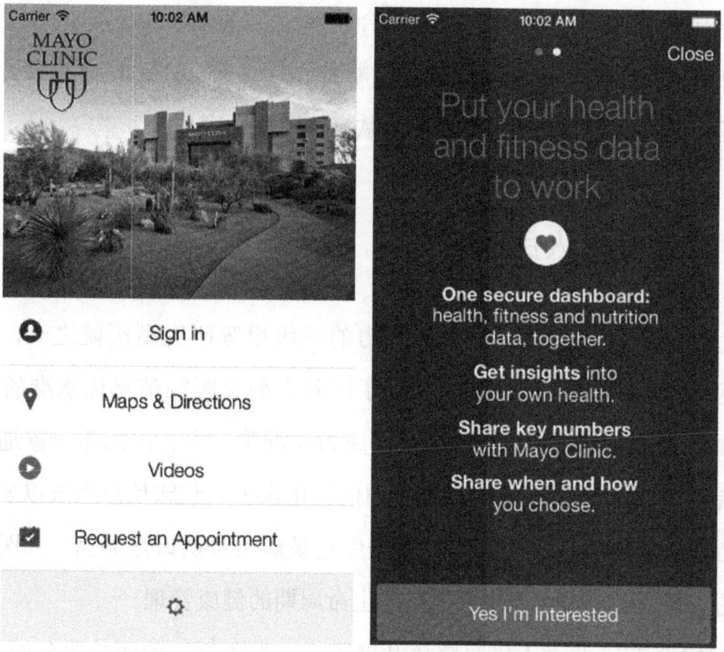

图 9-26　梅奥诊所的 Health APP

此外，梅奥诊所投资加州大众健康创业公司 Better 并与之合作研发了一款移动医疗 APP，注册为会员并输入个人或家庭的健康信息后，用户就可以收到来自梅奥诊所的与其兴趣和就诊史匹配的个性化健康信息，浓缩梅奥知识的“症状自诊器”，以及（需额外付会员费）个人健康助理提供的健康指导，通过电话开有限的处方，帮助预约医生等[59]。通过此款 APP，患者无论在家里、社区或任何其他地方都可方便地获得梅奥诊所提供的优质服务。

2006 年，梅奥诊所和荷兰 Noaber 基金会联合创办医疗软件公司 VitalHealth[60]，旨在开发颠覆性的 eHealth 云端解决方案，其中重点面向糖尿病、慢阻肺、充血性心衰、抑郁、癌症、老年痴呆等慢性疾病患者以及他们的医护人员，提供协作型健康管理平台。2015 年，依托梅奥诊所强大的医疗服务资源和医患大数据，VitalHealth 的解决方案已经在多个国家的 100 多个健康医疗服务网络和解决方案提供商得到应用，其中，2013 年，福建康为公司在中国疾控中心专家的帮助下和 VitalHealth 合作，将 VitalHealth 糖尿病管理平台进行本土化、移动化改造，并开发“掌控糖尿病”APP[61]，为患者提供个性化糖尿病管理服务，这也为后来康为与腾讯公司在这方面的合作奠定了基础。2015 年，春雨医生和 VitalHealth 在慢性疾病管理领域达成战略合作[62]，VitalHealth 将在梅奥诊所的大数据基础上，为春雨医生量身定制一款慢性疾病管理系统。

9.5.2 北京大学人民医院

北京大学人民医院是中国最具实力的三级甲等研究型医院之一，医院积极推进医疗信息化建设，2014 年通过了国际上衡量医院信息化水准的 HIMSS EMRAM[63] 最高等级（7 级）的评审，成为亚洲第二家、国内第一家通过该评审的医院[64]。北大人民医院依托顶级的信息化水平，临床信息系统以安全与质量为核心实现了闭环管理，庞大的数据库记录病人每次诊疗病例，为医生提供更全面的诊断依据，可以为患者提供全生命周期的健康管理。

自 2010 年起，北大人民医院还开展了“实景医学”的医护服务模式研究，主要通过可穿戴和便携式健康医疗设备采集实时、实景的患者数据，利用移动互联网技术，使患者在居家日常生活及工作状态下，实时地接受医疗机构的相关诊断、监护和治疗服务，从而在医院之外建立了一个新的全天候诊疗服务平台，并且允许不同医疗机构的专家在这个平台上共享数据，利用大数据分析技术开展大规模医学和临床研究。

实景医学的一个典型应用是睡眠呼吸暂停综合征（SAHA），我国 SAHA 发病率为 4%，仅有 1/4 的患者得到诊断。传统的诊断方法是在医院的睡眠实验室进行的，即在患者睡眠期间采集其多导睡眠图（PSG），包括脑电图 EEG、眼电图 EOG、肌电图 EMG、心电图 ECG 等，之后对 PSG 进行专业判读分析，得到诊断。而在实景医学模式下，SAHA 诊断更加简便，患者可在居家环境中采集 EEG、EOG、ECG 等数据，并根据症状的复杂度由社区医院、二级医院、三级医院医生提供分级服务。实景医学模式的实现首先要确保设备采集、传输数据的准确性、客观性、科学性和安全性。当前，具备健康医疗数据采集、传输功能的 APP 软件尚未纳入法律监管，可穿戴设备采集到的数据还达不到临床诊断的要求，这些都是亟需解决的问题。

然而，实景医学的服务模式由专业医疗机构主动提出，会增强患者的信心，提高患者的兴趣和对其接受度，通过试点逐步推广，将在医疗服务效果、资源分配、降低成本和克服医疗瓶颈问题上发挥巨大潜力。而且这项技术最具吸引力的价值在于可降低再入院率 [65]。

9.5.3 慈铭健康体检管理集团（慈铭）

慈铭健康体检管理集团创立于 2002 年，是一家按照“早发现、早诊断、早治疗”暨“预防为主”的医学思想创建的集团化、连锁式全生命健康管理经营机构，是国内“健康体检”理念的首创者。业务涵盖健康体检、O2O 全健康管理、绿色就医转诊、保险支付等 [66]。

2014 年，慈铭主动出击，探索服务模式突破，成立并逐步发展为集物联网、大数据应用、移动医疗等于一体的智慧 O2O 健康管理服务公司——慈记网络 [67]。其首先从运动管理切入，欲打造涵盖健康体检、健康风险评估、健康促进方案、指标监测状况改善以及咨询指导、干预、促进的闭环健康管理服务。慈记网络的记健康平台凭借慈铭强大的健康管理服务支撑体系，结合慈铭十多年来积累的近千万健康大数据以及丰富的医师资源，将企业客户的员工年度体检服务升级为高频度的具有正向反馈的闭环健康管理服务，充分提升服务价值。

慈铭还于 2015 年 7 月推出了与国家工程实验室联合推广的癌症早期筛查产品 [68]，新肿瘤标志物热休克蛋白 90 α ——“早找癌”惠民项目。该项目借助慈铭 O2O 的新服务模式直接推向社会大众，实现线上营销 + 平台预约购买，结合线下中心机构检查 + 报告解读后二次深度服务的形式，完成传统预防医学模式转型。

在自身借助互联网 + 不断进行服务模式的同时，慈铭也积极推动健康医疗服务行业的创新，其与博奥生物、北大医疗、同仁堂健康、人保健康险等 9 家企业共同发起成立了“中关村健康医疗服务创新产业技术联盟” [69]；由该联盟主办、慈铭赞助的“中关村全球移动健康医疗创业大赛” [70]，聚集了与健康医疗有关的各领域的新锐创业者，也聚集了包括政府部门、社会组织、基金会、投资机构等各方面的专业人士，助力创业者实现创业梦想。此外，2015年由中国医师协会健康管理与健康保险专业委员会（HMO）主办、慈铭承办的互联网+健康医疗服务全国调研系列专家座谈会，邀请众多医学、互联网、通信领域的专业人士对移动互联大潮下的健康医疗服务发展趋势、行业规范、标准建设、政策配套等发表意见，旨在推动互联网+下的健康医疗服务行业的健康、有序发展。

9.6 大型制药公司

一直以来，国际制药行业都是现金充裕的，但研发新药所需巨额投资越来越大，加上来自监管部门的巨大压力、薄管道、专利悬崖（企业收入在一项利润丰厚的专利失效后大幅度下降）等，已经威胁到制药业的持续繁荣。然而，移动互联网技术的发展和影响已经开始对医药领域的创新发挥积极作用，设计和利用移动应用实现业务创新，拓展传统思路和渠道，将为制药公司带来多层面的益处，例如，帮助了解患者的服药习惯，正确服用处方药品，开展药物副作用以及药物—药物相互作用的跟踪和研究，促进用药依从性等，这些都将带来成本的节约，并实现产品的差异化竞争。

9.6.1 赛诺菲（Sanofi）

根据调研公司Research2Guidance的研究报告《Pharma App Market Benchmarking 2014》[71]，其中的调研样本取自11个全球著名药企开发的725个APP，Sanofi是药企里最为活跃的APP倡导者。制药企业APP组合规模、下载量及发展程度如图9-27所示。

早在2011年年初，Sanofi-Aventis曾开发一款名为“AFib Educator”的免费移动APP，如图9-28所示，帮助医生向患者本人、家属或看护人员进行关于“房颤（Atrial Fibrillation，AFib）”的教育。该 APP 可动态展示房颤如何影响心脏正常功能，包括疾病症状、风险和管理策略，通过详细的动画和彩色图片区分正常和房颤时的心脏，以及心律失常情况下的 X 射线荧光透视图像；还包括心脏在正常和异常情况下的心电图对比[72]。

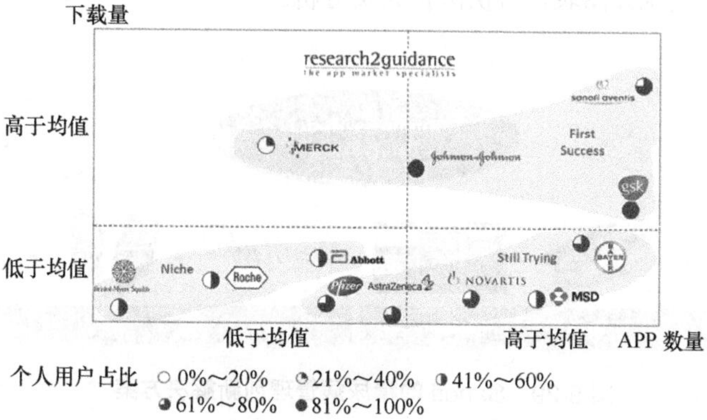

图 9-27　制药企业 APP 组合规模、下载量及发展程度

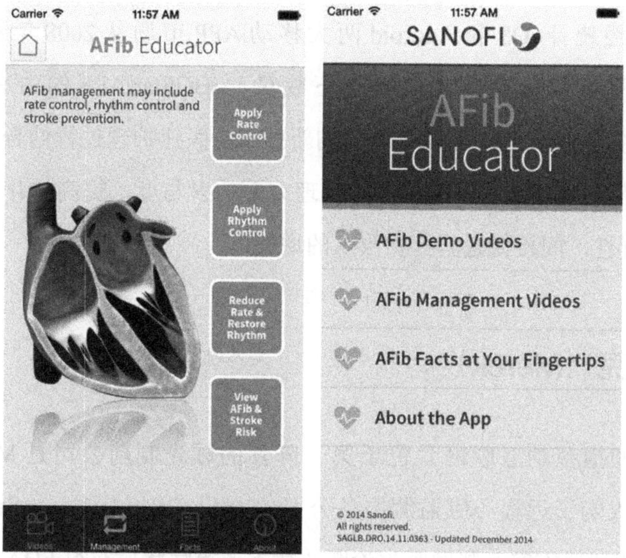

图 9-28　Sanofi-Aventis 移动应用 AFib Educator

而 Sanofi 在糖尿病管理方面开展了独特的创新解决方案[73]（如图 9-29 所示）：通过 Myriad RBM（蛋白质生物标记法）进行分子诊断和筛查；使用 Sanofi

生产的胰岛素药物和给药装置对患者进行治疗；利用iBGStar血糖仪和移动APP，记录和跟踪患者的血糖、碳水化合物摄入量和胰岛素注射量等信息，实现血糖有效管理；再与Healthy Interactions公司合作，通过医患互动为患者提供健康指导；iBGStar将数据同步至移动APP，经邮件发送给医护人员，而APP提供的个性化血糖统计图表，可供医护人员分析。

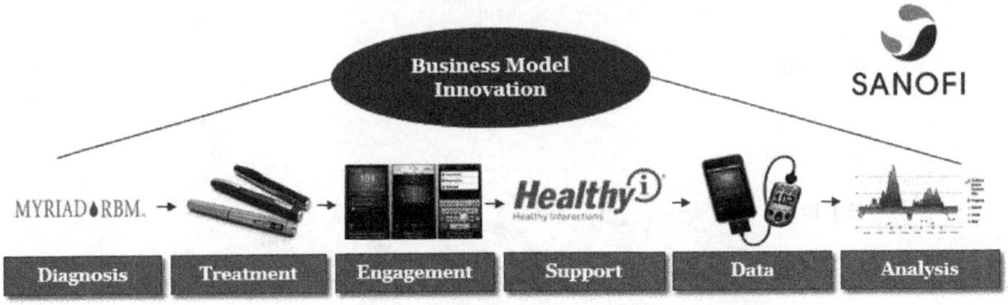

图9-29 Sanofi的糖尿病管理创新解决方案

iBGStar是由制药公司Sanofi和糖尿病关照技术公司AgaMatrix合作推出的家用血糖仪，是第一个可直接接入智能手机的血糖仪。根据Research2Guidance的报告[74]，经统计iOS和Android两大移动APP市场从2008年第3季度到2013年第3季度的所有糖尿病APP下载量，iBGStar APP的占有率大约是10.2%，位居第二。Sanofi通过ICT的创新技术与医疗护理过程结合为自身带来了更多竞争优势，增加了患者在疾病管理方面的参与度，提高治疗效果，带来了产品的差异性，间接促进其药物收入的增长。

9.6.2 默克（Merck）

另一家拥抱移动互联网且位于第一阵营的领先制药公司是Merck，其在2014年8月收购了远程心脏监测服务公司eCardio Diagnostics，eCardio能提供多种心电监测解决方案，帮助医生诊断心律不齐等症状。获得FDA批准的连接智能手机的心率监测设备AliveCor是eCardio远程诊断设备的提供商。

2014年9月，就在Merck收购eCardio后的几周，eCardio与可穿戴设备、远程监护设备和解决方案提供商Preventice合并，成立了名为Preventice

Solutions 的新公司 [75]。Merck 全球健康创新基金（Merck GHIF）成为该公司的大股东，并投资其研发远程心脏监护系统 BodyGuardian@Heart，如图 9-30 所示。该系统的目标是，对院外门诊患者（Ambulatory Patients）的心电图进行准实时的检测、评估和监护，同时采集和分析其他多个生理参数 [76]。

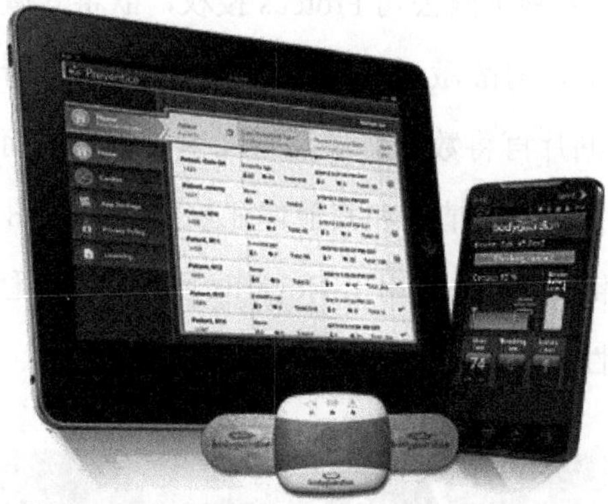

图 9-30 Merck 资助研发的 BodyGuardian@Heart 远程心脏监护系统

Merck 收购的另一家互联网健康公司 Omnio，其 APP 主要为专业医疗护理人员提供快速简便的查询医疗资料的工具 [77]，如图 9-31 所示。

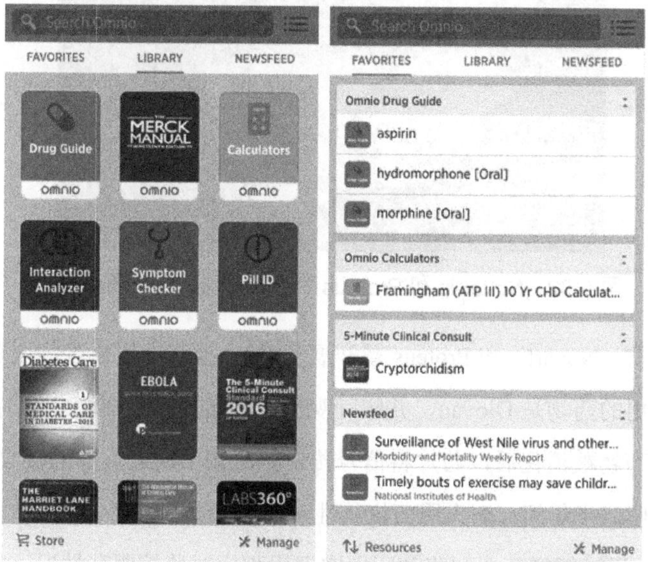

图 9-31 Merck 旗下为专业医护人员提供参考信息查询的应用 Omnio

9.6.3 诺华（Novartis）

相比之下，瑞士制药公司 Novartis 则在智能药丸领域投入较多兴趣。2010 年 1 月，Novartis 获得生物医药公司 Proteus 授权，欲将其微芯片技术加载到药片中，病人服用入胃后，胃酸激活芯片，从而将药物消化情况传送到蓝牙连接的皮肤贴片上，皮肤贴片再将数据传送到智能手机 APP，而后推送至云端，医生可据此远程检查病人的服药情况和其他体征数据 [78]，如图 9-32 所示。该技术 2012 年获得 FDA 批准，并首先应用于 Novartis 已有的器官移植药物（用于降低患者器官排斥的可能性）[79]。

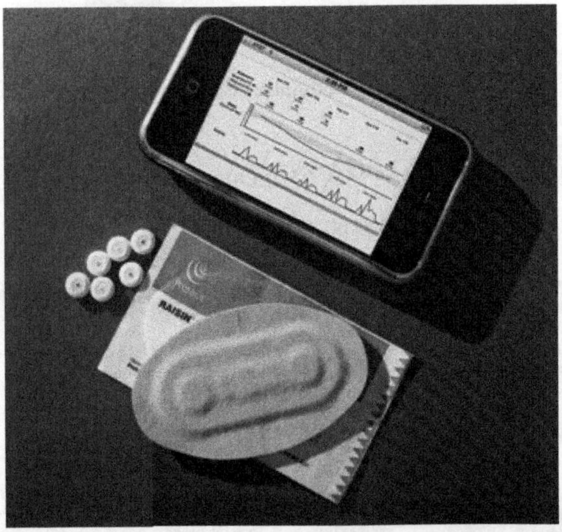

图 9-32　Novartis 和 Proteus 合作将可消化芯片嵌入药中

在此之前，Novartis 和 Proteus 曾开展了对 20 位高血压患者的服药依从性研究，当时服用的药物是 Diovan，并跟踪观察药物芯片在这 20 个受试者体内的运行情况，当药物被消化后，芯片将信号传送到佩戴于病人肩部的接收感应器上。研究结果表明，半年间，病人服药依从性从 30% 提高到 80% [78]。

Novartis 通过智能药丸和移动应用实现远程实时监控服药情况，能够提高病人的用药依从性，尤其对于价格昂贵的药物及需要严格遵循服药时间和疗程（如治疗肺结核病）的药物，通过长期监测和实时干预，可明显改善药物的治疗效果，降低医疗费用。

9.7 药品零售连锁企业

药品零售连锁企业拥有遍布城市各个角落的众多零售药房，对于了解消费者的用药规律和习惯具有独特的竞争优势，尤其是医药分离、医保控费政策的引入，药品零售商是处方分发的一个重要环节。目前很多线下药品零售连锁企业已同时向线上医药电商发展，并在统一品牌下开展店内小型诊所、体检及健康促进、移动随访等服务，利用自身的渠道优势，拓展新的业务增长点。发达国家如美国，在这方面已走在前列。

9.7.1 西维斯

美国第二大零售药房西维斯（CVS Caremark Corp）在全美拥有超过 7600 家连锁药房[80]，由于美国实行的是严格的医药分离制度，医院是没有药房的，患者买药需要去药店买，因此 CVS 的主营业务分为零售药店及药房服务。零售药店是线下和线上零售药店以及微型诊所（MinuteClinic）业务，而药房服务则负责医药福利管理模式（Pharmacy Benefit Manger，PBM）及与 PBM 相关的业务。

CVS 通过为消费者提供 myCVS APP（如图 9-33 所示）打通线上线下联动服务，包括多种功能，如通过扫描处方预定处方药，对会员卡 ExtraCare 的积分和优惠券进行管理，在线购药，在地图上定位 MinuteClinic 并给出详细信息等。

CVS 首创在零售药店里开展 MinuteClinic 微型诊所服务[81]，如图 9-34 所示，主要为消费者提供普通疾病诊疗、轻微外伤以及皮肤病诊疗、慢性疾病患者的健康状况监测三大类服务。每个诊所配有一套计算机辅助决策系统和一位有经验的医生。医生不需要在诊所办公，执业护士或医生助理有问题可随时打电话求助。患者的每次就医信息都进入电子病历。这个电子病历也可以与其他医疗机构共享。CVS 已在近 1100 家药店开设了 MinuteClinic，就诊患者已超过 2500 万人次。

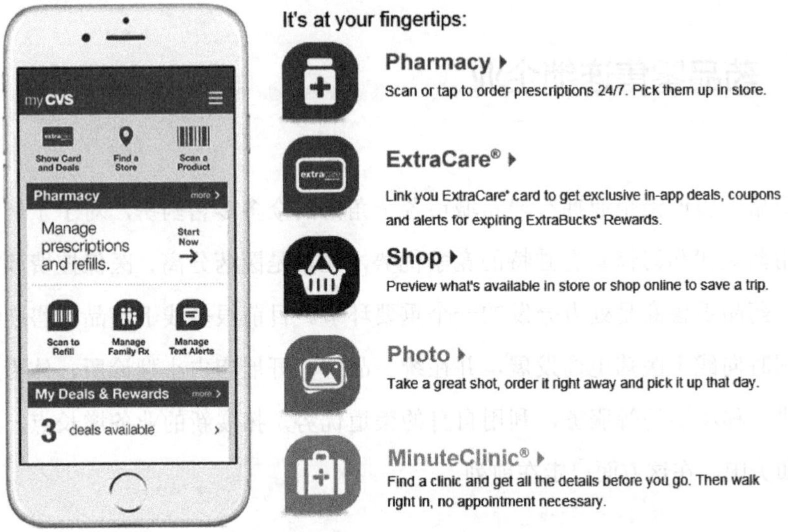

图 9-33 美国零售药房 CVS 的移动应用 myCVS

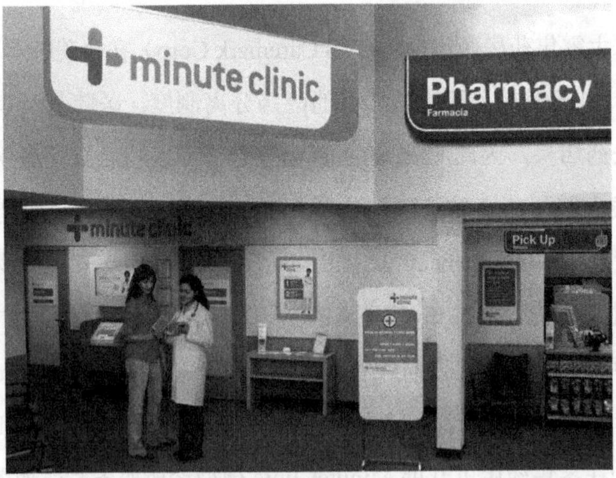

图 9-34 美国零售药房 CVS 的 MinuteClinic 微型诊所

2015 年年底 CVS 成功收购了美国零售业巨头 Target 公司的药房和诊所业务，包括美国 47 个州的 1672 个药房，这一举措将 CVS 在健康医药业务的发展推上一个新的台阶。

9.7.2 沃尔格林

美国最大型零售连锁药店沃尔格林（Walgreens）拥有 8200 家连锁店，业务形式与 CVS 比较类似，包括线上线下联动、开设店内诊所等服务，提高用户的参与度、增强用户黏性。Walgreens 移动健康应用[82]（如图 9-35 所示）包括 Pharmacy（药房）、Photos（照片打印）、Store Locator（药店位置）、Refill by Scan（药品补充）、Weekly Ads and Coupons（每周广告和优惠券）、Balance Rewards（积分奖励）等功能模块。其中 Pharmacy 功能可以设置服药提醒，将处方发送至 Walgreens，提供药品补充提醒，并且可以通过 Pharmacy Chat 获得药房药剂师的建议。尤其值得注意的是，Walgreens 发起的“健康选择”（Healthy Choices）计划取得了很大成功，加盟成员已超过 8200 万。这些成员使用移动健康设备和 Walgreens 的移动 APP 持续跟踪健康状态，可获得“Rewards”，即积分奖励。经过认证的专业医生可为用户提供 24 小时的虚拟随访服务。另外，APP 还接入了病友社区 PatientsLikeMe 中关于药物副作用的信息，增进用户对药物的了解。

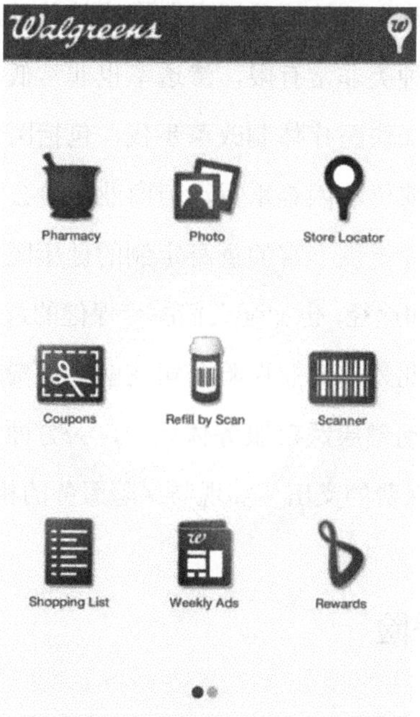

图 9-35 美国药品零售巨头 Walgreens 移动健康 APP

Walgreens 还在积极拓宽和利用医疗资源，与 WebMD 达成合作[83]，双方于 2015 年 1 月宣布在 Walgreens.com 上提供 WebMD 支持的“个人数字健康顾问（Your Digital Health Advisor）”服务，并与 Walgreens 的“积分奖励”以及 WebMD 的旗舰移动应用 Health Target 功能集成，帮助和激励消费者在家里、工作和活动过程中做出更健康的选择。消费者可以访问“个人数字健康顾问”，针对戒烟、体重控制、营养、运动、压力管理和情绪健康等，设立个人目标和行动计划以实现持久性的生活方式改变，若达到每个目标，均可获得相应的积分奖励。

9.8 保险公司

尽管移动健康医疗这一新的服务形式给各参与方都带来了种种便利，如何使患者能付得起，而医疗机构、专业医护人员能收得到所提供服务的费用，是十分重要的问题，也是建立可持续发展商业模式的基础，目前在国内（除就医以外的）健康保险产品种类非常有限，渗透率也非常低，占整个保费的比例小于 10%。尽管国家正在加快医疗体制改革步伐，包括医保付费项目的调整和资金的合理使用，不过目前仍然困难重重，但商业保险公司可以把握这个难得的机遇，走在前面，开拓并提供丰富的量身定制的健康医疗保险产品，既增强保险公司商业发展的动力和途径，也加强人们医疗保健的意识，培养好的生活方式，防病在先，及时治疗。此外，商业保险公司在解决付费问题的同时，自身也以不同角色主动参与到移动健康医疗服务体系中，一方面提高用户的参与度，增强黏性，另一方面降低保费的支出，实现与保险服务的相互促进。

9.8.1 联合健康保险

美国拥有比较完善的商业保险体系。美国联合健康集团（UnitedHealth

Group）创立于 1974 年，UnitedHealthcare 是其旗下的一个医疗保险事业部。其客户以大中小型公司和政府机构为主，也为个人和家庭提供以网络为基础的医疗保健 (Health and Wellness) 服务[84]。

2015 年 2 月起，UnitedHealthcare 全球的 1300 万客户可以使用其移动 APP“Health4Me”（如图 9-36 所示）支付医疗账单[85]，其中收录了 755 种项目收费及 500 种医疗服务费。Health4Me 成为提供电子账单支付服务的首个应用。除了电子支付之外，该应用还增加了一些新功能，包括与 Fitbit 设备无线连接，实现运动跟踪，视频直播 UnitedHealthcare 电视节目（UHC.TV）以提供健康资讯等。

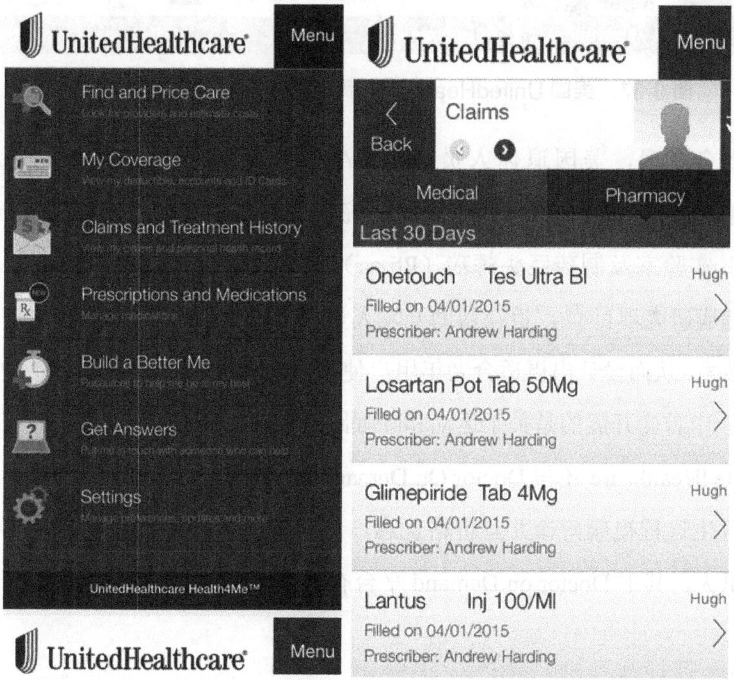

图 9-36 美国 UnitedHealthcare 公司的移动应用“Health4Me”

UnitedHealthcare 在糖尿病、肥胖症管理方面同样开创了创新性的商业模式和解决方案[73]，如图 9-37 所示，通过与多个专业领域的专家合作，基于分析纵向体征数据和人口统计学信息，评估用户患糖尿病的风险；根据诊断结果为患者提供饮食和运动指导方案；推动使用电子体重秤自动记录体重，并搭建用户社交平台，提高大家健身减重的参与度；与多方密切合作提倡健康生活，包括由 YMCA（基督教青年会）员工提供饮食和运动教育，NBC（美国全国广播公司）视频点播节目提供持续指导，Walgreens 药剂师和护士提供个性化咨询服务；对体重数据和社交平台数据进行分析挖掘，获得关于体重控制的新知识和理解；基于对临床结果数据的分析，验证各种干预方法的有效性，等等。

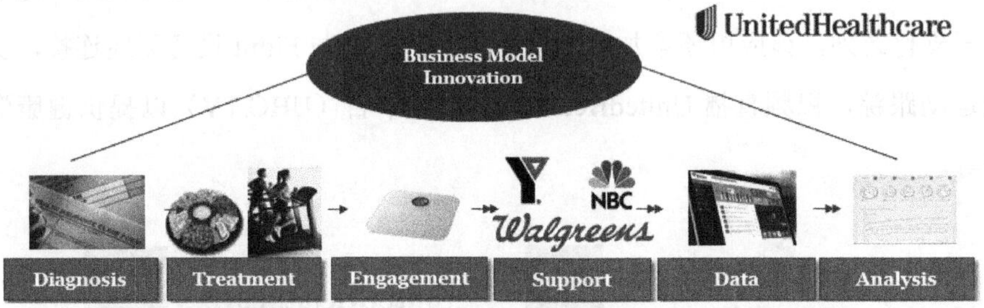

图 9-37 美国 UnitedHealthcare 糖尿病、肥胖症创新管理模式

2015 年 4 月，美国退休人员协会（AARP）联合 UnitedHealthcare 及其他合作伙伴，包括佐治亚理工学院研究院（Georgia Tech Research Institute）的 HomeLab 实验室及制药巨头辉瑞（Pfizer），启动了一个名为“Project Catalyst”的移动健康研究项目[86]，旨在帮助开发人员了解 50 岁以上的消费者如何使用移动健康技术，从而设计出更适合老年用户使用行为和习惯的设备和应用。“Project Catalyst”中首先开展的是关于运动和睡眠跟踪设备的研究。

UnitedHealthcare 还与 Doctor On Demand 达成合作[87]，实现了其用户在家中就可与医生远程视频问诊并且价格优惠，这对于医疗资源有限的乡村和偏远地区意义重大。其中 Doctor on Demand 平台有 1400 名医生。

9.8.2 安泰（Aetna）保险

2014 年 11 月，Aetna 保险签署加入三星数字健康平台（Samsung Digital Health Platform），同期加入该平台的还有 CIGNA、Humana、Welldoc 等 24 个合作伙伴[88]，三星数字健康平台用于收集并聚合来自消费者智能手机及个人健康设备的数据，从而改善个人的日常健康状况。

根据 Research2Guidance 的报告《Health Insurance App Benchmarking Report 2015》[89]，大部分健康保险公司在移动健康应用研发方面都不太成功。该研究显示，在开发了移动健康 APP 的保险商中，67% 的下载量不足 10 万，大部分应用属于长尾应用。而 Aetna 则是一个例外，该公司发布了安卓和 iOS 平台的 28 个应用，获得 1400 万下载量，其中 85% 的下载量来自于 iTriage 这 1 个应用。iTriage 作为领先的移动健康 APP [90]，立足于为用户提供症状自评、搜寻医生、预约诊断以及购买药品等服务，能够让用户通过 APP 自己计算诊疗费用。iTriage 提供了一个更加融合的满足用户需求的健康医疗自助系统，促进了用户的参与度，帮助用户做出更好的健康医疗决策，有效管理患者的行为，从而提升医疗支付方对于保费支出的管理和服务质量。

9.8.3 平安保险

中国平安集团于 2015 年 4 月推出了互联网健康管理产品“平安好医生”[91]。以医生资源为核心，提供一站式 O2O 医疗健康服务，包括“家庭医生”、“5000 位三甲名医预约”、“定制化的健康日历”等服务内容。“平安好医生”在 2015 年年底前聘用千名全职专业医生的计划已圆满完成，开始为用户提供全天候服务，包括全科、内科、儿科、妇产科等数十个科室。这些医生拥有 10 年以上临床经验，都是三甲医院各科室主治医生以上资历。针对慢性疾病患者，如高血压、糖尿病患者，还提供由专业医生设计的慢性疾病管理整体方案，以及线上线下的健康指导，从而提高健康水平，控制疾病的发生和发展。

2015 年 7 月，“平安好医生”与上海医药旗下的华氏大药房有限公司合作，正式进军医药电商领域。后续计划在部分地区通过平安好医生搭建的药网，实现 2 小时内药品送达用户，并建立 1 万家线下私人诊所，与 2500 家线下医院、1000 多家专业机构合作，为用户提供门诊预约、就医推荐以及陪诊看护等服务[92]。

另据报道[93]，2015 年 6 月三星公司宣布进军中国医疗保健市场，而其选择的合作伙伴正是平安保险，旨在发展全面综合的互联网医疗平台，同时加速远程健康监测系统在中国的发展。2015 年 8 月，平安好医生与平安健康保险有限公司 (平安健康险) 达成合作[94]，为后者推出国内首款管理式、企业中端医疗保险产品以及个人互联网保险产品“抗癌卫士”，提供健康管理服务。平安健康险原有的风险控制系统与“平安好医生”的 O2O 生态系统结合后，将建立起一个平安独有的“互联网 + 保险 + 健康管理”的商保控费体系，打造保险、支付、健康管理、控费、服务的健康医疗闭环。

从“平安好医生”的经营模式可以看出，依据平安集团跨多个行业的资产优势，以商业保险为出发点，重度整合线上、线下医疗资源以尝试对健康医疗产业链的主导，为有诊疗需求的用户提供线上健康咨询和线下医疗相结合的健康管理服务，并同时结合医药电商、健康保险支付等打通整个服务环节。这种一站式的服务模式具有很大优越性，有望实现在有限的医疗保费内，医疗费用的合理支出，商业保险与医疗服务的互相促进，并解决医生与患者、医院与患者之间存在的诸多服务痛点。

参 考 文 献

[1] Wikipedia. AT&T [EB/OL]. https://en.wikipedia.org/wiki/AT%26T, 2015

[2] AT&T. AT&T Healthcare Efforts[R], 2012

[3] Healthcare IT News. Verizon launches cloud-based HIE [EB/OL]. http://www.healthcareitnews.com/news/verizon-launches-cloud-based-hie, 2010

[4] Verizon. Verizon Expands Access to Medical Care for Patients, With "Verizon Virtual Visits" [EB/OL]. http://www.verizon.com/about/news/verizon-expands-access-medical-care-patients-verizon-virtual-visits/, 2014

[5] Verizon [EB/OL]. https://business.verizonwireless.com/content/dam/b2b/resources/wp_verizon-health-information-exchange_en_xg.pdf, 2011

[6] eWeek.Verizon, Health Evolution Partners Spur Health Care IT Development [EB/OL]. http://www.eweek.com/c/a/Health-Care-IT/Verizon-Health-Evolution-Partners-Spur-Health-Care-IT-Development-293661, 2012

[7] 中国移动医疗云平台 [EB/OL]. http://health.10086.cn/portal/, 2015

[8] SKT 投资 NanoEnTek [EB/OL]. http://www.instrument.com.cn/news/20121113/085217.shtml, 2012-11

[9] Nike+iPod [EB/OL]. https://en.wikipedia.org/wiki/Nike%2BiPod, 2006

[10] Fast Company. Apple’s first CareKit Apps are here[EB/OL]. http://www.fastcompany.com/3059372/most-innovative-companies/apples-first-carekit-apps-are-here, 2016-04-28

[11] Health APP [EB/OL]. http://www.apple.com/ios/health/, 2014

[12] ResearchKit [EB/OL]. http://www.apple.com/researchkit/, 2015

[13] Apple. Apple and IBM Forge Global Partnership to Transform Enterprise Mobility [EB/OL]. http://www.apple.com/pr/library/2014/07/15Apple-and-IBM-

Forge-Global-Partnership-to-Transform-Enterprise-Mobility.html, 2014

[14] IBM [EB/OL]. http://www.ibm.com/mobilefirst/us/en/mobilefirst-for-ios/industries/healthcare/, 2015

[15] APPLE WATCH [EB/OL]. http://www.apple.com/watch/, 2015

[16] Fierce Mobile Healthcare. Apple watch OS update widens door for mHealth app capabilities [EB/OL]. http://www.fiercemobilehealthcare.com/story/apple-watch-os-update-widens-door-mhealth-app-capabilities/2015-09-10, 2015-09-10

[17] Wristly [EB/OL]. https://s3.amazonaws.com/assets.fiercemarkets.net/public/004-Healthcare/internal/FitnessWristlyInsightsReport23+(1).pdf, 2015

[18] Google Fit v1.41[EB/OL]. http://www.androidpolice.com/2014/12/11/apk-download-google-fit-v1-51-updated-with-101-activities-and-fixes-for-some-pedometer-bugs/?utm_source=tuicool, 2014-12-11

[19] Smart Contact lenses [EB/OL]. http://www.wsj.com/articles/novatis-google-to-work-on-smart-contact-lenses-1405417127, 2014

[20] BBC News. Google is developing cancer and heart attack detector [EB/OL]. http://www.bbc.com/news/technology-29802581, 2014-10-28

[21] 新华网. 美媒披露谷歌开展人体基因研究 [EB/OL]. http://news.xinhuanet.com/newmedia/2014-07/26/c_126800232.htm, 2014-07

[22] 动脉网. 阿里互联网医疗布局总览 [EB/OL]. http://www.vcbeat.net/13009.html, 2015

[23] 健康界. 支付宝发布《未来医院一周年服务数据报告》[EB/OL]. http://www.cn-healthcare.com/article/20150611/content-475032.html, 2015

[24] 新浪财经. 阿里携手云锋基金入主中信 21 世纪或注入资产 [EB/OL]. http://finance.sina.com.cn/stock/hkstock/ggscyd/20140124/074318068895.shtml, 2014-1-24

[25] 医蝶谷 [EB/OL]. http://his.alijk.com/Info/yidegu_introduce.html, 2015

[26] 阿里医疗云 [EB/OL]. http://healthcare.aliyun.com, 2015

[27] 生物谷. 阿里云布局医疗数据生态，互联网医疗创业公司你约么？ [EB/

OL]. http://www.bioon.com/trends/news/615318.shtml, 2015-10

[28] 百度健康 [EB/OL]. http://jiankang.baidu.com/?zt=jkpz001, 2015

[29] 北京健康云 [EB/OL]. http://jky.baidu.com/jky, 2015

[30] 百度医生 [EB/OL]. http://yi.baidu.com/pc, 2015

[31] 动脉网. 百度互联网医疗布局总览 [EB/OL]. http://www.vcbeat.net/13476.html, 2015-06

[32] 互联网医疗中国会 .reMED2015 中国互联网医疗发展报告 [R], 2015

[33] 搜狐网. 百度两次联盟，完善互联网医疗布局 [EB/OL]. http://mt.sohu.com/20151108/n425658395.shtml, 2015

[34] 腾讯数码. 微信智慧医疗新进展：近百家医院可全流程就诊 [EB/OL]. http://digi.tech.qq.com/a/20150127/065803.htm, 2015

[35] 动脉网. 腾讯互联网医疗布局 [EB/OL]. http://www.vcbeat.net/12564.html, 2015

[36] 新浪财经. 众安保险助力腾讯糖大夫血糖仪 2.0 [EB/OL]. http://finance.sina.com.cn/stock/t/2015-11-19/detail-ifxkwaxv2514170.shtml, 2015

[37] 腾讯科技. 挂号网新一轮融资超 1 亿美元，腾讯领投 [EB/OL]. http://tech.qq.com/a/20141013/044821.htm, 2014-10

[38] Epic [EB/OL]. http://www.epic.com/about-index.php, 2015

[39] Epic Software [EB/OL]. http://www.epic.com/software-index.php, 2015

[40] Fierce EMR. Kaiser completes systemwide EMR rollout [EB/OL]. http://www.fierceemr.com/story/kaiser-completes-systemwide-emr-rollout/2010-03-11, 2010-03

[41] WebMD [EB/OL]. http://www.webmd.com/mobile, 2015

[42] Wikipedia. WebMD [EB/OL]. https://en.wikipedia.org/wiki/WebMD, 2015

[43] 搜狐新闻. 张锐: 春雨的移动医疗梦 [EB/OL]. http://health.sohu.com/20150615/n415040628.shtml, 2015-06

[44] 动脉网. 解构春雨医生报告系列 [EB/OL]. http://www.vcbeat.net/7720.html, 2014

[45] mHealth Watch. USARAD Teams with China’s Leading Mobile Health

Brand [EB/OL]. http://mhealthwatch.com/usarad-teams-with-chinas-leading-mobile-health-brand-26086/, 2015-08-21

[46] 丁香园 [EB/OL]. http://www.dxy.cn/pages/about.html, 2015

[47] 新华网. 腾讯 7000 万美元投资丁香园 [EB/OL]. http://news.xinhuanet.com/newmedia/2014-09/03/c_126948867.htm, 2014

[48] 中证网. 上海医药与丁香园达成全面战略合作 [EB/OL]. http://www.cs.com.cn/ssgs/gsxw/201510/t20151007_4810610.html, 2015-10

[49] 北京康智乐思网络科技有限公司. 大姨吗 [EB/OL]. http://www.dayima.com/, 2015

[50] 中国网. 大姨吗再获 1.3 亿人民币战略投资 [EB/OL]. http://finance.china.com.cn/roll/20151023/3398126.shtml, 2015

[51] 九安医疗 [EB/OL]. http://www.jiuan.com/index.php?case=archive&act=list&catid=12, 2015

[52] 九安医疗：B2B2C 模式打通移动医疗“最后 1 公里”[EB/OL]. http://md.tech-ex.com/2014/medical/industrial/34897.htmlhttp://md.tech-ex.com/2014/medical/industrial/34897.html, 2014

[53] 凤凰财经. 小米布局移动健康：2500 万美元投资九安医疗 [EB/OL]. http://finance.ifeng.com/a/20140919/13128800_0.shtml, 2014-09

[54] 鱼跃医疗 [EB/OL]. http://www.yuyue.com.cn/index.php/Group/read/id/1, 2014

[55] 中金在线. 鱼跃医疗启动互联网布局 医云平台下月正式投入运营 [EB/OL]. http://gegu.stock.cnfol.com/geguzixun/20150309/20266609.shtml, 2015

[56] 网易. 三诺生物移动医疗新品蓝牙血糖仪上线销售, 定位非智能机用户 [EB/OL]. http://money.163.com/15/0203/13/AHHJD4GL00253B0H.html, 2015

[57] Mayo Clinic [EB/OL]. http://www.mayoclinic.org/, 2015

[58] Mayo Clinic [EB/OL]. http://www.mayoclinic.org/about-mayo-clinic/quality/rankings, 2015

[59] Mayo Clinic News Network[EB/OL]. http://newsnetwork.mayoclinic.org/

discussion/mayo-clinic-and-better-team-up-to-make-healthcare-experience-simpler, 2014

[60] VitalHealth [EB/OL]. http://www.vitalhealthsoftware.com/, 2015

[61] 掌控糖尿病 APP [EB/OL]. http://www.izhangkong.com/, 2015

[62] 科技日报. 春雨医生引入美国梅奥健康管理系统 [EB/OL]. http://digitalpaper.stdaily.com/http_www.kjrb.com/kjrb/html/2015-10/21/content_320528.htm, 2015-10-21

[63] HIMSS Analytics [EB/OL]. http://www.himssanalytics.org/research/emram-stage-criteria, 2016

[64] 北京大学人民医院 [EB/OL]. http://www.pkuph.cn/cn/meitishijue/353.html, 2014

[65] SLABODKIN G. mHealth Summit 2012: Remote monitoring invaluable for reducing readmissions [EB/OL]. http://www.fiercemobilehealthcare.com/story/mhealth-summit-2012-remote-monitoring-invaluable-reducing-readmissions/2012-12-05, 2012-12-05

[66] 慈铭健康体检 [EB/OL]. http://www.ciming.com/, 2015

[67] 慈记网络 [EB/OL]. http://www.jjklife.com/, 2016

[68] 人民网. 慈铭集团发布癌症早期筛查新产品"早找癌" [EB/OL]. http://health.people.com.cn/n/2015/0713/c14739-27296422.html, 2015-07

[69] 新华网. 中关村健康医疗服务创新产业技术联盟成立 [EB/OL]. http://www.bj.xinhuanet.com/bjyw/2014-06/01/c_1110952491.htm, 2014-06-01

[70] 新浪网. 中关村全球移动健康医疗创业大赛颁奖典礼在京举行 [EB/OL]. http://health.sina.com.cn/news/2015-09-21/doc-ifxhzevf0911719.shtml, 2015-09-21

[71] Research2Guidance. Why Pharma companies fail to have an impact on the mHealth app economy [EB/OL]. http://mhealtheconomics.com/why-pharma-companies-fail-to-have-an-impact-on-the-mhealth-app-economy/, 2014

[72] AFib Educator [EB/OL]. https://itunes.apple.com/us/app/afib-educator/id361883529, 2015

[73] PWC. Fishing for Business Models [M]. mHealth Summit, 2013-12

[74] Research2Guidance. Diabetes App Market 2014 [EB/OL]. http://research2guidance.com/top-14-diabetes-app-publishers-capture-65-market-share-of-the-diabetes-app-market/, 2014

[75] MobiHealthNews. eCardio, Preventice merge, Merck GHI Fund majority stakeholder [EB/OL]. http://mobihealthnews.com/36397/ecardio-preventice-merge-merck-ghi-fund-majority-stakeholder/, 2014

[76] Preventice Solutions [EB/OL]. http://www.preventicesolutions.com/history.html, 2015

[77] Omnio [EB/OL]. http://omnio.com/, 2015

[78] MobiHealthNews. eNovartis invests $24M in Proteus Biomedical[EB/OL]. http://mobihealthnews.com/6013/novartis-invests-24m-in-proteus-biomedical/, 2010

[79] MedCityNews. FDA clears first “smart pill” that senses when it’s been taken, sends data to wearable patch [EB/OL]. http://medcitynews.com/2012/07/fda-clears-first-smart-pill-that-senses-when-its-been-taken/, 2012

[80] Wikipedia. CVS [EB/OL]. https://en.wikipedia.org/wiki/CVS/pharmacy, 2015

[81] CVS MinuteClinic [EB/OL]. http://www.cvshealth.com/about/our-offerings/cvs-minuteclinic, 2015

[82] iTunes Preview. Walgreens - Pharmacy, Clinic, Print Photos, Coupons and Shopping [EB/OL]. https://itunes.apple.com/us/app/walgreens-pharmacy-clinic/id335364882, 2015

[83] PR Newswire. WebMD and Walgreens Introduce Digital Health Improvement Programs Through Companies' Partnership to Improve Health and Wellness [EB/OL]. http://www.prnewswire.com/news-releases/webmd-and-walgreens-introduce-digital-health-improvement-programs-through-companies-partnership-to-improve-health-and-wellness-300016928.html, 2015-01

[84] UnitedHealthcare [EB/OL]. http://www.uhc.com/about-us, 2015

[85] MedCityNews. UnitedHealthcare upgrades Health4Me app to include wearables integration, mobile payments [EB/OL]. http://medcitynews.com/2015/02/unitedhealths-latest-app-upgrades-include-payments-wearables/, 2015-02

[86] AARP News. AARP Puts Activity and Sleep Trackers to the Test [EB/OL]. http://www.aarp.org/about-aarp/press-center/info-04-2015/project-catalyst-testing-trackers.html, 2015-04

[87] Business Wire. Doctor On Demand Selected as One of UnitedHealthcare’s First Virtual Visit Providers [EB/OL]. http://www.businesswire.com/news/home/20150430006565/en/Doctor-Demand-Selected-UnitedHealthcare%E2%80%99s-Virtual-Visit-Providers, 2015

[88] MobiHealthNews. Samsung reveals 24 digital health partners including Aetna, Cigna, Humana, WellDoc [EB/OL]. http://mobihealthnews.com/38252/samsung-reveals-24-digital-health-partners-including-aetna-cigna-humana-welldoc/, 2014

[89] Research2Guidance [EB/OL]. http://research2guidance.com/health-insurance-companies-should-link-financial-rewards-to-healthy-and-cost-saving-behavior-of-their-members-via-mhealth-apps/, 2015

[90] Aetna.What is iTraige? [EB/OL]. http://www.aetna.com/docfind/cms/assets/pdf/united/itriage.pdf, 2016

[91] 平安健康互联网股份有限公司. 平安好医生 [EB/OL]. http://apps.jk.cn/health_web/index.html, 2015

[92] 吴宗逊. 平安好医生: 让人人都有家庭医生 [M]. 北京: reMed2015 重构医疗生态高峰论坛, 2015

[93] 环球网. 三星瞄准中国健康市场发展移动医疗平台 [EB/OL]. http://tech.huanqiu.com/original/2015-06/6639836.html, 2015-06

[94] 搜狐财经. 平安好医生打造“互联网 + 健康保险 + 健康管理”管理式医疗 [EB/OL]. http://business.sohu.com/20150820/n419337673.shtml, 2015

第 10 章

移动健康医疗服务获得用户青睐的关键因素

从第 9 章的讨论可以看出，移动健康医疗产业生态系统已初步形成，随着国家各项医疗改革政策的逐步落实，各利益相关方的主要作用和相对格局仍会不断演进，大批试点研究、示范项目和运营服务初见成效，未来发展前景十分看好。

本章将在此基础上分别从用户（患者）和专业医护人员这两个不同角度，分析讨论推动移动健康医疗产业规模化可持续发展的几个关键因素，主要在于所提供的新型健康医疗服务的内容及模式是否能够解决用户关注的痛点问题，提升用户获取医护服务的质量和体验，加强用户自我健康责任意识和积极参与度，确保数据安全和个人隐私得到尊重。与此同时，另一个相应的重要因素是，这种新型服务模式、信息系统和工具是否能够有效增强临床医护人员的工作效率和解决问题的能力，而不是成为他们的负担，从而积极主动采纳并向患者推荐。

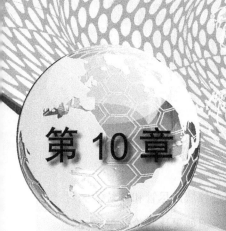

10.1 与主流健康医护流程的融合

移动健康医疗作为互联网+下健康医疗跨界融合领域，尽管和传统的面对面的医患互动方式及服务提供模式相比有很多不同，但如果让其价值最大化并服务于广泛的人群，必须在除有效跟踪运动和生活方式等健康促进功能之外进一步融入主流健康医护流程和临床实践，充分结合、利用并拓展现有医学知识和经验，从而提高医疗机构中医护人员的工作效率，提升诊断和治疗能力，并同时解决广大患者防病治病的不同需求。因此，除了肯定互联网、移动互联网作为技术手段和背后使能者的推动作用以外，还需要强调移动健康医疗服务在健康医护和临床流程中的实际应用，明确在这些应用场景中移动健康医疗数据的有用性、可靠性、安全性，以及对其开展有意义的价值挖掘和解释。

移动健康医疗服务的发展将不是以一个孤立形态存在，应该也必须和主流健康医护流程相融合，通过从医疗护理实践中挖掘专业需求，提供新的解决方案，并与其他医疗信息系统集成，使其成为有效提供健康医疗服务的一个有机组成部分。进一步地，由专业医护人员参与设计的智能分析引擎，对移动健康医疗数据进行建模、交叉分析，提供临床有效的支持和指导，这样才能使用户感受到其真正的价值，从而推动更广范围内的用户采纳。

在5.4节讨论“移动健康医疗APP的发展趋势”时提到，移动健康APP的设计和开发，需要以临床医护实践中发现的患者、医护人员及医疗机构的实际需求为驱动，从产品研发初期就锁定目标人群，明确用户痛点及产品的价值主张。同时，通过与HIS、EMR等院内医疗信息化系统集成（如图9-5所示），可以将移动健康APP采集的日常健康和上下文数据无缝集成至临床工作流，作为院内临床电子病历数据的补充，辅助医生进行临床决策，使其更好地获得和利用患者两次随访之间的连续数据以及由历史数据揭示的变化趋势和特定模式，有效管理患者的健康，改善医疗效果。

另一方面，对于可穿戴及便携式体征检测和生化实验设备，其设计和实现同样需要以应用服务为导向，在实现数据精确、可靠采集、展示的基础上，结合医护人员的诊疗知识和经验，为用户提供有价值的数据分析和行为指导，激励用户持续使用。

根据美国“移动医疗智库（mHealth Intelligence）”网站[1]，可穿戴设备厂商 Fitbit 的设备已被美国明尼苏达儿童医院和诊所集团（Children's Hospitals and Clinics of Minnesota）应用于临床实践，研究 I 型糖尿病患儿日常睡眠和运动行为。具体来说，114 名患病 1 年以上且正在使用胰岛素泵的青少年（8 ～ 17 岁）居家使用 Fitbit 设备，每周将 Fitbit 采集的运动和睡眠数据上传至门户网站。该医院的医护人员可在线查看这些健康数据，同时结合患者佩戴的胰岛素泵的使用数据进行分析。该医院的小儿内分泌学家 Laura Gandrud 表示，Fitbit 设备将帮助医护人员了解青少年患者的日常行为及其对糖化血红蛋白 A1c 水平的影响，从而提供更好的、个性化的医护方案，改善临床结果。这个例子很好地说明了将可穿戴设备融入健康医护流程的意义。

10.2 移动健康医疗应用的效果和有效性的深入研究

移动健康医疗服务对于广大患者和医护人员来说，尚属于发展的起始阶段，且因其属于“医疗”这一特殊民生服务领域，事关人的健康和生命安全，因此，若要获得用户（患者）、医护人员和医疗机构的接纳和使用，必须首先建立用户对它的信任关系。为了做到这一点，有必要针对每一个移动健康医疗解决方案的使用效果开展深入研究，收集有效性、可靠性证据，证实其对各利益相关方诉求的满足，如提升临床治疗效果，稳定健康体征指标，降低再入院率，提高投资回报率等，同时减少医疗成本，推动医保、商业保险等医护服务付费方的积极参与。政府相关部门并对此进行积极监管，促进服务的有序和规模化推广。

5.4.3 节和 7.3.1 节已经列举了一些通过随机对照试验 (RCT) [2] 开展移动健康设备及 APP 有效性研究的案例，包括 WellDoc 的 BlueStar 糖尿病管理 APP [3]、杏树林病历夹管理 APP [4]、Fitbit 运动手环 [5] 等。以下将提供更多的案例，说明临床研究和护理人员如何将移动健康技术应用于比较复杂的临床医护工作，并进行有效性证据的收集。

心血管疾病防治和管理：2016 年 2 月，美国心脏协会（American Heart Association）研究人员在国际著名的心血管研究杂志《循环（Circulation)》上发表了科学报告文章《消费者使用移动健康手段预防心血管疾病的科学现状——来自美国心脏协会的研究声明》[6]，这是基于对迄今为止国际上公开发表的 200 余篇与心血管病防治相关的研究和实验文章及获得的证据进行深度分析和综述的结果。文章指出，通过使用移动健康 APP 和移动设备实现体征监测数据的实时共享，能够有效克服心血管疾病医护尚存的障碍。在传统的医生与患者面对面问诊的场景下，或者是通过散发患者教育传单等传统渠道，都很难实现大量健康和咨询信息的双向传递，很难给患者为预防心血管疾病而改变行为方式提供支持和激励。而移动互联网技术则能够突破这些限制，灵活地改变提供健康相关信息的方式，实现以行为改变为目标的持续干预。进一步地，监测设备（如具备蓝牙传输功能的血压计、血糖仪等）的使用，能够将患者自我管理涉及的重要体征及上下文参数实时共享至医护人员，当患者需要支持的时候，医生的反馈和指导也能够及时到达。此外，使用移动健康工具进行患者监测，能够为临床医护人员提供在以往简短的问诊过程中无法测量的大量数据，且这些数据反映了患者在自然环境下的生理和行为状态。文章指出，上述能力都体现了移动健康创新技术应用于心血管疾病治疗和预防的重要意义。

糖尿病的医护和管理：根据加拿大约克大学和多伦多大学北约克综合医院研究人员联合发表在《医疗互联网研究》杂志的研究文章 [7]，NexJ Health 公司的“Connected Wellness”APP 能够促进Ⅱ型糖尿病患者的健康行为依从，改善血糖控制和心理健康。该研究招募了多伦多两家初级护理中心（Primary Care Centre）的 131 名Ⅱ型糖尿病患者，评估 6 个月内对使用和不使用智能手机

APP 的两组患者（试验组 VS 对照组）进行健康指导的效果。试验组患者利用"Connected Wellness" APP 跟踪血糖、运动、饮食、情绪状态，并可随时通过短信或电话与健康教练沟通。健康教练可实时地在 Web 上查看患者共享的数据。尽管试验组和对照组的患者都受益于健康教练的指导，但试验组患者的糖化血红蛋白（HbA1c）水平在 3 个月内有了更加明显的改善。同时，他们在体重、生活满足感、情绪和生活质量方面也更胜一筹。研究人员指出，该项研究结果为智能手机 APP 促进患者和健康教练之间的连接和通过健康行为监护降低 HbA1c 水平提供了明确的证据。

心衰患者再入院预防：根据 Business Wire 网站 2015 年的报道[8]，宾夕法尼亚大学医学院（Penn Medicine）的宾州居家护理（The Penn Care at Home）公司引入了远程医疗服务商 Health Recovery Solutions 公司开发的平板电脑应用"HRS PatientConnect"[9]，使 130 名充血性心衰患者出院后 30 天内再入院率降低了 53%，即从 2014 年 7 月的 8% 降低至 2015 年 2 月的 3.8%，仅为美国患者平均再入院率（19.5%）的 1/5。宾州居家护理公司通常以 85 天为一服务周期对招募患者进行护理服务，在此期间患者使用 4G 平板电脑查看预装的有关保持健康生活方式的综合性指南，针对自己的用药指导，教育视频和出院后最关键的 30 天内的个性化护理方案。患者使用平板电脑记录自己的健康进展情况，包括体征参数、症状和用药副作用等数据，并分享给远程医疗护士。护士再通过与患者、护理团队成员的合作，制定患者自我护理的目标和策略。宾州居家护理公司首席医疗官 Anne Norris 表示："通过使用 HRS 软件，实现了迄今为止最低的心衰患者再入院率。在过去的 12 个月里，有 6 个月取得了 30 天内患者再入院率为零的记录。HRS 软件能够有效地吸引患者，让患者参与到自我护理中。"该公司的下一步计划是将该平台进行扩展，应用到对慢阻肺、老年痴呆症和肝硬化患者的护理服务。

从上述介绍的几个典型案例中可以看出，目前移动健康医疗服务的使用效果和临床有效性研究主要由解决方案提供商、医学研究机构、医疗护理服务机构等联合开展。首先，确立特定移动健康医疗服务针对的患者人群及其价值诉求（如降低超重者的体重和腰围，降低糖尿病患者的糖化血红蛋白水平，降低心衰患者的30天再入院率，减少医疗开销等)，选择具有代表性的参试者，设计满足临床认可且符合伦理标准的试验方法和手段。接下来，进入观察研究、随机对照试验执行阶段，要确保所采集数据和信息的准确性和完整性，剔除噪声和失真数据。与此同时，在试验期间的不同阶段以及在试验最后结束时，对照该特定服务声明的目标和干预效果进行量化评估和验证，从而获得基于循证的有效性（或非有效性）证明。

在这一过程中，应该注意的关键问题包括对参试者的选择、试验设计、其他可能影响试验结果因素的统一控制（即试验组和对照组仅在是否使用移动健康医疗服务上有所区别，尽可能降低其他影响因素的干扰，如用药方案、年龄差异等)，移动健康医疗服务与日常医护流程的合理结合等。因此，需要相关各方之间的紧密协同合作，在各方明确沟通有效性研究目标（即服务对象及价值诉求）的基础上，由解决方案提供商确保解决方案在试验中的合理应用和稳定运营，由医学研究机构和医疗护理服务机构确保试验设计的科学性以及对试验结果数据的可靠分析。在理想状况下，这种跨界合作应该早在移动健康医疗解决方案设计实现的初期便加以建立，并自然地延续到有效性研究验证和后续的大规模落地推广。

10.3 用户行为习惯的培养

对于移动健康医疗这一新的服务提供形式和可穿戴设备的体验，如何教育和影响用户（患者）及专业医护人员和医疗机构的行为，并保持用户的长期兴趣和参与度，是尚待解决的问题，这也是移动健康医疗服务能够逐步走向规模化发展的关键。

首先，从用户行为习惯培养的角度考虑。对于运动健身类APP和可穿戴设备，很多用户在开始阶段的新鲜感过了以后便将其搁置一旁，难以长期维持使用的动力和兴趣，缺乏对应用和设备的依赖性，留存率较低，因而无法达到促进生活方式的改变和保持长期健康状态的目标。而对于慢性疾病管理和术后康复类应用，为了取得很好的临床和干预效果，更需要提高患者使用的黏性和对医嘱的依从性，培养患者的行为习惯。在5.4.4节中讨论过，注入“游戏化和社交化”功能是移动健康APP吸引用户并在使用过程中影响用户行为改变的有效方式之一。其中，游戏化并不是简单地将游戏化的概念从一个解决方案照搬至另一个解决方案，而是需要依据实际情况和需求做出适应性的调整，为患者提供有针对性的支持。除了游戏化和社交化以外，提供个性化内容和提醒、教育工具和仪表盘、金钱激励、帮助医患之间的直接互动和数据共享等也是有效促进用户行为改变的方式。以金钱激励为例，美国医疗保险公司Oscar Health提供的一项服务令人印象深刻[10]：公司为用户提供免费的Misfit运动腕带，用户将运动数据同步至Oscar的APP。用户如果能够达到规定的每天运动步数目标，则可获得1美元奖励（每年最多240美元）。如果目标达成次数超过20次，还可以获得20美元的亚马逊礼券。该方式很好地调动了用户的积极性，强化运动目标并鼓励其加以实现，在帮助用户改善健康的同时，提高用户黏性，促进其行为习惯养成。

其次，从专业医护人员接受程度的角度考虑。尽管医护人员或许认可移动健康解决方案在任何地点、任何时间连接到其所负责患者的能力，但往往带来额外的工作负担，耗费时间学习和适应，所熟悉的工作流程可能被干扰，有效性证据尚不充分等问题，阻碍了他们对移动健康技术和工具的采纳。例如，相比于纸质文档，一些医护人员利用电脑或移动设备录入患者信息时需要花费更多的时间，且不能很好地将注意力集中在患者身上，影响与患者的顺畅交流。当然，这可能与医护人员对新技术不熟悉，产品设计易用性存在改进空间，与主流临床流程结合不紧密等问题有关。为了解决这些问题可采取的措施包括：为医护人员提供教育、培训和技术支持，推广在医患交互过程中使用移动应用和设备的最佳实践，开发更加友好、互操作性强、与主流医疗系统和流程有机结合的服务与工具等。实际上，许多专业性强的移动健康医疗解决方案和工具都是针对一线医护人员临床实践中遇到的实际问题而设计的。

10.4 数据安全与用户隐私的保护

随着移动健康医疗产业的逐步发展，消费者对于移动健康医疗解决方案可能带来的隐私与安全隐患也越来越关注。根据咨询公司 Parks Associates 2015 年发布的调研报告《数字化健康——消费者使用互联网产品和服务时的考虑》[11]，尽管越来越多的消费者使用健康医疗可穿戴设备，但他们对于使用这些工具时所涉及的个人健康数据安全仍保持谨慎态度。35% 的消费者担心自己的健康数据被放上网后会变得不再保密，23% 的宽带家庭户主表示使用互联健康设备存在隐私和安全问题，41% 的消费者对于移动健康 APP 的安全和隐私问题存在担忧，这将阻碍他们对互联健康产品的使用及采纳。

可穿戴设备及 APP 所采集的数据和信息，监护和跟踪的所有用户的关联信息，以及由此进一步分析产生的见解和指导，都应当得到安全保护，避免隐私侵犯，这已经得到利益相关方的广泛认同。

然而，从实际实现情况上看，目前移动健康设备及应用在数据安全和隐私保护方面做得还远远不够。根据网络和软件安全技术公司 Arxan 2016 年发布的研究报告[12]，通过对 71 个比较流行的移动健康 APP 的安全漏洞进行测试，他们发现在“开放 Web 应用安全项目（OWASP）”[13] 列出的 10 大移动应用安全风险中，86% 的 APP 至少存在两个风险，这些风险很可能导致 APP 程序代码被篡改和通过逆向工程被解码，用户的敏感健康信息被窃取，关键医疗数据被篡改。例如，建议用户服用的药物被篡改为致命剂量等。

在用户隐私保护方面，2014 年美国联邦贸易委员会（FTC）发布的研究报告[14]指出，有 12 款移动健康 APP 将用户数据分享给 76 家第三方公司。其中 18 家公司收集了特定的设备数据，包括手机的 UDID、MAC 地址、IMEI 等。被分享的其他用户数据还包括姓名、用户名、邮箱地址、医疗症状搜索记录、性别、饮食习惯、运动行为、邮编和地理位置等。

在应用程序隐私条款（Privacy Policies）方面，根据德国科隆大学研究人员2014年的统计[15]，在苹果、安卓市场最常用的600个移动健康APP中，仅有183个（30.5%）应用提供了隐私条款，其中66.1%的隐私条款不是特别针对该APP本身的，而是一些通用的条款，没有将数据和信息隐私保护措施对用户透明，且用户难以理解。

数据安全和患者隐私保护是移动健康医疗生态系统中每个参与方都需要面对的实际问题。目前，美国监管部门正在评估制定更多法规的必要性，同时基于已有的HIPAA条款（参见6.3.3.3节“隐私保护的相关条例”和7.5.3节“强化数据安全和患者隐私保护”），提供其如何适用于移动健康解决方案的指导[16]。相关产业专家也呼吁APP开发商严格控制未经许可的数据共享，根据苹果发布的隐私条例，其中明确规定不允许APP开发商将用户信息售卖给数据代理商，要求APP在分享用户信息之前得到消费者许可，消费者对于信息的使用方式有知情权等。在各个利益相关方对安全和隐私保护问题予以足够重视并且在实践中加以有效落实的情况下，移动健康应用服务有望获得患者、医护人员和医疗机构等用户的更多信任和采纳。

本章总结了移动健康医疗服务获得用户青睐的4个关键因素：与主流健康医护流程融合，开展使用效果和有效性的研究，用户行为习惯的培养，隐私与安全保护。实际上，这4个关键要素也是相辅相成的，例如，通过开展有效性研究，提供移动健康医疗服务改善医疗效果、降低医疗开销等的相关证据，并同时增强移动健康医疗解决方案的隐私与安全保护措施，将会促进医疗机构和医生对移动健康医疗服务的认可和支持，从而进一步推动其与主流健康医护流程的融合。而与主流健康医护流程的融合，又能够为患者提供更多价值，同时降低医护人员的使用门槛，促进他们行为习惯的培养。由此可见，在上述4个关键要素的相互作用和共同支持下，移动健康医疗服务的未来必将获得更广泛的用户青睐和采纳，前景广阔。

参考文献

[1] mHealth Intelligence. Hospital's mHealth Project Finds Value in Fitbit Data [EB/OL]. http://mhealthintelligence.com/news/hospitals-diabetes-mhealth-project-finds-value-in-fitbit-data, 2016

[2] 维基百科. RCT——Randomized Controlled Trial [EB/OL]. https://en. wikipedia.org/wiki/Randomized_controlled_trial, 2016

[3] WellDoc [EB/OL]. http://www.welldoc.com/product/bluestar, 2015

[4] 李强, 赵长福, 亓玉彬, 等. 应用微信和病历夹软件协助管理股骨干骨折术后患者的临床观察 [J]. 中华临床医师杂志, 2015(4)

[5] ACOB A, JUNG H, SHELTEN Y. Health Benefits and Voluntary Self-Monitoring: Post-Hoc Analysis of Intervention-less Weight Scale Usage [M]. Proc. of Wireless Health, 2013

[6] AHA. Current Science on Consumer Use of Mobile Health for Cardiovascular Disease Prevention: A Scientific Statement from the American Heart Association [J]. Circulation, 2016

[7] NOAH W, DANIEL F P, DAVID M K, et al. Health Coaching Reduces HbA1c in Type 2 Diabetic Patients from a Lower-Socioeconomic Status Community: A Randomized Controlled Trial [J]. Journal of Medical Internet Research, 2015(10)

[8] Business Wire. HRS PatientConnect Tablet Reduces Congestive Heart Failure Readmissions by 53% at Penn Medicine' s Penn Care at Home [EB/OL]. http://www.businesswire.com/news/home/20150408005312/en#.VS8zE039kdX, 2015

[9] Health Recovery Solutions [EB/OL]. http://www.healthrecoverysolutions.com/index.html, 2015

[10] Research2Guidance [EB/OL]. http://research2guidance.com/2016/01/29/

impacting-behavioural-change-which-concepts-work-for-mhealth/, 2016

[11] Parks Associates. Digitally Fit: Products and Services for Connected Consumers [R], 2015

[12] Arxan. 2016 State of Application Security Infographics – Mobile Health Apps [EB/OL]. https://www.arxan.com/2016-state-of-application-security-infographic-mobile-health-apps/, 2016

[13] OWASP. The Open Web Application Security Project [EB/OL]. https://www.owasp.org/index.php/Main_Page, 2016

[14] Fierce Mobile Healthcare. FTC: Health, fitness apps share user info with vendors [EB/OL]. http://www.fiercemobilehealthcare.com/story/ftc-vendors-sharing-mhealth-fitness-app-data/2014-05-12, 2014-05-12

[15] SUNYAEV A，DEHLING T，TAYLOR P L，MANDL K D . Availability and quality of mobile health app privacy policies [J]. Journal of the American Medical Informatics Association, 2014（8）

[16] Fierce Mobile Healthcare. HIPAA and mHealth: OCR unveils new guidance on role of developers [EB/OL]. http://www.fiercemobilehealthcare.com/story/hipaa-and-mhealth-ocr-unveils-new-guidance-role-developers/2016-02-16, 2016-02-16

第 11 章

为移动健康医疗的广泛采纳扫清障碍

移动健康医疗创新服务模式建立在迅速发展而无所不在的移动通信网络以及开放互联网技术和应用之上，这给传统“围城式”的健康医护服务体制带来了很大的冲击。这种新型的服务模式以为患者提供随时随地个性化全流程健康医护服务为中心，并将之作为设计的思想和目标，营造一个包含多个利益相关方的复杂生态系统，重新定义包括患者、医疗机构、技术提供方、付费方、监管机构等在内的各个利益相关方的作用和定位，以及他们相互之间的制约、合作、竞争、交互和共赢的方式。面对层出不穷的发展机遇，如果措施得当，将给社会和谐进步、个人健康医护、国民经济的发展带来无限的益处。然而，要实现这些期望的目标，使移动健康医疗服务模式被广泛采纳，现阶段仍有许多工作要做或者说有许多障碍需要克服。

11.1 加快监管政策的建立和实施

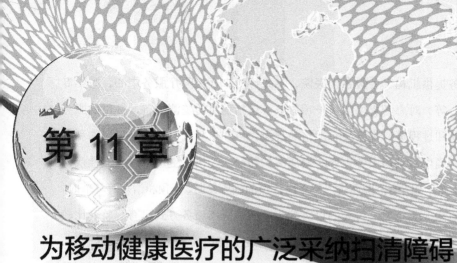

相比其他任何与民生有关的服务性行业（如电信、交通、电力），健康医疗

行业的服务提供机构（各级各类医院、私人诊所、远程医疗服务中心、医学专科专家中心等）对患者提供的每一项服务（包括使用的监测设备，提供的服务方式、方法和过程等）都需要有严格的准入许可和质量管控，保证患者隐私和合法权益。当所提供的服务内容在健康医护路径上超出了健康促进、慢性疾病风险预测、疾病预防的范围而进入属于医疗级的临床诊断、干预和治疗等环节时，实施这些要求尤其重要。传统的以医院为中心的医疗服务方式已有一整套比较完善的风险控制和质量保障机制，各国政府相关部门为此出台了详细的政策、法案和法规，以确保患者享受安全、可靠、高质量的医护服务，患者切身利益得到充分尊重和保护，而同时使整个医疗行业得到有序的发展。然而，在新的历史发展时期，技术的进步和民众需求的变化引发了全新的健康医护理念和服务模式的转变，从医护人员与患者面对面地在规定时间和地点的物理空间的互动、诊疗，到可通过网络空间以虚拟形态和多种手段随时随地进行远程智能交互，满足患者的各种个性化医护服务需求。这些转变必然要求对现有的一整套服务质量和医患权益管控体系的定义和范围进行重新审视、修正和拓展。既需要保持和发扬原有的行之有效的体系的完整性和一致性，又要鼓励满足患者新兴需求的新产品和服务模式的不断发展。

考虑到移动健康和智慧医疗的产品形态及服务提供方式已经超出了传统医疗行业的界限而成为多个行业跨界融合的典型，要对这样一个新兴产业进行有效监管和推动，需要扩大原来医疗行业监管机构的职责范围，或者需要多个相关行业监管机构（如医疗器械、通信、IT、医疗服务标准、医疗信息交换技术标准、隐私和安全法规等）的通力合作，厘清各自的责任和义务，又或者要在这些机构之上建立一个统观全局的超级监管机构。这些问题需要政府决策部门及早地给予高度关注。

在美国，涉及到这一监管任务的主要政府机构包括 FDA [1]、国家医疗信息技术协调办公室（ONC）[2]，以及联邦贸易委员会（FTC）[3]、联邦通信委员会（FCC）[4] 等。

2012 年美国国会批准的“FDA 安全及创新法案（FDASIA）”[5] 进一步加强了 FDA 的权限和权威，但对本书的讨论而言，FDA（更具体来说是其“医疗器械和放射健康中心（CDRH）”[6]）主要起到批准和监管医疗器械和医疗应用的作用，推进这些领域的不断创新和有序发展。在前期推出几个征求意见稿并与行业利益相关方广泛协商的基础上，2015 年 2 月 9 日 FDA 同时发布两个最终指导性文件：一是“医疗器械数据系统（Medical Device Data System，MDDS），医学影像存储设备和医学影像通信设备”[7]，明确不再监管用于传输、存储、显示医疗器械数据或转换医疗器械数据格式的软件或硬件系统（MDDS），因为这类系统并不会控制或改变联网医疗器械原有的功能或参数，给患者带来的风险较低；二是“移动医疗应用（Mobile Medical APPs，MMA）”[8]，进一步明确移动医疗 APP 的监管范围。FDA 强调他们仅仅会对在功能上被认为是医疗器械的移动应用，即所谓“移动医疗应用”进行积极的监管，这就排除了大多数对用户几乎不带来风险的移动健康 APP。在确定一个移动 APP 是否为医疗器械时，该指导文件将 APP 的功能和运行 APP 的移动平台区别考虑。这个区别意义显著，从而排除了对智能手机、平板电脑这一类产品本身进行监管。监管条例仅适用于当智能手机、平板电脑上运行的移动 APP 完成类似医疗器械的功能。进一步地，FDA 仅计划监管那些如果工作不当会对患者安全造成危害的移动健康医疗 APP。为此该指导文件给出了一些需要实施监管的移动医疗 APP 的具体例子。

（1）与医疗器械相连以对其进行控制，或者用于主动式患者监护，或者进行医疗数据分析的应用。例如，直接显示来自 PACS 的医学影像，远程展示床边患者监护仪的数据，控制血压计充气、放气，控制胰岛素泵注射之类的应用。

（2）通过使用外接附件将移动平台转变为属于受监管范围的医疗设备或者具有类似于受监管设备功能的一类应用。例如，连接到手机上用于测量和显示血糖值的血糖仪等；连接到手机上的心电电极用来测量和存储心电图信号；使用手机内嵌传感器测量体动特征数据以监测睡眠呼吸暂停；使用手机内嵌传感器实现电子听诊器功能等。

（3）完成针对特定患者的分析、诊断和治疗建议的一类应用。例如，根据特定患者的数据，为其计算放射性化疗的药剂量和用药计划；处理医学影像的计算机辅助检测软件；放射性化疗自动规划软件等。

和上述情况相对照，FDA 同样列举了很多移动 APP，对其 FDA 并没有按照美国“食品、药品和化妆品法案（FD&C Act）”的要求强制进行监管，而是在现阶段视具体个案慎重行事（Enforcement Discretion），这些应用可包括以下几种。

（1）指导或促进患者日常环境中的自我健康管理，提供附加临床护理服务的移动应用。例如，对心血管疾病、高血压、糖尿病、肥胖患者提供教育指导和训练，帮助其维持健康的体重，合理膳食和运动，督促服药依从性等。

（2）为患者提供简单工具用于组织和跟踪健康信息的移动应用。例如，帮助肥胖、厌食、关节炎、糖尿病、心脏病等患者记录、跟踪生活事件和测量值（包括血压、用药次数、饮食、日常事务、情绪状态等），并将其作为疾病管理计划的一部分与医护人员分享。

（3）便捷查阅患者健康状况和治疗方案等相关信息的移动应用。例如，基于患者诊断，为临床医生提供常见疾病（如流感）的最佳治疗实践指南；提供药物相互作用和药物过敏查询的工具等。

（4）旨在帮助患者记录、展示或与医疗人员沟通可能的疾病状况的移动应用。例如，远程视频门户，促进患者、医生之间的沟通；利用移动设备的内置摄像头或联网相机，拍摄或传输照片（如给患者皮肤病变或伤口拍照），作为医疗机构之间会诊或患者向医生咨询口头描述的补充和增强等。

（5）在临床实践中帮助日常简单计算的移动应用。例如，医疗计算器，计算 BMI、全身水分 / 尿素分布、平均动脉压等。

（6）帮助患者和医生移动访问电子健康档案 / 个人健康档案系统的移动应用。

（7）满足医疗器械数据系统（MDDS）定义的移动应用。

FDA 相关部门十分注重和医疗相关行业的交流，适应和预判不断发展的产业形式，从 2009 年开始在美国首都华盛顿举办的年度全球最大的移动健康医疗峰会上，他们积极参与并组织专门论坛讨论这些问题与挑战，征求各界对监管政策的期望和要求，如在 2015 年的第七次峰会上举办的“对医疗器械生态系统的监管规则和产生的影响”这一专题讨论[9]。

另一方面，ONC 则是联邦政府负责医疗信息化工作的最前线，为助力整个医疗系统采用医疗信息技术（HIT）和推动全国范围内的医疗信息交换提供资源，从而从整体上改善美国的医疗照护水平。2009 年美国国会通过的 HITECH 法案[10]，正式确定了ONC的八大责权，包括负责审核并提交HIT标准委员会建议的相关卫生信息技术准则，负责HIT的宏观统筹和协调相关政策实施，负责HIT相关认证工作，统管全美卫生信息技术网络等。在2011年推出医疗信息技术《先验计划（Prior Plan）》并取得显著成效的基础上，2015年9月，ONC代表美国政府发布了《联邦医疗信息化战略规划：2015—2020年》[11]。其中确立了4个主要目标：推进以个人为中心的自我健康管理；转换医疗保健服务提供方式和社区健康；促进电子健康信息的应用研究，科学知识积累以及技术和解决方案创新；加强国家的医疗信息技术基础设施建设，并为这些目标的实施提出了具体的解释。

FTC旨在为消费者服务，防范欺骗性的、迷惑的、不公平的商业行为，为这些行为的识别、阻止和避免提供信息。近年来，FTC在移动医疗应用监管方面也有不少动作：一方面，与FDA主导产品或技术的归类和审批不同，FTC主导产品广告宣传相关事宜。在产品宣传广告没有获得科学证据支持时，FTC会介入：2015年1月、2月，2016年2月，FTC曾三次对医疗软件开发商进行惩罚，分别是声称改善儿童学习和认知能力的PC软件、声称识别黑素瘤风险的APP、声称改善视力的APP[12]，FTC判定这些公司存在虚假宣传的嫌疑，缺乏科学的数据支撑。另一方面，FTC关注移动医疗应用对用户隐私的保护，尽管消费者存储在移动医疗应用中的大部分数据不受HIPAA的保护，但FTC强调，这些数据仍是高度敏感的，他们积极调查这些数据的共享、交换和保护情况。在10.4节中曾提到，FTC 2014年发布的调研报告指出，有12款移动医疗APP非法地将用户数据分享给76家第三方公司。此外，FTC还曾要求美国国会制定法律，让数据代理商（Data Brokers）的行为更加透明化。

再将目光转向欧洲。针对医疗器械的监管和准入，欧盟委员会在20世纪90年代曾发布三个欧盟指令（Directives），确保各个欧盟成员国国内法律之间的一致性，分别是：有源植入性医疗器械指令（AIMDD，1990）[13]，医疗器械指令（MDD，1993）[14]、体外诊断医疗器械指令（IVDMD，1998）[15]。其中第一和第三个指令是针对特殊医疗器械的特殊要求，这些指令自发布以来已经进行过多次修正。2012年9月26日欧盟委员会采纳了欧洲议会和欧洲首脑委员会关于制定

MDR 和 IVDR 两个新法规的提议[16]。2016 年 5 月 25 日，欧洲议会和欧洲首脑委员会就 MDR 和 IVDR 法规草案达成政治协议。6 月 15 日，欧洲首脑委员会常驻代表委员会签署此项协议。2016 年年底，MDR 和 IVDR 将正式采纳，取代原有的三项医疗器械指令。3 年之后 MDR 将正式生效，5 年之后 IVDR 将正式生效[17]。

关于现有 MDD 指令如何对移动健康医疗设备和应用实施监管，全球移动网络运营商联盟 GSMA 曾代表网络运营商向欧盟提出行业的思考[18]，建议欧盟进一步明确移动医疗设备的定义和分类，区分移动应用的预期用途（健康或医疗），采用基于风险评估的方法，在保证消费者安全的同时，促进移动医疗的创新。上述建议目前已得到欧盟的采纳，相关内容纳入 MDR 和 IVDR 法规中。另一方面，国际电信联盟（ITU）在 2014 年 6 月也公布了关于《欧洲在移动医疗法律和监管方面的挑战》的讨论稿[19]，针对在欧洲国家开发和使用通过移动终端访问的各种医疗信息服务以及患者医护或康复服务（即移动健康医疗），分析所面临的法律方面的主要挑战，为欧盟委员会进行法规修正提供参考意见。

与此同时，欧盟成员国需要将上述指令转换为各自的国内法律。而移动医疗器械根据其定义的用途和对应的诊断要求，可能会归为这三个指令之一的监管范围。与美国不同，欧盟成员国医疗器械的准入不是由国家监管机构负责，而是由当局登记认可的公告机构（Notified Bodies，NB）负责颁发新医疗器械的许可证。如果 NB 认为某个产品符合 MDD 的要求，则颁发 CE 认证和 4 位数字的标识符。对于医疗器械来说，CE 认证并不是面向消费者的质量认证标志，而是具有法律约束力的声明，表明产品满足所有相关指令的要求。尽管 CE 认证不适用于欧盟以外的地区，但是也有其他一些新兴市场认可 CE 认证的价值。

在我国，医疗器械的监管和准入主要由国家食品药品监督管理总局（CFDA）及其下属的中国食品药品检定研究院（医疗器械标准管理中心）[20] 负责。具体来说，中国食品药品检定研究院承担医疗器械的注册、审批、检验及其技术复核工作，承担相关标准、技术规范及要求、检测方法制定和修订的技术复核与验证工作。对于移动医疗设备，我国并没有发布单独的分类标准，需要企业根据产品特性，依照《医疗器械分类规则》[21] 判断自己产品所属的类别；而对于移动医疗 APP，相关监管政策尚不明确，仅有一部 2009 年卫生部颁布的《互联网医疗保健信息服务管理办法》[22]，其中对互联网医疗保健信息服务给出定义：通过开办医疗卫生机构网站，预防保健知识网站或者在综合网站设立预防保健类频道，向上网用户提供医疗保健信息的服务活动。由此可见，相关政府部门对移动医疗应用和设备的监管政策仍存在空白，缺乏对移动健康医疗服务的责任界定，需要医疗、通信、物联网等领域的监管机构（如卫生和计划生育委员会、国家食品药品监督管理总局、工业和信息化部）和相关行业协会（如中华医学会、中国医疗器械行业协会、中国通信学会、中国互联网协会等）加强沟通与协调，快速制定方案，营造清晰、有序的产业环境。

11.2 建立健全健康医疗信息技术和医护服务标准

在移动健康医疗这一跨界融合领域，建立健全产业统一的标准体系十分必要。通过这样的标准体系可以达到降低系统建设成本，减少资源浪费，确保医疗服务质量和效率，规范产业健康发展，促进相关产品和服务的广泛采纳等目标。这里需要从两个不同的角度看待“标准”化体系的内容：一是互联互通技术层面的标准，二是健康医疗服务提供层面的标准。

在互联互通技术层面，主要关注移动健康医疗端到端体系架构中不同系统、模块之间的数据和信息传输、共享和交换等互操作性。如果无法实现这种互联互通，会造成健康医疗数据和信息的碎片化，严重降低数据可用性和服务效率，无法充分发挥健康医疗数据的价值。同时，技术标准体系的缺乏，也会因重复研发造成极大的资源浪费。例如，糖尿病管理 APP 为了实现血糖仪数据的自动读取，需要与不同厂商的血糖仪进行对接。若数据交换接口标准不统一，则需要 APP 开发商研发多个定制的接口，分别与不同设备实现对接，这显然费时费力。目前，国内外已有相关组织机构开展移动健康医疗互通标准制定工作，包括在 4.2 节中介绍的康体佳健康联盟（发布康体佳设计指南）、中国通信标准化协会（发布智能终端支持个人健康管理的技术要求）等。此外，中国医学装备协会医学装备信息交互与集成分会（IHE-C，IHE 中国）[23]，主要聚焦医学装备的信息交互集成标准。IHE 最初由北美放射学会（RSNA）和 HIMSS 联合发起，旨在改善和提高医疗信息共享水平，基于现有的 DICOM 和 HL7 等互联标准，建立一套规范的工作流集成模式。而 IHE-C 旨在打造适应于中国实际发展现状的标准，并且近年来在中国组织开展了 11 次医学装备互联互通测试，通过率达到 60%。

在健康医疗服务提供层面，主要关注移动健康医疗这种新型健康护理模式的临床服务流程和服务标准。移动健康医疗不仅在形式上完全区别于物理空间面对面的医患互动，在医护路径覆盖上也向院前和院外环节延伸，旨在为患者提供随时随地个性化全流程医护服务。因此，专业医疗机构和其他服务提供商需要获得统一临床流程标准的指导，确保移动健康医疗服务的质量、一致性、有效性和效率。相较于美国建立协同合作的“责任医疗组织（Accountable Care Organization，ACO）”[24]，提供覆盖健康医护全路径服务的模式，中国以前的情况相对特殊，医院通常只关注院内诊疗，并不负责院前预防和院后康复，不过这种现象随着医改的深入正在改变，9.5.2 节中讨论的北京大学人民医院正在尝试新的院外服务模式，就是一个例子。那么由谁来主导和推动移动健康医疗服务标准的制定呢？一般认为，专业医疗领域的一些学术团体及行业组织应该在其中扮演重要角色，开展服务标准制定相关探索和实践，例如中华医学会健康管理学分会[25]、中国医师协会健康管理与健康保险专委会[26]、中国医院学会等。

11.3 明确规定付费机制和付费标准

目前，移动健康医疗服务尚未纳入我国（公立）医院的收费科目，仅有部分省、区试点将“远程医疗”服务纳入社会医保报销。2015 年 1 月，国家发展和改革委员会联合卫生和计划生育委员会发布《关于同意在宁夏、云南等5省区开展远程医疗政策试点工作的通知》[27]，提出宁夏、云南、内蒙、贵州、西藏各试点省区研究制定远程医疗服务价格标准，将远程医疗费用纳入基本医疗保险统筹基金和新农合报销范围。2016年1月，贵州省发布远程医疗会诊服务项目和价格标准[28]。服务项目包括远程会诊、远程中医辨证论治会诊、同步远程病例会诊、非同步远程病例会诊、远程影像会诊。价格标准按照每小时或每次计费，并实行最高限价。其中，国家级远程会诊价格最高为每小时1550元；市级远程影像会诊价格最低为每次170元。但这里定义的"远程医疗"仅仅是健康医疗新型服务模式能够提供的服务种类的冰山一角，大量服务科目有待规范和引入收费机制。

商业保险作为另一个关键的医疗服务支付方，目前已经开始尝试与移动健康医疗应用开发商合作，探索健康和慢性疾病管理的创新支付模式，其中尤以"糖尿病并发症保险"发展势头最为迅猛。2015年11月，互联网保险平台"大特保"联合太平保险推出"退糖鼓"糖尿病并发症保险[29]，与掌上糖医、微糖、血糖高管、大糖医等多个糖尿病管理APP合作，将糖尿病管理服务包（硬件+软件+服务）和糖尿病并发症保险结合，针对4类糖尿病并发症（失明、截肢、肾衰竭、脑中风后遗症）提供赔付，保额5万～10万不等，投保费用则根据患者的年龄、性别、患病年限、所选择的糖尿病管理平台的不同而不同。同月，互联网保险公司众安保险与腾讯合作，基于腾讯"糖大夫"糖尿病管理服务终端，面向糖尿病患者推出糖尿病并发症保险"糖小贝计划"[30]，用保额激励患者按时测量并科学管理血糖，血糖控制得越好（每次所测的血糖值越正常），保额越高，若不幸患者出现并发症，需要进一步治疗，则可获每年最高2万元的保额。

尽管业界对互联网慢性疾病保险已有一些尝试，但目前我国商业保险市场空间仍然很小，需要政府在政策上提供明确引导和有力支持，鼓励商业保险公司为健康和慢性疾病管理买单。同时，考虑到美国政府的平价医疗法案（Affordable Care Act）对移动健康医疗发展的巨大推动作用，由政府出台相关政策，明确规定医疗机构获得医保和商业保险公司支付的费用多少取决于为被保险的患者提供医护服务的质量和效果而不是诊治病人的数量。同时，将有效的移动健康医疗应用纳入到医保报销体系，从而促进相关服务提供方拥抱移动健康医疗解决方案。

11.4 探索可持续发展的商业模式与运营方式

尽管在当前国内移动健康医疗市场中，雄心勃勃的互联网公司和国际 IT 巨头们连续发力，强势进入，产生一个个头条新闻，似乎扮演着举足轻重的角色，但事实上，他们只是若干关键利益相关方之一。移动健康医疗解决方案最终还是要落实到为患者提供可靠服务，解决医护过程中的痛点问题，实行线上服务和线下资源的有机整合。因此，互联网技术专家不可避免地需要与临床医疗护理专家和健康医疗服务提供方合作，共同探索可持续的商业和盈利模式。

经过多年的探索、转变以及政府法案的推动，美国的主流医院网络（Hospital Networks）和大型医疗服务集团（如梅奥诊所，Cleveland Clinics，Kaiser Permanente 等），往往利用其强大的医护资源优势和广泛的患者群体，积极主动地寻求和最先进的 IT 及解决方案提供方进行合作。通过应用后者行业领先的临床及护理解决方案，拓展自身提供服务能力和管理运营效率，为广大的患者提供优质、高效、平价的医疗服务，从而获得更快的发展和更好的商业利益。与此不同的是，国内的互联网和 IT 公司以及瞄准利基医护市场的解决方案提供商，面对资源十分紧张和工作强度很大的医院和医生群体，仍然需要提出令人信服的价值主张（Value Proposition）和效益收获，从而激发他们的需求，说服其采纳自己的解决方案。而在这一过程中需要首先解决很多实际问题，包括第 10 章提到的如何将解决方案与主流临床医护流程紧密融合，是否能够提供关于使用效果和临床有效性的证据等。

在这一背景下，一些有实力或受投资公司青睐的解决方案提供商尝试跨界组建自己的专业医护服务团队，甚至诊所、医院，并打通线上门户和线下实体间的联系，在提供解决方案的同时负责服务运营，如平安好医生、丁香园、微糖、掌控糖尿病等都在积极地进行这方面的战略规划并部署逐步实施。以平安好医生为例，通过招募1000名全职专业医生，为其APP注册用户提供一对一的家庭医生服务，并计划在未来10年建立10000家线下诊所，提供统一的标准化服务。需要指出的是，这种服务模式与其自身主营的保险业务相得益彰，互相促进，有望最终实现商业模式上的可持续发展。

除此之外，从第9章的分析中可以看到，移动健康医疗生态系统的其他关键利益相关方都在跃跃欲试，充分利用各自在医疗资源、保险产品、解决方案、平台服务、市场运营、技术能力和系统集成等不同方面的已有优势，进行长远布局，尝试合作共赢的可持续发展商业服务模式并取得了不同程度的成功。

11.5 发展前景展望

作为本章也是本书的最后一节，展望移动健康和智慧医疗未来的发展前景，简单地说，将会是机遇和挑战并存，前途是光明的，道路是曲折的。

在推动移动健康和智慧医疗发展的众多因素之中，政府的政策支持被认为是最为重要的。自2009年中国政府启动深化医疗体制改革措施之后，政府已陆续发布《全国医疗卫生服务体系规划纲要（2015—2020年）》、《关于推进“互联网+”行动的指导意见》、《关于推进医疗机构远程医疗服务的意见》等多项指导意见。在2016年3月出台的《关于促进医药产业健康发展的指导意见》[31]中，更加明确地将培育新兴业态、推动产业智能发展作为主要任务之一，并提出了深入开展智能医疗服务的形式和目标：“发挥优质医疗资源的引领作用，鼓励社会力量参与，整合线上线下资源，规范医疗物联网和健康医疗应用程序（APP）管理。积极开展互联网在线健康咨询、预约诊疗、候诊提醒、划价缴费、诊疗报告查询等便捷服务。加强区域医疗卫生服务资源整合，鼓励医疗服务机构建立医疗保健信息服务平台，积极开展互联网医疗保健信息服务。引导医疗机构运用信息化、智能化技术装备，面向基层、偏远和欠发达地区，开展远程病理诊断、影像诊断、专家会诊、监护指导、手术指导等远程医疗服务。”

显然，上述一系列利好政策将激发传统医疗机构加快转型和改革的步伐，促进相关行业的从业者积极跨界合作，推动生态系统演进和逐步完善。必须明确指出的是，一个好的政策体系和发展规划，如果要发挥其真正的作用，必须付诸实际，要有一整套切实可执行的具体措施紧紧跟上。这就是要制定完善的服务监管和准入规范、技术应用和服务标准、付费机制和付费标准，明确医患双方的法律责任等，扫清阻碍移动健康医疗广泛采纳的障碍，规范行业的健康发展。

有理由相信，随着我国国民经济发展进入“新常态”，各种鼓励技术和服务创新及产业升级政策的不断出台和落地实施，加上国计民生持续增长的需求、资本市场的加持，移动健康和智慧医疗服务前景广阔，一个全新的以用户和患者为中心的医疗保健体系和触手可及的个性化健康医疗服务模式正向我们走来。

参考文献

[1] FDA [EB/OL]. http://www.fda.gov, 2016

[2] ONC [EB/OL]. https://www.healthit.gov/newsroom/about-onc, 2016

[3] FTC [EB/OL]. https://www.ftc.gov, 2016

[4] FCC [EB/OL]. https://www.fcc.gov, 2016

[5] Food and Drug Administration Safety and Innovation Act（FDASIA）[EB/OL]. http://www.fda.gov/RegulatoryInformation/Legislation/SignificantAmendmentstotheF-DCAct/FDASIA/ucm20027187.htm, 2015

[6] FDA CDRH (Center for Devices and Radiological Health) [EB/OL]. http://www.fda.gov/AboutFDA/CentersOffices/OfficeofMedicalProductsandTobacco/CDRH/default.htm, 2015

[7] FDA. Medical Device Data Systems, Medical Image Storage Devices, and Medical Image Communications Devices [R], 2015

[8] FDA. Mobile Medical Applications [R], 2015

[9] FDA. Regulation and its impact on medical device ecosystem [M]. 7th HIMSS Connected Health Conference – mHealth Summit, 2015

[10] HITECH Act [EB/OL]. http://www.hhs.gov/hipaa/for-professionals/special-topics/HITECH-act-enforcement-interim-final-rule/index.html, 2016

[11] Federal Health IT Strategic Plan: 2015 – 2020 [EB/OL]. http://dashboard.healthit.gov/strategic-plan/federal-health-it-strategic-plan-2015-2020.php, 2016

[12] Fierce Mobile Healthcare. APP maker: FTC oversight will hinder mHealth advancements [EB/OL]. http://www.fiercemobilehealthcare.com/story/app-maker-ftc-oversight-will-hinder-mhealth-advancements/2016-02-27, 2016-02-27

[13] AIMDD [EB/OL]. http://eur-lex.europa.eu/legal-content/EN/TXT/?uri=CELEX:01990L0385-20071011, 2016

[14] MDD [EB/OL]. http://eur-lex.europa.eu/legal-content/EN/TXT/?uri=CELEX:01993L0042-20071011, 2016

[15] IVDMD [EB/OL]. http://eur-lex.europa.eu/legal-content/EN/TXT/PDF/?uri=CELEX:01998L0079-20120111&qid=1413308118275&from=EN, 2016

[16] EU Regulatory Framework of Medical Devices [EB/OL]. http://ec.europa.eu/growth/sectors/medical-devices/regulatory-framework/index_en.htm, 2016

[17] Medical devices: Council Confirms deal with EP [EB/OL]. http://www.consilium.europa.eu/en/press/press-releases/2016/06/15-medical-devices/, 2016-06-15

[18] GSMA Report. mHealth and the EU regulatory framework for medical devices [EB/OL]. http://www.gsma.com/connectedliving/wp-content/uploads/2012/03/mHealth_Regulatory_medicaldevices_10_12.pdf, 2012

[19] ITU-D. Discussion Paper on Regulatory Challenges of Mobile Health（mHealth） in Europe [R], 2014

[20] 中国食品药品检定研究院 [EB/OL]. http://www.nicpbp.org.cn/CL0001/, 2016

[21] 医疗器械分类规则 [EB/OL]. http://www.sda.gov.cn/WS01/CL0053/124222.html, 2015

[22] 互联网医疗保健信息服务管理办法（原卫生部令第 66 号）[EB/OL]. http://www.moh.gov.cn/mohbgt/s3580/200906/41403.shtml, 2009

[23] IHE-C [EB/OL]. http://www.ihe-c.org/index.asp, 2016

[24] ACO [EB/OL]. https://en.wikipedia.org/wiki/Accountable_care_organization, 2016

[25] 中华医学会健康管理学分会 [EB/OL]. http://chma.24hmb.com/, 2016

[26] 中国医师协会健康管理与健康保险专委会 [EB/OL]. http://www.cmda.net/xiehuijieshao/zhuanyeweiyuanhui/2011-04-13/9447.html, 2011

[27] 国家发展改革委办公厅、国家卫生计生委办公厅. 关于同意在宁夏、云南等 5 省区开展远程医疗政策试点工作 [EB/OL]. http://www.sdpc.gov.cn/zcfb/zcfbtz/201502/t20150227_665417.html, 2015

[28] 贵州省发展和改革委员会、贵州省卫生和计划生育委员会、贵州省人力资源和社会保障厅. 关于规范远程医疗服务价格的通知 [EB/OL]. http://www.gzdpc.gov.cn/art/2016/1/27/art_2943_121379.html, 2016

[29] 大特保 [EB/OL]. http://www.datebao.com/product/show/detail/76, 2016

[30] 众安保险 [EB/OL]. https://www.zhongan.com/channel/product/tang.html, 2016

[31] 国务院办公厅关于促进医药产业健康发展的指导意见 [EB/OL]. http://www.gov.cn/zhengce/content/2016-03/11/content_5052267.htm, 2016